Fettemulsionen in der parenteralen Ernährung

Symposion im Juni 1976 in Stockholm

Herausgegeben von

A. Wretlind R. Frey K. Eyrich H. Makowski

Mit 95 Abb.

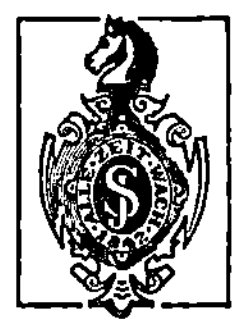

Springer-Verlag

Berlin Heidelberg New York 1977

Professor Dr. med. A. Wretlind
Abteilung für Ernährungslehre, Karolinska Institutet,
S-10401 Stockholm

Professor Dr. med. R. Frey
Institut für Anaesthesiologie
der Johannes-Gutenberg-Universität,
Langenbeckstraße 1, 6500 Mainz

Professor Dr. med. K. Eyrich
Institut für Anaesthesiologie der Universität,
Josef-Schneider-Straße 2, 8700 Würzburg

Dr. med. H. Makowski
Institut für Anaesthesiologie
der Johannes-Gutenberg-Universität,
Langenbeckstraße 1, 6500 Mainz

ISBN-13: 978-3-540-08104-3   e-ISBN-13: 978-3-642-66580-6
DOI: 10.1007/978-3-642-66580-6

103

Anaesthesiology and Resuscitation
Anaesthesiologie und Wiederbelebung
Anesthésiologie et Réanimation

Editors:

R. Frey, Mainz · F. Kern, St. Gallen
O. Mayrhofer, Wien

Managing Editor: H. Bergmann, Linz

Noch vor 30 Jahren war die Infusionstherapie mit einer hohen Nebenwirkungsquote belastet. Die Häufigkeit z.B. der pyrogenen Reaktionen in Form von Schüttelfrösten betrug manchenorts ca. 20 %, selbst bei Gabe einfacher physiologischer Kochsalzlösungen.

Die Einführung der Ringerlösung und der Traubenzuckerlösungen, sowie der Gebrauch von Einmalsystemen für die Infusion brachten erhebliche Erleichterungen.

Der Durchbruch erfolgte indes erst, als seit etwa 10 Jahren <u>alle</u> Bestandteile der Nahrung nicht nur enteral, sondern auch parenteral zugeführt werden konnten. Doch auch hierbei bestanden anfangs "Kinderkrankheiten", besonders durch schlechte Verträglichkeit und Nebenwirkungen. Erst heute kann man mit gutem Gewissen sagen, daß Probleme der parenteralen Ernährung soweit gelöst sind, daß diese Methode routinemäßig in jedem Krankenhaus angewendet werden kann, so daß die vollwertige Ernährung mit allen essentiellen <u>Aminosäuren</u>, mit verschiedenen <u>Fettemulsionen</u> kleinster Tröpfchengröße und mit verschiedenen Arten von <u>Kohlenhydraten</u>, die sich gegenseitig ergänzen, selbst monatelang in ausreichender Calorienzahl zugeführt werden kann. Hierdurch sind zahlreiche Menschenleben heute zu retten, die früher verloren gewesen wären. Einen dramatischen Erfolg dieser Art konnte ich z.B. bei der wochenlangen totalen parenteralen Ernährung hungerstreikender Anarchisten erzielen, von denen kein einziger starb.

Die letzte Substanz, deren parenterale Zufuhrmöglichkeit heute als gesichert gelten darf, ist das <u>Fett</u>. Aufgabe der vorliegenden Übersicht ist es, dem praktisch tätigen Kliniker einen Leitfaden für seine tägliche Arbeit an die Hand zu geben. Wir müssen dem besten Kenner dieser Problematik, unserem Kollegen und Freund Arvid WRETLIND dankbar sein, daß er uns hiermit die Ergebnisse seiner jahrzehntelangen klinischen Grundlagenforschungen zugänglich gemacht hat.

Mainz, Januar 1977   Rudolf FREY

INHALTSVERZEICHNIS

BARK, S., Dr. med., Chirurgische Klinik, Sabbatsbergs Sjukhus,
    S-113 82 Stockholm/Schweden

BLÜMEL, G., Prof. Dr. med., Institut für Experimentelle Chirurgie
    der Technischen Universität München, Ismaningerstraße 22,
    D-8ooo München 8o/Deutschland

ECKART, J., Prof. Dr. med., Anaesthesie- und Intensivpflegeab-
    teilung, Krankenhauszweckverband Augsburg, Henisiusstraße 1,
    D-89oo Augsburg/Deutschland

GROTTE, G., Docent Dr. med., Kinderkirurgische Abteilung, Aka-
    demiska Sjukhuset, S-75o 14 Uppsala/Schweden

HÅKANSSON, I., Fil. lic., Forschungslaboratorien Vitrum AB, PO
    Box 1217o, S-1o2 24 Stockholm/Schweden

HALLBERG, D., Prof. Dr. med., Chirurgische Klinik, Serafimer-
    lasarettet, S-112 83 Stockholm/Schweden

HARTMANN, G., Prof. Dr. med., Medizinische Klinik, Rätisches
    Kantons- und Regionalspital, CH-7ooo Chur/Schweiz

HEUCKENKAMP, P. U., Priv.-Doz. Dr. med., Medizinische Poliklinik
    der Universität, Pettenkoferstraße 8 a, D-8ooo München 2/
    Deutschland

HOLM, I., Docent Dr. med., Chirurgische Klinik, Sabbatsbergs
    Sjukhus, Box 64o1, S-113 82 Stockholm/Schweden

HUTH, K., Prof. Dr. med., Innere Abteilung, Diakonissenkranken-
    haus, Holzhausenstraße 72-92, D-6ooo Frankfurt/Main 1/Deutsch-
    land

JELEN, S., Dr. med., Institut für Anaesthesiologie der Technischen
    Universität München, Ismaningerstraße 22, D-8ooo München 8o/
    Deutschland

JÜRGENS, P., Dr. med., 1. Medizinische Abteilung, Allgemeines
    Krankenhaus St. Georg, Lohmühlenstraße 5, D-2ooo Hamburg 1/
    Deutschland

KLÖR, H.-U., Dr. med., Department für Innere Medizin, Abteilung
    Stoffwechsel und Ernährungswissenschaft I, Universität Ulm,
    Steinhövelstraße 9, D-79oo Ulm/Deutschland

X

LEE, H.-A., Professor of Metabolic Medicine, University of
     Southampton, Department of Nephrology and Metabolism, St. Mary's
     Hospital, Portsmouth, Hampshire/Großbritannien

LILJEDAHL, S.-O., Prof. Dr. med., Chirurgische Klinik, Regionsjuk-
     huset, S-581 85 Linköping/Schweden

LOHNINGER, A., Dipl.-Ing., Institut für Experimentelle Chirurgie
     der Technischen Universität München, Ismaningerstraße 22,
     D-8ooo München 8o/Deutschland

MEURLING, S., Dr. med., Kinderchirurgische Abteilung, Akademiska
     Sjukhuset, S-75o 14 Uppsala/Schweden

MOHR, W., Prof. Dr. med., Abteilung für Pathalogie, Universität
     Ulm, Oberer Eselsberg, D-79oo Ulm/Deutschland

POHLANDT, P., Dr. med., Department für Kinderheilkunde, Sektion
     Neonatologie, Universität Ulm, Prittwitzstraße 43, D-79oo Ulm/
     Deutschland

SCHAAF, H., Dr. med., Anaesthesie- und Intensivpflegeabteilung,
     Krankenhauszweckverband Augsburg, Henisiusstraße 1, D-89oo
     Augsburg/Deutschland

SCHMAHL, F. W., Prof. Dr. med., Zentrum für Innere Medizin,
     Klinikum der Justus-Liebig-Universität Gießen, Klinikstraße 36,
     D-36oo Gießen/Deutschland

TEMPEL, G., Dr. med., Institut für Anaesthesiologie der Techni-
     schen Universität München, Ismaningerstraße 22, D-8ooo Mün-
     chen 8o/Deutschland

TÖLLNER, U., Dr. med., Department für Kinderheilkunde, Sektion
     Neonatologie, Universität Ulm, Prittwitzstraße 43, D-79oo Ulm/
     Deutschland

WOLFRAM, G., Priv.-Doz. Dr. med., Medizinische Poliklinik der
     Universität München, Pettenkoferstraße 8 a, D-8ooo München 2/
     Deutschland

WRETLIND, A., Prof. Dr. med., Abteilung für Ernährungslehre,
     Karolinska Institutet, S-1o4 o1 Stockholm/Schweden

ZÖLLNER, N., Prof. Dr. med., Medizinische Poliklinik der Univer-
     sität München, Pettenkoferstraße 8 a, D-8ooo München 2/Deutsch-
     land

ZUMTOBEL, V., Priv.-Doz. Dr. med., Chirurgische Klinik der Uni-
     versität München, Nußbaumstraße 2o, D-8ooo München 2/Deutsch-
     land

ERNÄHRUNGSPHYSIOLOGISCHE ASPEKTE BEI VOLLSTÄNDIGER INTRAVENÖSER ERNÄHRUNG

Von A. Wretlind

Eine tägliche Energie- und Nährstoffzufuhr ist zur Sicherung des
optimalen Gesundheitszustandes des Menschen sowie zur Erzielung
des maximalen Widerstandes gegen Krankheit und Trauma, wie z.B.
Infektionen, Verbrennungen, Chirurgie u.ä., unentbehrlich. Ist die
Aufrechterhaltung einer normalen oralen Ernährung schwer oder unmöglich, so können Nährstoffe entweder mit Sonde oder intravenös
verabreicht werden. Intravenöse Ernährung soll lediglich dann
verwendet werden, wenn eine Sondenernährung unmöglich ist.

Die intravenöse Verabreichung aller Nährstoffe, die bei einer
ausreichenden oralen Diät absorbiert werden, bezeichnen wir als
"vollständige intravenöse Ernährung". Der Calorienbedarf kann
aber lediglich durch Glucose und Aminosäuren ohne Fettgabe gedeckt
werden ("Hyperalimentation" nach DUDRICK et al. (15)). Aufgrund
der benutzten hypertonischen Glucoselösungen kann eine solche
intravenöse Ernährung nur mittels eines zentralen Venenkatheters
durchgeführt werden. Die vollständige intravenöse Ernährung einschließlich Fett kann dagegen entweder über eine periphere Vene
oder einen zentralen Venenkatheter verabreicht werden.

In manchen Fällen, bei denen die orale Zufuhr unzureichend ist,
ist eine "supplementäre intravenöse Ernährung" mit allen oder
einigen besonderen Nährstoffen indiziert.

Entwicklungen im Krankenhaus-Ernährungsprogramm neigen dazu, in-
travenöse Ernährung einzubeziehen, um zu gewährleisten, daß der
Patient ständig eine ausreichende tägliche Nährstoffmenge erhält.
Auf diese Weise ist es möglich, selbst einen kritisch erkrankten
Patienten in gutem Ernährungszustand zu halten, wenn der Kranke
nicht genügend essen will, soll oder kann.

Trend zur vollständigen intravenösen Ernährung

Benötigt ein Patient nur wenige Tage lang eine intravenöse Zufuhr
von Nährstoffen, während er nicht essen darf oder kann, so werden
in der Regel lediglich Wasser, einige Elektrolyte, Glucose und
Aminosäuren verabreicht. Dies muß man als unvollständige intravenöse Ernährung betrachten. Eine solche unzulängliche Versorgung
mit Nährstoffen während einer gewissen Zeitspanne bedeutet nicht
unbedingt, daß Insuffizienzerscheinungen auftreten werden. Andererseits dürfte es rationell sein, immer eine vollständige bzw.
eine ausgeglichene intravenöse Ernährung zu verabreichen. Auf diese
Weise werden Mangelsymptome und Ernährungskomplikationen in Fällen
verhütet, bei denen aus verschiedenen Gründen eine parenterale
Ernährung langfristig durchgeführt werden muß.

Die intravenöse Versorgung mit Nährstoffen verursacht im Prinzip
keine Schwierigkeiten. Um die normale Zusammensetzung des Körpers
aufrechtzuerhalten oder wiederherzustellen, und zur Erzielung
eines normalen Wachstums bei Säuglingen durch intravenöse Ernährung, ist es anscheinend hinlänglich, die in Tabelle 1 angegebenen
Nährstoffe bzw. Nährstoffgruppen zu verabreichen.

Tabelle 1. Bei vollständiger intravenöser Ernährung erforderliche
Nährstoffe

Flüssigkeit	Wasser
Quelle für Synthese von Körperprotein und für Energie	Aminosäuren Kohlenhydrate Fett
Mineralstoffe	Natrium Kalium Calcium Magnesium Eisen Zink Mangan Kupfer Chlor Phosphor Fluor Jod
Wasserlösliche Vitamine	Thiamin Riboflavin Niacin Vitamin B_6 Folacin Vitamin B_{12} Pantothensäure Biotin Ascorbinsäure
Fettlösliche Vitamine	Vitamin A Vitamin D Vitamin K_1 Tocopherol

Zusammensetzung der Aminosäurenmischungen für die intravenöse Ernährung

Es ist gezeigt worden, daß eine ausreichende intravenöse Protein-
ernährung durch Aminosäurenmischungen mit der richtigen Zusammensetzung für eine optimale Nutzung beibehalten werden kann. Der
Nährwert der verschiedenen Aminosäuren ist in Tabelle 2 gezeigt.
Tabelle 3 enthält die Zusammensetzungen der von uns verwendeten
Aminosäurenpräparate für intravenöse Ernährung sowie das Aminogramm eines Proteins mit hoher biologischer Wertigkeit (Eiprotein).

Nach LEVIN (37) gaben die verschiedenen intravenösen Aminosäurenpräparate eine recht unterschiedliche Wachstumswirkung bei oraler
Verfütterung an Ratten. Diese Ergebnisse zeigen, daß viele dieser
Zubereitungen nicht ausgeglichen sind. Die Aminosäurenzubereitung
mit der optimalen oralen Wachstumswirkung wurde vollständig intravenös ernährten Ratten verabreicht. Das Resultat dieser Studien
zeigt eine biologische Wertigkeit von rund 1oo (ROOS (45)). Ähnliche Beobachtungen wurden von HOLM et al. (26) beim Hund gemacht.

Die verschiedenen Aminosäurenlösungen wurden intravenös ernährten Hunden während getrennten Versuchsperioden von jeweils 7
Tagen verabreicht. 8o-9o% der gesamten Caloriengabe war Fett; die
zugeführte Aminosäurenmenge entsprach 77-2o5 mg N/kg Körpergewicht/
Tag. Die Stickstoffbilanzen waren positiv bei einem vollständigen
Aminosäurenpräparat wie Vaminaco. Diese Lösung enthält sowohl
essentielle Aminosäuren als auch nicht-essentielle Aminosäuren
eines Proteins mit hoher biologischer Wertigkeit.

Eine mögliche Erklärung der beobachteten Unterschiede zwischen der
Utilisation der verschiedenen Arten von Aminosäurenlösungen ist,
daß einige der nicht-essentiellen Aminosäuren in manchen der Lösungen fehlen. Der Nutzungsgrad kann auch von Variationen der
Aminosäurenkonzentration in den verschiedenen Lösungen abhängig
sein. TWEEDLE et al. (52) verglichen vier verschiedene Aminosäurenpräparate einschließlich Fett in Form von Intralipid im Zeitab-
schnitt nach selektiven Operationen bei vollständig intravenös
ernährten Patienten. Die Autoren beobachteten eine statistisch
signifikante Senkung des Stickstoffverlustes mit Aminosol und
Vaminaco. DELIGNÉ (12) zeigte ebenfalls eine sehr hohe Utilisation (eine biologische Wertigkeit von rund 1oo) des vollständigen Aminosäurenpräparates Vaminaco während der postoperativen
Periode.

Alle Studien über die Utilisation von Aminosäurenmischungen
zeigen, daß eine optimale Aminosäurenmischung für intravenöse
Ernährung sowohl die essentiellen als auch die nicht-essentiellen
Aminosäuren in der L-Form enthalten soll, und zwar etwa im selben
Mengenverhältnis wie im Aminogramm körpereigener Proteine oder
anderer Proteine mit hoher biologischer Wertigkeit (WRETLIND (54)).
Die essentiellen Aminosäuren sollen etwa 45-5o% der gesamten
Aminosäuren betragen. Ein hoher Glycingehalt sollte vermieden
werden. Die Entwicklungstendenz bei der intravenösen Ernährung
wird der Einsatz solcher ausgeglichener Aminosäurenzubereitungen
sein.

Tabelle 2. Aminosäurennährwert bei intravenöser Ernährung

Isoleucin Leucin Lysin Methionin Phenylalanin Threonin Tryptophan Valin	In allen Zuständen unentbehrlich[1]
Arginin	Für optimale Utilisation von Aminosäurenmischungen und Entgiftung notwendig[2]
Cystein/Cystin	Essentiell beim Fetus, notwendig zum Aufrechterhalten des normalen Plasma-Cystinspiegels bei Erwachsenen[3]
Glycin	Notwendig bei Neugeborenen[4]
Histidin	Essentiell bei Säuglingen und Urämie[5]; notwendig für Verhütung von Leberschäden[6]
Tyrosin	Essentiell bei Neugeborenen[4] [7]
Alanin Glutaminsäure Prolin	Notwendig für optimale Utilisation von Aminosäurenmischungen[8]
Asparaginsäure Serin	Nichtspezifische Stickstoffquelle

1) ROSE (47)
2) NAJARIAN und HARPER (41); MALVY et al. (4o)
3) STURMAN et al. (5o); STEGINK und DEN BESTEN (48)
4) PANTELIADIS et al. (42)
5) HOLT und SNYDERMAN (27); BERGSTRÖM et al. (2)
6) KOFRÁNYI et al. (35)
7) JÜRGENS und DOLIF (34)
8) JÜRGENS und DOLIF (33); DOLIF und JÜRGENS (13)

Tabelle 3. Aminosäurengehalt in Eiprotein und zwei Aminosäuren-
präparaten. Alle Werte sind in g pro 16 g Gesamtstickstoff (T)
im Protein oder den Aminosäurenmischungen angegeben

L-Aminosäure	Aminosäurenmenge in 16 g Gesamtstick-stoff		
	Eiprotein	Aminosol Dialysiertes Caseinhydro-lysat	Vaminaco
Isoleucin	6,6	6,5	6,6
Leucin	8,8	11,4	9,o
Lysin	6,4	1o,1	6,6
Aromatische Aminosäuren	1o,o	7,5	1o,2
Phenylalanin	5,8	6,4	9,4
Tyrosin	4,2	1,1	o,8
Schwefelhaltige Aminosäuren	5,5	5,5	5,6
Methionin	3,1	3,7	3,2
Cystein/Cystin	2,4	1,8	2,4
Threonin	5,1	5,o	5,1
Tryptophan	1,6	1,3	1,7
Valin	7,3	8,7	7,3
E = gesamte essentielle Aminosäuren/16 g N	51,3	56,o	52,1
Alanin	7,4	4,1	5,1
Arginin	6,1	4,3	5,6
Asparaginsäure	9,o	8,6	7,o
Glutaminsäure	16,o	27,6	15,3
Glycin	3,6	2,4	3,6
Histidin	2,4	3,2	4,1
Prolin	8,1	13,4	13,8
Serin	8,5	5,6	12,8
E/T	3,2	3,5	3,2
E als % der Gesamtamino-säuren	46	45	44

Die optimale Utilisation der intravenös verabreichten Aminosäuren
wird durch Deckung des Calorienbedarfs mittels einer gleichzeiti-
gen Infusion von Kohlenhydratlösung und Fettemulsion erzielt. Bei
einer Zufuhr von Calorien und Aminosäurenstickstoff im Verhältnis
von 12o:1 bis 2oo:1 verläuft die Utilisation der Aminosäurenmischung anscheinend am besten. Tabelle 4 faßt die notwendigen
Maßnahmen zusammen, deren Beachtung die optimale Utilisation der
verabreichten Aminosäuren gewährleistet.

Tabelle 4. Maßnahmen zur Erzielung einer optimalen Wirkung bei
intravenöser Ernährung

---

1. Ausreichende Aminosäurenmengen:

      bei Erwachsenen mindestens 1 g/kg Körpergewicht/Tag

      bei Säuglingen 2,5 g/kg Körpergewicht/Tag

2. Ausreichende Calorienzufuhr

3. Mindestens 2o% der Calorienzufuhr als Kohlenhydrate

4. Gleichzeitige Verabreichung von Aminosäuren und Calorien

5. Ausreichende Gabe anderer Nährstoffe

6. Mobilisation; physikalische Tätigkeit

Besondere Aminosäurenmischungen werden für Patienten mit Leber-
krankheit und Niereninsuffizienz eingesetzt. Bei schwerem Leberkoma mit Encephalopathie benutzten FISCHER et al. (16) erfolgreich ein Präparat mit geringem Gehalt an aromatischen Aminosäuren
und Methionin sowie mit hohem Gehalt an den Aminosäuren Isoleucin,
Leucin und Valin.

Kohlenhydrat der Wahl

Der Kohlenhydrat-Minimalbedarf läßt sich schwer definieren. Bei
Menschen, die eine normale Durchschnittsdiät halten, ist 1oo g
Kohlenhydrat/Tag anscheinend ausreichend, um Ketosis, gesteigerten
Proteinkatabolismus und andere Stoffwechseleffekte zu vermeiden.
Von den Kohlenhydraten werden Glucose und Fructose für die intra-
venöse Ernährung verwendet. Zur Nachbildung der normalen oralen
Ernährung können bis zu 1oo g Fructose/Tag Erwachsenen verabreicht
werden. Dazu wird Glucose in Mengen gegeben, die den Kohlenhydrat-
bedarf decken. Es besteht allgemein die Tendenz, Glucose als das
Kohlenhydrat der Wahl zur intravenösen Ernährung von Patienten
zu betrachten, die sich nicht in einer Streßsituation befinden.
Weitere Untersuchungen müssen klären, wann Insulin zusammen mit
Glucoseinfusionen benutzt werden soll oder ob es einen guten
Glucoseersatz gibt, der unabhängig von Insulin metabolisiert
wird.

Die Zuckeralkohole Sorbit und Xylit sind anstelle von Kohlenhydraten bei intravenöser Ernährung verwendet worden. Es ergibt
sich aber kein bewiesener ernährungsphysiologischer Vorteil durch
den Einsatz dieser Verbindungen als Ersatz für Glucose.

BLACKBURN (4) hat angedeutet, daß die Bildung von Ketonkörpern
bei Nichtzufuhr von Kohlenhydraten nutzbringend sein kann und
auf alle Fälle nicht schädlich wirkt. Sie bestätigten auch frühere
Befunde, daß eine Aminosäurenzufuhr eine weniger negative Stickstoffbilanz und eine größere Stickstoffeinsparung als Glucose
ergibt. Dagegen zeigen aber alle bisherigen Untersuchungen, daß
eine Calorienzufuhr die Aminosäurenutilisation steigert und eine
Körpergewichtsabnahme verhütet.

Die Bedeutung des Fettes in einem intravenösen Ernährungsprogramm

Beim Gebrauch von intravenösen Fettemulsionen in Kombination mit
nicht weniger als 2o Cal.-% Kohlenhydrat kann die benötigte Calorienmenge einfach intravenös als eine kleinvolumige isotonische
Flüssigkeit verabreicht werden. Verluste werden weder im Urin noch
im Kot beobachtet. Die weitverbreitetste Fettemulsion ist Intralipid, eine Eidotterphospholipid-Sojabohnenöl-Emulsion. Verschiedene Untersuchungen haben sehr ausgeprägte Ähnlichkeiten zwischen
natürlichen Chylomikronen und den Fetteilchen der Eidotterphospholipid-Sojabohnenöl-Emulsion Intralipid aufgezeigt. Auch wurde
in zahlreichen Studien festgestellt, daß diese Fettemulsion ähnlich dem Fettgehalt in gewöhnlichen Nahrungsmitteln genutzt wird
(Abb. 1).

Es sind erhebliche biologische Unterschiede zwischen den verschiedenen Fettemulsionen gefunden worden (WRETLIND (54)). Intralipid
hat anscheinend die wenigsten Nebenreaktionen aller verfügbaren
Fettemulsionstypen. Bei einigen Langzeit-Toleranztests der intravenösen Fettemulsionen war die geplante Infusionsdauer 4 Wochen
(HÅKANSSON (21), JACOBSON und WRETLIND (31)). Die täglichen
Infusionen wurden in einer Dosis von 9 g Fett/kg Körpergewicht/
Tag verabreicht, die dem gesamten Calorienbedarf des Hundes entspricht (8o kcal/kg Körpergewicht/Tag). Alle 28 Hunde, die mit
Intralipid versorgt wurden, überlebten die 4-Wochen-Versuchs-
periode, zeigten ein gutes Allgemeinbefinden und durchwegs keine
abnormalen Reaktionen. Alle anderen getesteten Emulsionen verursachten schwerwiegende toxische Reaktionen in den Hunden, die
ohne Ausnahme vor dem Ende der Versuchsperiode starben.

Die durch Heparin induzierte Serum-Lipoproteinlipase übt eine
sehr ähnliche Wirkung auf Intralipid und Chylomikronen aus. Die
kinetischen Grundlagen der Elimination aus dem Blut sind für
Chylomikronen und die Fettemulsion Intralipid beim Hund und
Menschen ebenfalls ähnlich (HALLBERG (22, 23)). Bei Studien am
Menschen über die Eliminationsrate von Intralipid fand HALLBERG
(22, 23), daß über Nacht nüchtern gehaltene Erwachsene 3,8 g
Fett/kg Körpergewicht/Tag ausscheiden. Diese Menge entspricht
35 kcal/kg Körpergewicht/Tag. Nach 38stündigem Nahrungsentzug
steigerte sich das Ausscheidungsvermögen auf 52 kcal/kg Körper-
gewicht/Tag. Während der postoperativen Periode nach 2tägigem
Nahrungsentzug entsprach das Ausscheidungsvermögen 1oo kcal/kg

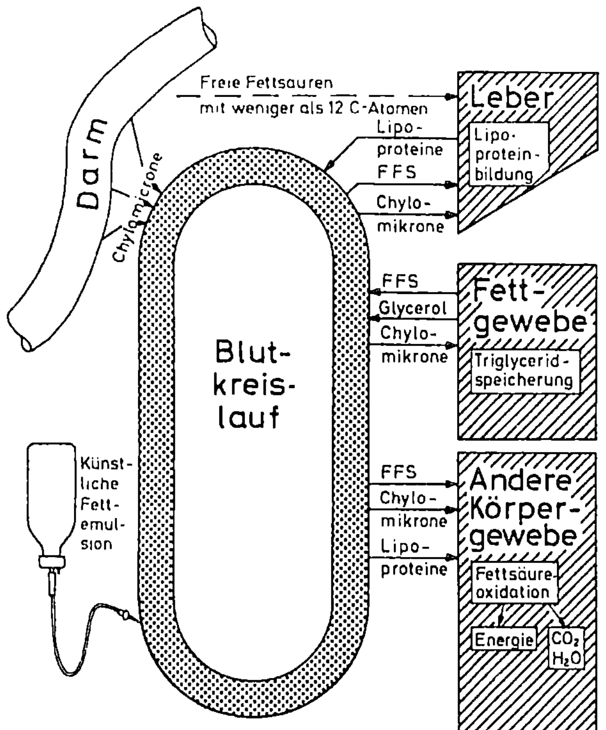

Abb. 1. Fettutilisation im Körper. Die Triglyceride mit langkettigen Fettsäureresten betreten den Kreislauf vom Darm aus als Chylomikronen. Diese Chylomikronen werden auf Fett- und andere Gewebezellen verteilt. Fettsäuren mit weniger als 12 Kohlenstoffatomen werden als freie Fettsäuren vom Darm über die Vena portae zur Leber transportiert. Freie Fettsäuren (FFS), die in den Fettzellen freigesetzt werden, werden mit Glycerin verestert und vereinen sich mit Protein in der Leber unter Lipoproteinbildung. Diese Lipoproteine werden zu anderen Körperzellen transportiert. Der Hauptanteil der von den Zellen benutzten Energie stammt aber von den Fettgewebefettsäuren. Fetteilchen einer künstlichen Fettemulsion gelangen in den Kreislauf und werden offensichtlich auf dieselbe Weise metabolisiert wie die natürlichen Chylomikronen

Körpergewicht/Tag. WILMORE et al. (53) zeigten, daß Fettausscheidungskurven auch eine beschleunigte Plasmaelimination der Emulsion (Intralipid) bei akut verbrannten Patienten aufwiesen. FORGET et al. (17) fanden eine Erhöhung der Fetteliminationsrate bei sukzessiver Steigerung der intravenösen Intralipidzufuhr von 3 auf 8 g Fett/kg Körpergewicht/Tag bei einem Kind. Gleichzeitig wurde ein Anstieg der Lipoproteinlipase-Aktivität nach Heparin beobachtet.

Eine Thrombophlebitis wird sehr selten beobachtet, wenn die Fettemulsionsinfusionen in eine periphere Vene verabreicht werden. Dies steht in gutem Einklang mit den Befunden der von DUCKERT

und HARTMANN (14) sowie von CRONBERG und NILSSON (11) durchgeführten Untersuchungen, die zeigten, daß die Intralipidinfusion
weder die Coagulation noch das fibrinolytische System beeinflußt.

Das pulmonale Diffusionsvermögen, nach der ^{133}Xe-Perfusionsdif-
fusions- und Kohlenmonoxid-Wiederatmungsmethode bestimmt, war
nach Intralipidinfusion normal (WILMORE et al. (53)). Blutgas-
konzentrationen waren nach der Infusion von einzelnen oder mehrfachen Fettemulsionseinheiten unverändert.

Aufgrund der ausgesprochenen Unterschiede zwischen den verschiedenen Fettemulsionen hinsichtlich Toleranz und Toxizität ist es
nicht richtig, allgemein von Fettemulsionen für intravenöse Ernährung zu sprechen. Der Produktname und die Zusammensetzung sollen in jedem Fall angegeben werden.

Ein Pigment - das "intravenöse Fettpigment" - erscheint in Leber
und Milz des Menschen und von Tieren nach langfristiger Fettinfusion. Zahlreiche Leberfunktionstests sind durchgeführt worden,
um die mit großen Fettdosen verbundenen möglichen Gefahren zu
ermitteln (THOMPSON et al. (51)). Eine Beeinträchtigung der Leberfunktion wurde weder während noch nach der Infusion festgestellt.

A. Fettemulsion als Energielieferant

Der Hauptanteil der Calorienzufuhr kann in Form von Fett gegeben
werden. PEASTON (43) und STELL (49) gaben 2oo g Fett täglich
(etwa 3 g/kg Körpergewicht/Tag), gleich 6o-8o% der Gesamtcalorienzufuhr. LILJEDAHL (38) verabreichte bis zu 12o Tage lang 5oo-
1ooo ml Intralipid 2o% intravenös an Patienten mit schweren Verbrennungen.

Fettemulsion wurde zusammen mit anderen Calorienquellen von
WILMORE et al (53) 1o kritisch verletzten Patienten verabreicht.
Das Fett wurde anscheinend ohne Komplikationen genutzt; der Fett-
anteil betrug bei diesen Patienten 38% der gesamten Calorienzufuhr.

Als Ergebnis der Erfahrungen mit der intravenösen Zufuhr von Fett
wird eine Menge von 2 g Fett/kg Körpergewicht empfohlen, um den
Grundenergie- und Fettbedarf beim Erwachsenen zu decken. Bei
Patienten mit gesteigertem Calorienbedarf sind bis zu 4 g Fett
Intralipid oder noch größere Mengen verwendet worden (HADFIELD
(2o)) und können empfohlen werden.

Intravenös ernährte Neugeborene und Säuglinge erhielten 3-4 g
Fett (Intralipid)/kg Körpergewicht/Tag mit gutem Erfolg.

B. Fettemulsion als Lieferant essentieller Fettsäuren

Die essentiellen Fettsäuren (Linol- und Linolensäure) spielen eine
wichtige Rolle bei der Erhaltung aller lipidenthaltenen Körper-
membranen in ihrem normalen Zustand. Ein Mangel an essentiellen
Fettsäuren führt zu einer Reihe von Symptomen, die in Tabelle 5
zusammengefaßt sind.

Tabelle 5. Symptome einer Insuffizienz an essentiellen Fettsäuren

---

1. Vermindertes Wachstum

2. Sterilität und Abortus

3. Dermatitis

4. Erhöhte Permeabilität

5. Erhöhte Wasserverdunstung

6. Gesteigerte Mitochondrienoxidation

7. Erhöhter Calorienbedarf

8. Bildung abnormaler Fettsäuren

9. Fettleber

1o. Erhöhte Neigung zu Thrombose

CALDWELL et al. (8) fanden, daß bei Säuglingen mit Mangel an
essentiellen Fettsäuren die Verabreichung von Intralipid den
Plasmaspiegel der abnormalen 5, 8, 11-Eikosatriensäure senkte,
krankhafte Hautveränderungen ausheilte und die Thrombocytopenie
ausglich.

Wunden heilen bei Patienten mit essentiellem Fettsäuremangel
bemerkenswert langsam. Es hat den Anschein, daß eine Zufuhr von
essentiellen Fettsäuren für die Wundheilung bedeutsam ist und
eventuell dazu beiträgt, den Calorienaufwand zu senken.

Über eine lange Zeit hin gab es kein definitives Beweismaterial,
daß Erwachsene die essentiellen Fettsäuren entbehren können. Bei
einem erwachsenen männlichen Patienten, der ohne Fettgabe 1oo Tage
lang intravenös ernährt wurde, entwickelte sich indessen ein Hautausschlag und seine Serumphospholipide enthielten 1o% 5, 8, 11-
Eikosatriensäure und einen niedrigen Arachidonsäuregehalt, das
biochemische Anzeichen von Insuffizienz an essentiellen Fettsäuren
(COLLINS et al. (9)). Intravenös verabreichtes Intralipid (22,8 g
Linolsäure/Tag) senkte die Eikosatriensäurekonzentration im Serum-
phospholipid und erhöhte die Konzentration der Arachidonsäure.
Zugleich verschwand der Hautausschlag.

Der geschätzte Bedarf an essentiellen Fettsäuren (Linolsäure) ist
o,4 g/kg Körpergewicht/Tag bei Säuglingen und o,1 g/kg Körperge-
wicht/Tag bei Erwachsenen.

Elektrolyte bei der intravenösen Ernährung

Schon 1832 berichtete LATTA (36) über Infusionen von Salzen bei
Cholerapatienten. Seit dieser Zeit sind Infusionslösungen mit
einem Gehalt an Natrium, Kalium, Magnesium, Calcium und Chlorid
verwendet und im Zusammenhang mit intravenöser Ernährung untersucht worden. Selbstverständlich müssen auch die anderen unentbehrlichen Mineralstoffe oder Elektrolyte in eine vollständige
intravenöse Ernährung einbezogen werden.

Von diesen Mineralstoffen sind Phosphor und Zink für intravenös
ernährte Patienten besonders wichtig. Innerhalb von etwa 1o Tagen
nach totaler intravenöser Ernährung mit Lösungen ohne Phosphat
erwiesen sich Erwachsene als signifikant hypophosphatämisch. Der
verminderte 2,3-Diphosphoglycerat- und Adenosintriphosphatspiegel
in den Erythrocyten war von einer gesteigerten Sauerstoffaffinität
der roten Blutzellen begleitet, die den Sauerstoffdruck in den
Körpergewebezellen herabsetzte.

Eine Reihe von Wissenschaftlergruppen vertreten die Ansicht, daß
die Einnahme von Zink die Ausheilung von Wunden beschleunigt.
Eine Gewebewiederherstellung beansprucht die Zinkreserven des
Körpers sehr spürbar.

Parenterale Vitamingabe

Es bestehen gute Gründe, alle unentbehrlichen 13 Vitamine in ein
intravenöses Ernährungsprogramm einzubeziehen. Vitamin K wird bei
gesunden Erwachsenen im Darm von Bakterien gebildet. Bei einem
mit Antibiotica behandelten Patienten, der intravenös ohne Vitamin
K ernährt wurde, traten nach neun Tagen Vitamin-K-Mangelerschei-
nungen auf (BERTHOUD et al. (3)). Dies ist ein Beispiel dafür,
daß der Gebrauch von Antibiotica eine Änderung der Darmflora und
einen Verlust der Vitamin-K-Herstellung im Darm herbeiführen kann,
was zu schweren oder tödlichen Blutungen Anlaß gibt. Aus diesem
Grund soll Vitamin K - und sollen auch andere Vitamine - beständig
jedem intravenös ernährten Patienten täglich verabreicht werden.

Untersuchungen totaler intravenöser Ernährung an Tieren

Infusionslösungen für intravenöse Ernährung sollen an mindestens
zwei Tierarten getestet werden, bevor sie beim Menschen zur Anwendung kommen. Wohl dokumentierte Unterlagen mit der erwarteten
Toleranz sollen vor jeglicher Planung einer Verabreichung beim
Menschen vorliegen. In unserem Testsystem für verschiedene Lösungen
sind Ratten und Hunde die zwei verwendeten Tierarten.

Eine der ersten Prüfungen einer Zubereitung an der Ratte ist die
partielle intravenöse Ernährung, um eine Wirkung auf Appetit,
Wachstum und Toleranz zu ermitteln. Bei der Durchführung einer
partiellen intravenösen Gabe einer einzigen Zubereitung werden
alle anderen Nährstoffe oral als Beikost gegeben. Die Infusionslösung wird sodann als Teil einer totalen intravenösen Ernährung
getestet. Dieselbe Art von Untersuchungen wird am Hund wiederholt. Dieses Testsystem verwenden wir bei allen für klinische
Zwecke gedachten Infusionslösungen.

Abb. 2 zeigt die bei Ratten verwendete intravenöse Ernährungs-
methode (ROOS u. WRETLIND (46)). Die Ratte trägt ein Geschirr,
an dem ein zentraler Venenkatheter befestigt ist. Während der
Infusion ist der Katheter mit einem durch ein flexibles Stahl-
wendel geschützten Infusionsschlauch verbunden. Der Katheter besteht aus einem Polyäthylenschlauch, der mit einem dünnen Siliconschlauch verbunden ist. Der Siliconschlauch wird durch die Hals-
vene in die Vena cava superior eingesetzt bis zum rechten Vorhof.
Unsere Routine besteht darin, die Ratten 7 Tage vor der Katheter-

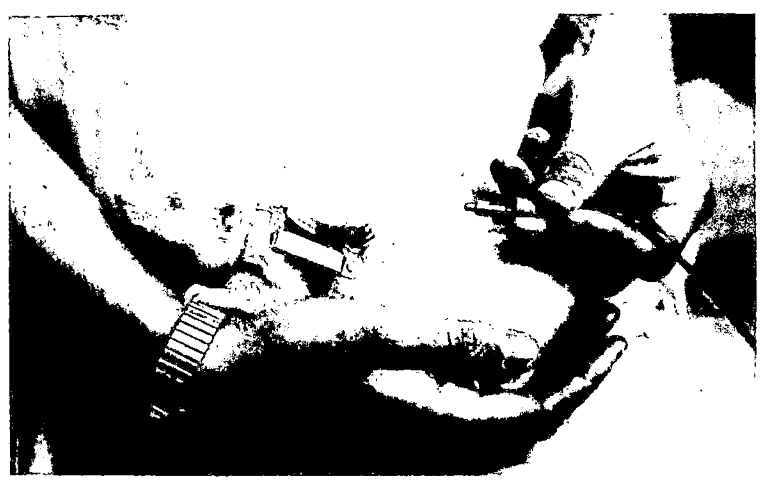

Abb. 2. Ratte mit zentralem Venenkatheter für intravenöse Ernährung. Der Katheter ist am Halsgeschirr befestigt. Während der Infusion ist der Katheter mit dem rechts gezeigten Infusionsschlauch verbunden

einführung anzuschirren und die Tiere 6 Tage lang nachher sich erholen zu lassen. Danach erhalten die Ratten die Nährstofflösungen während einer Testperiode von 1o bzw. 28 Tagen.

Die Flaschen mit Nährstoff-Infusionslösungen werden in Waagen eingehängt. Auf diese Weise kann man der verabreichten Menge sehr genau folgen. Die Infusionsgeschwindigkeit wird mit Holter-Infusionspumpen reguliert. Während der Infusion kann die Ratte sich frei in einem Stoffwechselkäfig bewegen. Ratten zeigten gutes Wachstum bei Zufuhr einer Fettemulsion – Intralipid – in einer Menge von 9 g Fett entsprechend 45 ml der 2o%igen Emulsion/ kg Körpergewicht/Tag während einer Zeitspanne von 28 Tagen. Vaminaco – eine komplette Aminosäurenlösung – konnte ebenfalls in einer Menge von 18o ml entsprechend 1,7 g N/kg Körpergewicht/Tag verabreicht werden und führte zu einer guten Körpergewichtszunahme. Die Methodik, 45 ml Salzlösung (o,9% NaCl)/kg Körpergewicht/Tag zu verabreichen, ergab eine etwas geringere Gewichtszunahme im Vergleich zu oral gefütterten Kontrolltieren.

Der nächste Schritt des Testsystems gilt der Feststellung, ob Ratten unter totaler intravenöser Ernährung mit Vaminaco und Intralipid in einer vorher als gut toleriert gefundenen Menge eine gute Wachstumsrate aufweisen. In diesem Fall wurden 9 g Fett, 2 g Aminosäurenstickstoff und 5o g Glucose entsprechend 33o kcal/ kg Körpergewicht verwendet. Auch alle anderen Nährstoffe wurden einbezogen, um eine totale intravenöse Ernährung zu erzielen. Die intravenösen Infusionen wurden 2o Std täglich durchgeführt. Zur

Zeit O wurden die Ratten ins Geschirr gespannt, und der Katheter
wurde am siebenten Tag - in Abb. 3 als "Operationstag" bezeichnet - eingeführt. Ab Tag 13 wurden die Ratten intravenös gefüt-
tert. Ihr Körpergewicht nahm mindestens ebenso rasch zu wie das
der oral gefütterten Kontrolltiere. Die obere Kurve zeigt die
Ratten, die weder angeschirrt noch operiert waren. Eine wachs-
tumsmindernde Wirkung wird durch das Geschirr und den Übergang
zur experimentellen oralen Diät hervorgerufen. Durch die Operation
ergab sich ebenfalls eine depressive Wirkung. Der Wechsel von der
oralen Nahrung zur totalen intravenösen Ernährung erfolgte ohne
jegliche Wirkung auf die Gewichtszunahme. Der Gesamtstickstoff
im Harn und Kot wurde bestimmt. Aus den Resultaten ergab sich,
daß die Unterschiede im Stickstoffverlust relativ gering waren
(Abb. 4).

Zwei Aminosäurenmischungen wurden als Teil einer vollständigen
intravenösen Ernährung an Ratten getestet. Eine der untersuchten
kristallinen Aminosäurenzubereitungen war Vaminaco mit einem
Aminogramm, das alle essentiellen sowie nicht-essentiellen Aminosäuren enthält. Die andere kristalline Aminosäurenzubereitung
entbehrte einige nicht-essentielle Aminosäuren (Tyrosin, Cystin,
Asparaginsäure, Glutaminsäure, Serin) und besaß einen hohen
Alanin- und Glycingehalt. Der Gehalt an essentiellen Aminosäuren
war niedrig (28%). Die verabreichte Aminosäurenmenge entsprach
o,64 g N/kg Körpergewicht/Tag. Die Netto-Stickstoffutilisation
(NPU) wurde auf herkömmliche Weise berechnet. Abb. 5 zeigt die
Ergebnisse der Untersuchungen. Die Stickstoffausscheidung der
mit Vaminaco ernährten Ratten war gleich der Ausscheidung bei
Ratten, die eine intravenöse Nahrungszufuhr ohne Aminosäuren
erhielten und bei denen die Aminosäuren isocalorisch durch Glucose ersetzt wurden. Dies bedeutet eine 1oo%ige Utilisation von
Vaminaco. Bei der anderen Aminosäurenmischung ergab sich eine
erhöhte Stickstoffausscheidung und eine geringfügig positive
Stickstoffbilanz und somit eine niedrigere Utilisation. Die
Änderungen im Körpergewicht entsprachen den Ergebnissen der Stickstoffbilanzen.

Die Ergebnisse dieser sowie anderer Studien mit intravenösen Infusionslösungen an Ratten haben gezeigt, daß dieses Tierversuchs-
system schnell durchführbar ist und eine niedrige Standardabweichung aufweist. Zum Beispiel kann man ohne Schwierigkeiten
Unterschiede zwischen der Netto-Stickstoffutilisation verschiedener Aminosäurenpräparate ermitteln. Tests dieser Art an Ratten
sollen in jedem Fall einen Teil der vorklinischen Tierversuche
bei für intravenösen Gebrauch vorgesehenen Nährstoffpräparaten
bilden.

LEVIN (37) verglich die physiologischen Auswirkungen enteraler
und parenteraler Ernährung an Ratten. Hierfür stellten die Autoren kontinuierliche intragastrische Infusionen intravenösen
Infusionen gegenüber. Junge Ratten wurden operativ Katheter
entweder in den Magen für 1otägige intragastrische Verabreichung
oder in die Vena cava für intravenöse Infusion eingeführt. Es
ergaben sich keine Unterschiede zwischen intravenöser und
intragastrischer Infusion bezüglich Gewichtszunahme, Stickstoff-
elimination, relativer Organgewichte und Plasma-Aminosäurenmuster.

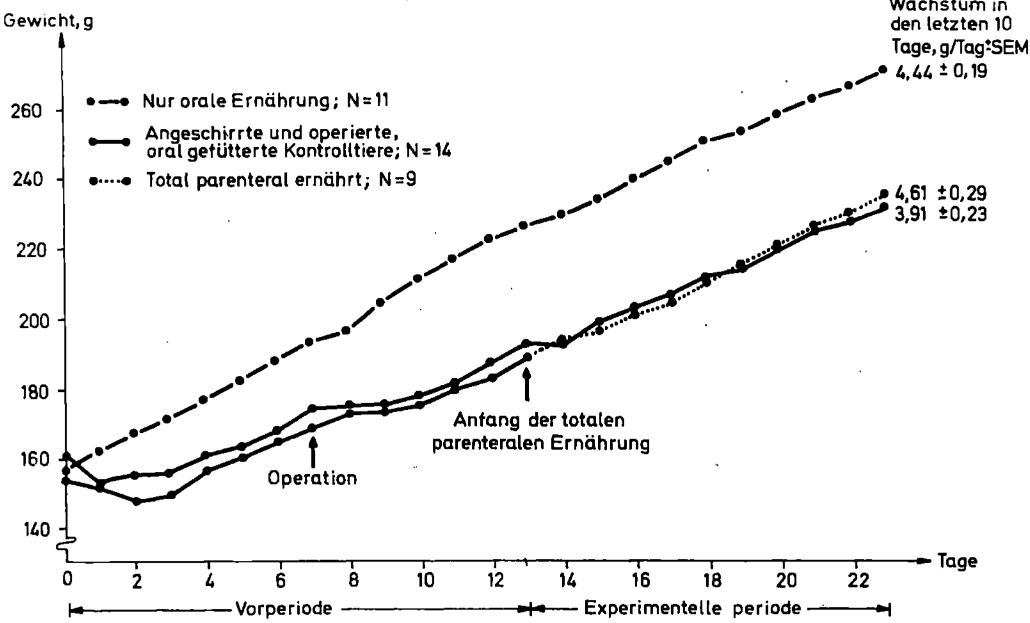

Abb. 3. Vergleich intravenöser und oraler Ernährung der Ratte (ROOS u. WRETLIND (46))

Zwei verschiedene, getestete Aminosäurenmischungen verursachten aber erhebliche Unterschiede hinsichtlich der physiologischen Reaktion. Eine Mischung mit einem eiproteinähnlichen Aminogramm ergab eine viel höhere Wachstumsrate und einen höheren NPU-Wert als eine andere Mischung mit einem niedrigeren Verhältnis von essentiellen zu nicht-essentiellen Aminosäuren.

Die intravenöse Infusionsmethode an Ratten ist auch zur Bestimmung der Oxidationsgeschwindigkeit der Fettsäuren in Fettemulsionen verwendet worden (LINDMARK u. WRETLIND (39); YOKOYAMA et al. (55)). Eine mit ^{14}C-Palmitin-, ^{14}C-Öl- oder ^{14}C-Linolsäure markierte Sojabohnenölemulsion wurde verwendet. Das $^{14}CO_2$-Maximum der ausgeatmeten Luft, das eine vollständige Oxidation des Fettes anzeigt, trat 2 Std nach der Injektion ein. Die Gesamtfettmenge, die während der ersten 12 Std nach der Injektion oxidiert worden war, betrug 4o-7o% in Abhängigkeit - unter vielen verschiedenen Faktoren - vom Ernährungszustand der Ratte.

Studien über totale intravenöse Ernährung an Hunden unter Verwendung der verfügbaren Fettemulsionen sind erfolgreich während einer Testdauer von bis zu 12 Wochen durchgeführt worden. Um das Infusionsvolumen zu reduzieren, wurden bis zu 87% des Calorienbedarfs als Fett verabreicht.

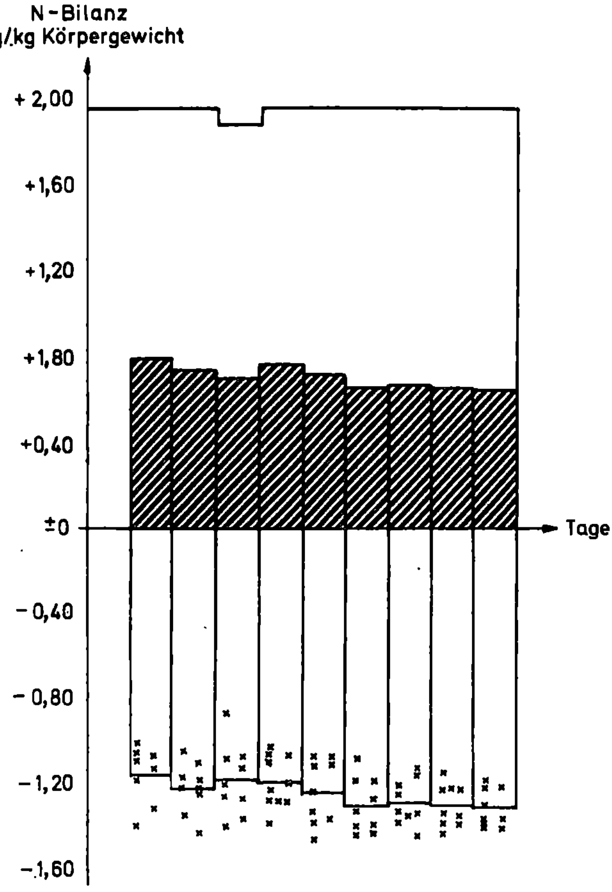

Abb. 4. Variationen im Stickstoffverlust bei vollständig intravenös ernährten Ratten. Jedes Kreuzchen ist der Meßwert an einer einzelnen Ratte (ROOS u. WRETLIND (46))

Ein Hund wurde vollständig oder total intravenös ernährt, wobei 4o% der gesamten Calorienzufuhr als Fett (Intralipid) während der gesamten Tragzeit verabreicht wurde. Nach 61 Tagen vollständiger intravenöser Ernährung gebaren die Hündinnen Junge ohne anatomische Abnormalitäten. Diese Studie sowie andere Studien zeigen, daß eine vollständige intravenöse Ernährung mit Fettemulsion keine teratogene Auswirkungen verursacht. Sie zeigen auch, daß wir ein recht gutes Wissen bezüglich des Nährstoffbedarfs bei einer einwandfreien Ernährung während der Tragzeitperiode und des schnellen fetalen Wachstums besitzen.

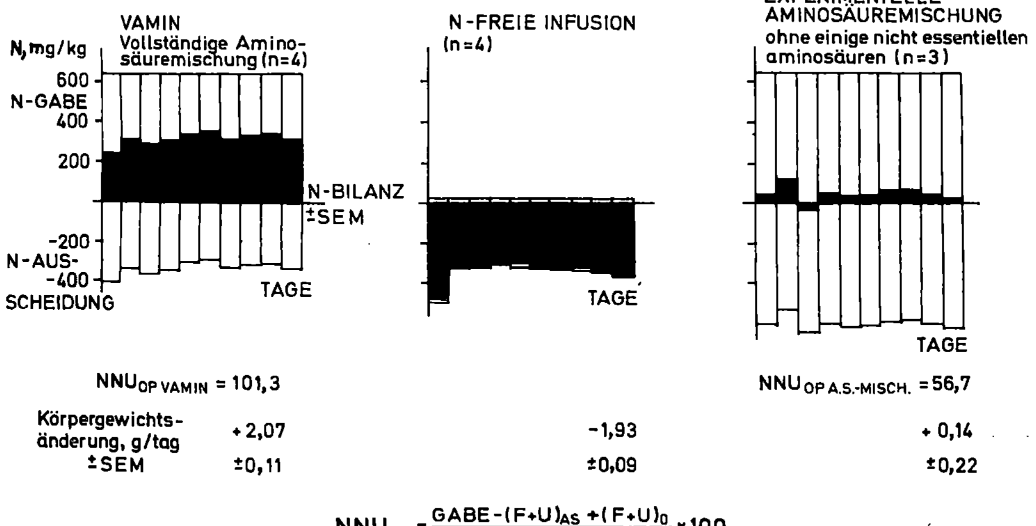

NNU$_{OP\ VAMIN}$ = 101,3		NNU$_{OP\ A.S.-MISCH.}$ = 56,7	
Körpergewichts-änderung, g/tag	+2,07	-1,93	+0,14
±SEM	±0,11	±0,09	±0,22

$$NNU_{OP} = \frac{GABE-(F+U)_{AS} +(F+U)_0}{GABE} \times 100$$

Abb. 5. Stickstoffutilisation von zwei verschiedenen Aminosäuren-mischungen bei total intravenös ernährten Ratten. Das linke Diagramm zeigt die Stickstoffbilanz bei Einsatz einer vollständigen Aminosäurenmischung. Die Bilanz bei einer nicht ausgeglichenen Aminosäurenmischung ist rechts gezeigt. Das mittlere Diagramm zeigt die Bilanz bei ohne Aminosäurenzufuhr intravenös ernährten Ratten

Studien über vollständige intravenöse Ernährung beim Menschen

A. Erwachsene

Zahlreiche Untersuchungen haben gezeigt, daß es möglich ist, eine vollständige intravenöse Langzeiternährung mit Fettgabe beim erwachsenen Menschen durchzuführen.

HALLBERG et al. (24) berichten über totale intravenöse Ernährung bei einem Patienten mit Morbus Crohn. Der Patient erhielt eine regelmäßige Tagesdosis von 2-2,5 g Fett/kg Körpergewicht als Intralipid, o,4-6,2 g Glucose/kg Körpergewicht und bis zu 1,2 g Aminosäuren/kg Körpergewicht als Aminosol während einer Zeitdauer von mehr als 5 Monaten. Die Gesamtfettmenge betrug 15 kg.

In einem Fall wurde vollständige intravenöse Ernährung 7 Monate und 13 Tage lang verabreicht (JACOBSON u. WRETLIND (31), BERGSTRÖM et al. (1)). Die Patientin war eine 43jährige Frau, die ihr Bewußtsein als Ergebnis einer durch Kohlenoxidvergiftung verursachten schweren Gehirnverletzung verloren hatte. Alle unentbehrlichen Nährstoffe wurden in ausreichenden Mengen verabreicht. Die Aminosäuren wurden in Form von Vaminaco gegeben, die Fettstoffe als Intralipid 2o%. Als Kohlenhydrate wurden Fructose und Glucose gegeben. Die durchschnittliche tägliche Calorienzufuhr betrug etwa

2ooo kcal. Im Durchschnitt wurden täglich 4o8 ml Intralipid 2o%
entsprechend 816 kcal verabreicht. Das Gewicht nahm während der
intravenösen Ernährungszeit um 1o kg von 4o auf 5o kg zu, ohne
das Körperwasservolumen erheblich zu steigern. Histopathologische
Studien wurden mittels wiederholter Nadel-Leberbiopsien durchgeführt (JACOBSON et al. (3o)).

Die Parenchymzellen zeigten keine wesentlichen Veränderungen im
Licht- oder Elektronenmikroskop während der intravenösen Er-
nährungsperiode. Dagegen zeigten die Kupffer-Sternzellen focale
Proliferationen, Vergrößerung, Anhäufung von Fetttropfen und das
Vorkommen eines lipofuszinähnlichen Pigmentes. Die Befunde deu-
teten auf eine Segregation neutraler Fetttröpfchen in den
Kupffer-Zellen als lysosomähnliche Körper, die dann eine Struk-
turreorganisation und Verwandlung in lipofuszinähnliche Granulate
erfuhren. Nach Unterbrechung der intravenösen Therapie fiel die
Zahl der Lipofuszin-Körper in den Kupffer-Zellen allmählich im
Laufe der darauffolgenden 1,5 Jahre. Die beobachteten Änderungen
wiesen keine Leberzellenschädigung aus.

JACOBSON (28, 29) ernährte einen 7ojährigen Patienten 69 Tage
lang intravenös nach einer massiven Resektion des Dünndarms sowie
25 cm des Colon ascendens aufgrund einer akuten Occlusion der
Arteria mesenterica superior. Die durchschnittliche Tageszufuhr
war 3,58 l Wasser, 285o kcal, 7o g Aminosäuren, 4o5 g Kohlenhydrat,
1oo g Fett (Intralipid) sowie alle anderen essentiellen Nährstoffe.
Nach der intravenösen Ernährungsperiode konnte der Patient orale
Ernährung wieder aufnehmen.

JEEJEEBHOY et al. (32) betreuen eine Patientin, die seit dem
6. Oktober 197o ausschließlich intravenös ernährt worden ist. Die
Patientin, eine Hausfrau (1934 geboren), wurde die ersten 9 Monate
lang stationär im Krankenhaus behandelt. Seitdem lebt sie zu Hause
und verrichtet die intravenöse Ernährung. Die Infusionen erfolgen
während der Nacht durch einen in die Vena cava superior einge-
führten Katheter aus Silicongummi. Bei diesem Fall werden eine
Aminosäurenmischung (Amigen), Glucose, Fett (5oo ml Intralipid
1o%), Elektrolyte und Vitamine verwendet. Die Gesamtcalorienzufuhr
ist 2ooo kcal entsprechend 34 kcal/kg Körpergewicht. Zwei Leberbiopsien wurden durchgeführt, nachdem das Fett 3 bzw. 5 Monate
lang verabreicht worden war. Sie zeigten, daß das Lebergewebe vollständig normal war. Dieser Fall, bei dem intravenöse Ernährung
einwandfrei mehr als 5 Jahre lang kontinuierlich durchgeführt
worden ist, zeigt, daß ein Ernährungszustand aufrechterhalten
werden kann, der es dem Patienten ermöglicht die tägliche Arbeit
auf befriedigende Weise durchzuführen. Die erwähnten Studien
sowie einige andere bei erwachsenen Patienten zeigen, daß mittels
totaler intravenöser Ernährung einschließlich Fettemulsionsgabe
Patienten in gutem Ernährungszustand über verhältnismäßig lange
Perioden hinweg gehalten werden können.

B. Neugeborene und Säuglinge

Die vollständige intravenöse Ernährung mit Fett in Form von
Intralipid ist bei Neugeborenen und Säuglingen ausführlich untersucht worden. BØRRESEN u. KNUTRUD (7) sowie BØRRESEN et al. (5, 6)

führten eine solche intravenöse Ernährung über eine periphere Vene
zu. Durch Verabreichung von 3-4 g Fett/kg Körpergewicht war es
möglich, übermäßig hypertonische Kohlenhydratlösungen zu vermeiden.
Die Infusionen über eine periphere Vene wurden 1-3 Wochen lang
verabreicht. Eine Publikation berichtet über 32 Neugeborene, die
aufgrund von gastrointestinalen Mißbildungen operiert und danach
total intravenös ernährt wurden. 26 dieser Patienten überlebten.
In einer anderen Versuchsserie wurde eine vollständige parenterale
Ernährung 14 Säuglingen verabreicht, die an schweren chirurgischen
Komplikationen litten. Alle diese Patienten überlebten. Über
ähnliche Erfahrungen berichten GROTTE (18) sowie GROTTE et al.
(19); diese Autoren benutzten ein parenterales Ernährungsprogramm,
das auf Fett (Intralipid) und Aminosäuren (Vaminaco) mit Elektro-
lyt-, Spurenmineralien- und Vitaminzusätzen basierte.

Es wurde eine Übersicht von 28 Kindern aufgestellt, die in verschiedenen Krankenhäusern in den USA intravenös ernährt worden
waren. Sie erhielten 28-69% der Calorienzufuhr in Form von Fett
(Intralipid). Die tägliche Fettzufuhr betrug 1,1-6 g/kg Körpergewicht; die jeweilige gesamte Infusionszeit bewegte sich zwischen
8 und 122 Tagen. Alle Infusionen wurden über eine periphere Vene
verabreicht. Bei den meisten dieser schwerkranken Kinder wurde
ein befriedigendes Wachstum erzielt. Gemäß dieser Übersicht erholten sich 25 der 28 Kinder. Keine der drei Todesfälle konnte
mit der intravenösen Ernährung mit Fett oder anderen Nährstoffen
in Verbindung gebracht werden.

Indikationen

Grundsätzlich ist vollständige intravenöse Ernährung einschließlich Fettemulsion unter allen Umständen indiziert, wo Nährstoffe
nicht hinlänglich oral oder enteral zugeführt werden können. Diese
kann entweder vollständige Kompensation für abwesende orale Zufuhr
oder intravenöse Zufuhr von Beikost bei mangelhafter oraler Ernährung umfassen. Vollständige intravenöse Ernährung soll immer
dann verabreicht werden, wenn eine Wiederherstellung des oralen
Weges innerhalb weniger Tage nicht gewährleistet ist.

Nährstoffbedarf der intravenös ernährten Patienten

Tabelle 6 faßt die tentativen Empfehlungen für die basale Calorien-
und Nährstoffzufuhr, die dem Patienten während einer intravenösen
Ernährung verabreicht werden sollen (WRETLIND (54)), zusammen. Die
angegebene intravenöse Zufuhr entspricht den Empfehlungen für
normale Nahrungsmittel unter Beachtung der biologischen Wertigkeit
normaler Nahrungsmittelproteine sowie der unzulänglichen Absorp-
tion einiger Nährstoffe.

Ein praktischer Wegweiser für die Mengen und Arten der von uns
verwendeten Infusionslösungen ist in Tabelle 7 angeführt. Die
auf diese Weise zugeführten Calorien- und Nährstoffmengen sind
in Tabelle 8 gezeigt und entsprechen den Werten in Tabelle 6.

Tabelle 6. Tentativ empfohlene tägliche Calorien- und Nährstoffzufuhr für vollständig intravenös ernährte Patienten. Die angegebenen Mengen decken Ruhestoffwechsel und mäßige physikalische
Tätigkeit, aber keinen durch Traumata, Verbrennungen u.ä. ausge-
lösten gesteigerten Bedarf. Bis zu etwa doppelten Mengen kann
Erwachsenen mit Verbrennungen und anderen Zuständen bei erhöhtem
Verbrauch verabreicht werden

	Menge/kg Körpergewicht/Tag	
	ERWACHSENE	NEUGEBORENE und SÄUGLINGE
Wasser	3o ml	12o-15o ml
Calorien	3o kcal=o,13 MJ	9o-12o kcal=o,38-o,5o MJ
Aminosäuren-stickstoff	9o mg (o,7 g Aminosäuren)	33o mg (2,5 g Aminosäuren)
Glucose oder	2 g	12-18 g
Fructose Fett	2 g	4 g
Natrium	1 − 1,4 mmol	1 − 2,5 mmol
Kalium	o,7 − o,9 mmol	2 mmol
Calcium	o,11 mmol	o,5 − 1 mmol
Magnesium	o,o4 mmol	o,15 mmol
Eisen	1 μmol	2 μmol
Mangan	o,6 μmol	1 μmol
Zink	o,3 μmol	o,6 μmol
Kupfer	o,o7 μmol	o,3 μmol
Chlor	1,3 − 1,9 mmol	1,8 − 4,3 mmol
Phosphor	o,15 mmol	o,4 − o,8 mmol
Fluor	o,7 μmol	3 μmol
Jod	o,o15 μmol	o,o4 μmol
Thiamin	o,o2 mg	o,o5 mg
Riboflavin	o,o3 mg	o,1 mg
Nicotinamid	o,2 mg	1 mg
Pyridoxin	o,o3 mg	o,1 mg
Folsäure	3 μg	2o μg
Cyanocobalamin	o,o3 μg	o,2 μg
Pantothensäure	o,2 mg	1 mg
Biotin	5 μg	3o μg
Ascorbinsäure	o,5 mg	3 mg
Retinol	1o μg	o,1 mg
Ergocalciferol oder Cholecalciferol	o,o4 μg	2,5 μg
Phytylmenachinon	2 μg	5o μg
α-Tocopherol	1,5 mg	3 mg

Bei Gabe einer Calorienzufuhr, die auf Gewichtskonstanz bei
Erwachsenen bzw. Wachstum bei Kindern eingestellt ist, zusätzlich
zu den in Tabelle 6 gezeigten Nährstoffmengen, dürften die Er-
nährungserfordernisse eines Patienten gut gedeckt sein.

Tabelle 7. Beispiele von Infusionslösungen mit Zusätzen für
intravenös ernährte Erwachsene. Die angegebenen Mengen decken
den Grundbedarf. Patienten mit erhöhtem Bedarf sollen bis zu etwa
den doppelten Mengen erhalten

LÖSUNG 1

a) Lösung von kristallinen Aminosäuren (7%)   1ooo ml
     und Kohlenhydrate (1o%) (Vaminaco)
     unter Zusatz einer

b) Elektrolytlösung   1o ml
     (enthält 5 mmol Ca, 1,5 mmol Mg, 5o μmol Fe,
     2o μmol Zn, 4o μmol Mn, 5 μmol Cu, 5o μmol F,
     1 μmol J, 13,3 mmol Cl)

LÖSUNG 2

a) Fettemulsion (Intralipid 2o%)   5oo ml
     unter Zusatz einer

b) Emulsion fettlöslicher Vitamine   1o ml
     (enthält o,75 mg Retinol, 3 μg Calciferol
     und o,15 mg Vitamin K_1)

LÖSUNG 3

a) 1o%ige Glucoseinfusionslösung   1ooo ml
     unter Zusatz einer

b) Lösung lyophilisierter wasserlöslicher Vitamine   1o ml
     (enthält 1,2 mg Thiamin, 1,8 mg Riboflavin,
     1o mg Nicotinamid, 2 mg Pyridoxin, o,2 mg Fol-
     säure, 2 μg Vitamin B_{12}, 1o mg Pantothensäure,
     o,3 mg Biotin und 3o mg Ascorbinsäure)
     sowie einer

c) Kaliumphosphatlösung   15 ml
     (enthält 3o mmol K, 6 mmol P, 21 mmol Acetat)

Bei vielen klinischen Gegebenheiten besteht ein gesteigerter Nähr-
stoffbedarf. Nach langem Nahrungsentzug müssen zusätzliche Nährstoffe verabreicht werden, um das Körpergewicht wiederherzustellen.
Infektionen, Traumata, Operationen und Verbrennungen verlangen eine
erhebliche Steigerung der Nährstoffzufuhr bis zu 2oo% des normalen
Grundbedarfs. Bei Verbrennungen kann ein Teil der Nährstoffe per
os verabreicht werden. Die unter diesen Umständen benötigten
Calorien- und Nährstoffmengen sind in Tabelle 9 aufgeführt. Dieses
Problem wird weiter untersucht; es ist eines der wichtigsten Auf-
gaben für Wissenschaftler auf dem Gebiet der intravenösen Ernährung.

Tabelle 8. Nährstoffmengen, die intravenös ernährten Erwachsenen mittels der in Tabelle 7 angegebenen Lösungen verabreicht werden

Calorien und Nährstoffe	Tagesdosis			
	Lösung 1	Lösung 2	Lösung 3	Gesamt
Wasser	o,94 l	o,38 l	o,97 l	2,3 l
Calorien	65o kcal	1ooo kcal	41o kcal	2o6o kcal
Aminosäuren	7o g	-	-	7o g
Glucose oder	1oo g	12,5 g[1]	1oo g	213 g
Fructose				
Fett	-	1o6 g[2]	-	1o6 g
Natrium	5o mmol	-	-	5o mmol
Kalium	2o mmol	-	3o mmol	5o mmol
Calcium	7,5 mmol	-	-	7,5 mmol
Magnesium	3,o mmol	-	-	3,o mmol
Eisen	5o μmol	-	-	5o μmol
Zink	2o μmol	-	-	2o μmol
Mangan	4o μmol	-	-	4o μmol
Kupfer	5 μmol	-	-	5 μmol
Chlorid	68,3 mmol	-	-	68,3 mmol
Phosphor	-	7,5 mmol	6 mmol	13,5 mmol
Fluorid	5o μmol	-	-	5o μmol
Jodid	1 μmol	-	-	1 μmol
Thiamin	-	-	1,2 mg	1,2 mg
Riboflavin	-	-	1,8 mg	1,8 mg
Niacin	-	-	1o mg	1o mg
Vitamin B_6	-	-	2 mg	2 mg
Folsäure	-	-	o,2 mg	o,2 mg
Vitamin B_{12}	-	-	2 μg	2 μg
Pantothensäure	-	-	1o mg	1o mg
Biotin	-	-	o,3 mg	o,3 mg
Ascorbinsäure	-	-	3o mg	3o mg
Vitamin A	-	o,75 mg	-	o,75 mg
Vitamin D	-	3 μg	-	3 μg
Vitamin K_1	-	o,15 mg	-	o,15 mg
Tocopherol	-	1oo mg	-	1oo mg

1) Glycerin
2) 6 g Phosphatide

Infusionsmethodik

Bei kurzfristig (7-14 Tage lang) intravenös ernährten Erwachsenen, einschließlich Fettgabe, ist eine Infusion per Kanüle in eine periphere Vene angezeigt. Bei intravenösen Langzeitinfusionen Erwachsener kann der Gebrauch eines zentralen Venenkatheters notwendig sein.

Tabelle 9. Empfohlene tägliche Rationen an Wasser, Calorien, Aminosäuren, Kohlenhydraten und Fett bei parenteraler Ernährung von Erwachsenen mit niedrigen und hohen Erfordernissen

	Tägliche Menge/kg Körpergewicht	
	niedriger Bedarf	hoher Bedarf
Wasser	25 - 35 ml	5o - 6o ml
Calorien	25 - 3o kcal	5o - 6o kcal
Aminosäuren	1 g	2 g
Glucose oder Fructose	2 g	5 g
Fett	2 g	3 - 4 g

Viele Berichte beschreiben die Zuführung der Infusionen bei intravenös ernährten Säuglingen und Kindern, einschließlich Fettemulsionsgabe (Intralipid), über periphere Venen ohne Gebrauch eines zentralen Venenkatheters (BØRRESEN et al. (5, 6), GROTTE et al. (19), CORAN (1o)). Skalpvenennadeln wurden in den meisten Fällen verwendet. Bei älteren Kindern hat CORAN (1o) die Handrückvenen verwendet. Diese Methode benutzten auch PENDRAY (44) und GROTTE et al. (19). Die Aminosäurenlösung wird mit Glucoselösung und Intralipid vor dem Eintritt in die Vene vermischt. Mit Hilfe eines 3-Wege-Verbindungsstückes und einer konstant arbeitenden Infusionspumpe werden die Lösungen gleichzeitig den ganzen Tag lang verabreicht. Am ersten Tag wird die Hälfte des berechneten Bedarfs zugeführt; die Dosis wird dann allmählich auf den vollen Bedarf ab dem 3. Tag erhöht.

Zusammenfassung

Die Entwicklungstendenz bei der intravenösen Ernährung ist eine Zufuhr aller essentiellen Nährstoffe im selben Mengenverhältnis, wie die Mengen dieser Stoffe in den allgemeinen Kreislauf bei einer ausgeglichenen oralen Nahrungsmittelzufuhr aufgenommen werden.

Alle Studien auf diesem Gebiet neigen zum Einsatz von vollständigen Aminosäurenmischungen mit essentiellen und nicht-essentiellen Aminosäuren, die sich im Aminogramm von Proteinen hoher biologischer Wertigkeit befinden. Es besteht der Trend, Fett in Form von Fettemulsion (Eidotterphospholipid-Sojabohnenöl-Emulsion) als Quelle von Calorien sowie essentiellen Fettsäuren dem Körper darzubieten. Infusionslösungen für intravenöse Ernährung sollen an mindestens zwei Tierarten geprüft werden, bevor sie beim Menschen eingesetzt werden. In unserem Testsystem sind Ratte und Hund die zwei verwendeten Tierarten.

Unser heutiges Wissen über intravenöse Ernährung gestattet es, das Auftreten einer mangelhaften Ernährung als Komplikation verschiedener medizinischer und chirurgischer Zustände in modernen Krankenhäusern zu eliminieren oder wesentlich zu reduzieren. Supplementäre und vollständige intravenöse Ernährung sollen im Ernährungs-

programm des Krankenhauses mitberücksichtigt werden um zu gewährleisten, daß die Patienten, ungeachtet ihres Krankheitszustandes,
eine ausreichende tägliche Nährstoffmenge erhalten.

<u>Literatur</u>

1. BERGSTRÖM, K., BLOMSTRAND, R., JACOBSON, S.: Long-term complete
   intravenous nutrition in man. Nutr. Metab. <u>14</u>, (Suppl.) 118
   (1972).
2. BERGSTRÖM, J., FÜRST, P., JOSEPHSON, B., NORÉE, L.-O.: Improve-
   ment of nitrogen balance in an uremic patient by the addition
   of histidine to essential amino-acid solutions given intravenously. Life Sci. <u>9</u>, 787 (197o).
3. BERTHOUD, M., BOUVIER, C.A., KRÄHENBÜHL, B.: Diagnostic dif-
   férentiel d´une diathèse hémorrhagique aigüe: Hypothrombinémie
   au cours d´une alimentation parentérale prolongée. Schweiz.
   med. Wschr. <u>96</u>, 1522 (1966).
4. BLACKBURN, G.L.: Intake: perspectives in clinical nutrition.
   5. Adaption to starvation. Eaton Laboratories, Division of
   Morton-Norwicht Products, Inc., Norwich, New York 13815 (1973).
5. BØRRESEN, H.C., CORAN, A.G., KNUTRUD, O.: Postoperativ parenteral ernaering av nyfødte. Nord. Med. <u>84</u>, 1o89 (197o).
6. BØRRESEN, H.C., CORAN, A.G., KNUTRUD, O.: Parenteral feeding
   of newborns undergoing major surgery. In: "Advances in Parenteral Nutrition". Symposium of the International Society of
   Parenteral Nutrition, Prague, Sept. 3-4, 1969. p. 93 (G.BERG,
   Ed.). Stuttgart: Thieme 197o.
7. BØRRESEN, H.C., KNUTRUD, O.: Parenteral feeding of neonates
   undergoing major surgery. Acta paediat. scand. <u>58</u>, 42o (1969).
8. CALDWELL, M.D., MENG, H.C., JONSSON, H.T.: Essential fatty acid
   deficiency (EFAD) - Now a human disease. Fed. Amer. Soc. Exp.
   Biol. 57th Ann. Meeting, April 15-2o (1973).
9. COLLINS, F.D., SINCLAIR, A.J., BOYLE, J.P., COATS, D.A.,
   MAYNARD, A.T., LEONARD, R.F.: Plasma lipids in human linoleic
   acid deficiency. Nutr. Metab. <u>13</u>, 15o (1971).
1o. CORAN, A.G.: Total intravenous feeding of infants and children
   without the use of a central venous catheter. Ann. Surg. <u>179</u>,
   445 (1974).
11. CRONBERG, S., NILSSON, I.-M.: Coagulation studies after administration of a fat emulsion Intralipid. Thrombas. Diathes.
   haemorrh. Stuttgart. <u>18</u>, 364 (1967).
12. DELIGNÉ, P.: Bilans azotés post-operatoires en fonction des
   apports caloriques et protidiques. Lecture à "Journées
   d´Informations Post-Universitaires de l´Association des
   Anesthésiologistes Francais", Crèteil, 8-9 Décembre (1973).
13. DOLIF, D., JÜRGENS, P.: Abstracts of papers at the 7th International Congress of Nutrition in Prague (1969).
14. DUCKERT, F., HARTMANN, G.: Intravenöse Fettinfusion und Blutgerinnung. Schweiz. med. Wschr. <u>96</u>, 12o5 (1966).
15. DUDRICK, S.J., WILMORE, D.W., VARS, H.M., RHOADS, J.E.: Long-
   term total parenteral nutrition with growth, development and
   positive nitrogen balance. Surgery <u>64</u>, 134 (1968).
16. FISCHER, J.E., FUNOVICS, J.M., AGUIRRE, A., JAMES, J.H., KEANE,
   J.M., WESDORP, R.I.C., YOSHIMURA, N., WESTMAN, T.: The role of
   plasma amino acids in hepatic encephalopathy. Surgery <u>78</u>, 276
   (1975).

17. FORGET, P.P., FERNANDES, J., HAVERKAMP-BEGEMANN, P.: Enhancement of fat elimination during intravenous feeding. Acta paediatr. scand. 63, 75o (1974).
18. GROTTE, G.: Nutrition parentérale du Nourrisson. In:"Les Solutés de Substitution et Réequilibration Métabolique" (G.-G.NAHAS und P. VIARS, Ed.), p. 5o9. Paris: Librairie Arnette 1971.
19. GROTTE, G., ESSCHER, T., HAMBRAEUS, L., MEURLING, S.: Total parenteral nutrition in pediatric surgery. Proceedings Meeting Vancouver, published by Pharmacia (Canada) Ltd., 2o44 St. Regis Blvd. Dorval Quebeck, p. 14o (1974).
2o. HADFIELD, J.I.H.: High caloric intravenous feeding in surgical patients. Clin. Med. 73, 25 (1966).
21. HÅKANSSON, I.: Experience in long-term studies on nine intravenous fat emulsions in dogs. Nutr. et Dieta 1o, 54 (1968).
22. HALLBERG, D.: Studies on the elimination of exogenous lipids from the blood stream. The kinetics for the elimination of a fat emulsion studied by single injection technique in man. Acta physiol. scand. 64, 3o6 (1965).
23. HALLBERG, D.: Elimination of exogenous lipids from the blood stream. An experimental, methodological and clinical study in dog and man. Acta physiol. scand. 65, (Suppl.) 254 (1965).
24. HALLBERG, D., HOLM, I., OBEL, A.-L., SCHUBERTH, O., WRETLIND, A.: Fat emulsion for complete intravenous nutrition. Postgrad. Med. 42, A-71, A-87, A-99, A-149 (1967).
25. Zitat wurde vor Druck gestrichen.
26. HOLM, I., HÅKANSSON, I., WESTLING, K., WRETLIND, A.: Complete intravenous nutrition in dogs. Opusc. med. (Stockh.) (Suppl.) 39, 154 (1975).
27. HOLT, Jr. L.E., SNYDERMAN, S.E.: The amino-acid requirements of infants. J. Amer. med. Ass. 175, 1oo (1961).
28. JACOBSON, S.: Long-term parenteral nutrition following massive intestinal resection. Nutr. Metab. 14, 15o (1972).
29. JACOBSON, S.: Complete intravenous nutrition following massive intestinal resection. Int. Surg. 57, 84o (1972).
3o. JACOBSON, S., ERICSSON, J., OBEL, A.-L.: Histopathological and untrastructural changes in the human liver during complete intravenous nutrition for seven months. Acta chir. scand. 137, 335 (1971).
31. JACOBSON, S., WRETLIND, A.: The Use of Fat Emulsions for Complete Intravenous Nutrition. In: "Body Fluid Replacement in the Surgical Patient" (C.L.Fox Jr. and G.-G. NAHAS, Ed.), p 334, New York: Grune & Stratton 197o.
32. JEEJEEBHOY, K.N., ZOHRAB, W.J., LANGER, B., PHILLIPS, M.J., KUKSIS, A., ANDERSSON, G.H.: Total parenteral nutrition at home for 23 months without complication and with good rehabilitation. Gastroenterology 65, 811 (1973).
33. JÜRGENS, S.P., DOLIF, D.: Die Bedeutung nichtessentieller Aminosäuren für den Stickstoffhaushalt des Menschen unter parenteraler Ernährung. Klin. Wschr. 46, 131 (1968).
34. JÜRGENS, S.P., DOLIF, D.: Experimental Results of Parenteral Nutrition with Amino Acids. In: "Parenteral Nutrition" (A.W. WILKINSON, Ed.) p. 47. Edinburgh-London: Churchill Livingstone 1972.
35. KOFRÁNYI, E., JEKAT, F., BRAND, E., HACKENBERG, K., HESS, B.: Die Frage der Essentialität von Arginin und Histidin. Hoppe-Seylers Z. physiol Chem 35o, 14o1 (1969).

36. LATTA, T.: Relative to the treatment of cholera by the copious
    injection of aqueous and saline fluids into the veins. Lancet
    1831-1832 II, 274.
37. LEVIN, G.: Bestämning av näringsvärde paa aminosyrablandningar
    av olika sammansättnig. Näringsforskning 17, 17 (1973).
38. LILJEDAHL, S.-O.: Brännskadebehandlung. Opusc. med. (Stockh.)
    15, 179 (197o).
39. LINDMARK, L., WRETLIND, A.: Persönliche Mitteilung (1975).
4o. MALVY, P., ROUSSEAU, C., CARDON, J.: Utilisation défecteuse
    de l´alimentation azoté intraveineuse chez des malades chirur-
    gicaux. Accidents consécutifs. Presse med. 69, 917 (1961).
41. NAJARIAN, J.A., HARPER, H.A.: Comparative effect of arginine
    and monosodium glutamate on blood ammonia. Proc. Soc. Exp.
    Biol. Med. 92, 56o (1956).
42. PANTELIADIS, C., JÜRGENS, P., DOLIF, D.: Aminosäurenbedarf
    Früh- und Neugeborener unter den Bedingungen der parenteralen
    Ernährung. Infusionstherapie 2, 65 (1975).
43. PEASTON, M.J.T.: Maintenance of metabolism during intensive
    patient care. Postgrad. Med. 43, 31 (1967).
44. PENDRAY, M.R.: Peripheral vein feeding in infants: Technique
    results and problems. Proceedings Meeting Vancouver, published
    by Pharmacia (Canada) Ltd., 2o44 St. Regis Blvd., Dorval
    Quebec, p. 158 (1974).
45. ROOS, K.-A.: Intravenous nutrition paa raatta. Näringsforsk-
    ning 17, 9 (1973).
46. ROOS, K.-A., WRETLIND, A.: Studies on intravenous nutrition
    in rats. Abstracts Xth International Congress of Nutrition
    in Kyoto, Japan, p. 237 (1975).
47. ROSE, W.C.: The amino-acid requirements of adult man. Nutr.
    Abstr. Rev. 27, 631 (1957).
48. STEGINK, L.D., DEN BESTEN, L.: Synthesis of cystine from
    methionine in normal subjects. Effect of route of alimentation.
    Science 178, 514 (1972).
49. STELL, P.M.: Esophageal replacement by transposed stomach.
    Arch. Otolaryng. 91, 166 (197o).
5o. STURMAN, J.A., GAULL, G., RAIHA, N.C.R.: Absence of cysta-
    thionase in human fetal liver. Is cystine essential? Science
    169, 74 (197o).
51. THOMPSON, S.W., JONES, L.D., FERRELL, J.F., HUNT, R.D., MENG,
    H.C., KYUAHA, T., SASAKI, H., SCHAFFNER, F., SINGLETON, W.S.,
    COHN, J.: Testing of fat emulsions for toxicity. 3. Toxicity
    studies with new fat emulsions and emulsion components. Amer.
    J. clin. Nutr. 16, 43 (1965).
52. TWEEDLE, D.E.F., SPIVEY, J., JOHNSTON, I.D.A.: The Effect of
    Four Different Amino-Acid Solutions upon the Nitrogen Balance
    of Postoperative Patients. In:"Parenteral Nutrition" (A.W.
    WILKINSON, Ed.) p. 247. Edinburgh-London: Churchill Living-
    stone 1972.
53. WILMORE, D.W., MOYLAN, J.A., HELMKAMP, G.M., PRUITT, B.A.:
    Clinical evaluation of a 1o% intravenous fat emulsion for
    parenteral nutrition in thermally injured patients. Ann.
    Surg. 78, 5o3 (1973).
54. WRETLIND, A.: Complete intravenous nutrition. Theoretical and
    experimental background. Nutr. Metab. 14 (Suppl.) 1 (1972).
55. YOKOYAMA, K., OKAMOTO, H., TSUDA, Y., SUYAMA, T.: Metabolism
    of intravenously injected fat emulsion. Abstracts of Xth
    International Congress of Nutrition in Kyoto, Japan, p. 226
    (1975).

Der Stellenwert der Kohlenhydrate im Rahmen der parenteralen Ernährung

Von P.-U. Heuckenkamp

Die Kohlenhydrate sind in der parenteralen Ernährung die wichtigsten Energielieferanten. Als Vorteile gelten ihre rasche Verwertbarkeit und ihre eiweißsparende Wirkung. Kohlenhydratlösungen lassen sich darüber hinaus gut mit anderen essentiellen Nahrungsbestandteilen, wie Vitaminen und Elektrolyten, mischen. Als Nachteile gelten die bei höherer Konzentration in peripheren Venen auftretenden Phlebitiden mit Thrombosierung und das große Wasserangebot bei alleiniger calorisch ausreichender Kohlenhydraternährung. Das ist aber weitgehend von theoretischem Interesse, denn bei einer vollständigen parenteralen Ernährung wird man ähnlich wie bei der oralen vorgehen, d.h. man stellt ein Infusionsprogramm aus Kohlenhydrat- und Aminosäurenlösungen und einer Fettemulsion zusammen. Und schließlich besteht die Möglichkeit, hochkonzentrierte Glucoselösungen direkt in die obere Hohlvene zu infundieren, wodurch man bei gleichzeitiger Zufuhr von Eiweißhydrolysaten eine positive Stickstoffbilanz und Körperwachstum erreichen kann (13).

Glucose ist sowohl für die orale als auch für die parenterale Ernährung der wichtigste Zucker (34). Abgesehen davon, daß Glucoselösungen billiger als andere Glucoseersatzzuckerlösungen sind - ein Gesichtspunkt, der im Zuge der Kosteneinsparung zu berücksichtigen ist -, verbinden sich mit Glucose einige wesentliche Vorteile im Stoffwechsel. Glucose kann von allen Zellen verwertet werden; für viele Organe ist hierzu die Mitwirkung von Insulin erforderlich. Die obligatorisch Glucose verbrauchenden Organe, hierzu gehören das Zentralnervensystem, die Erythrocyten, das Knochen- und Nierenmark, benötigen täglich insgesamt 18o g Glucose (9). Diese Organe können Glucose ohne die Anwesenheit von Insulin verbrennen. Es ist also zweckmäßig, zumindest den Energiebedarf dieser Organe bzw. Zellen durch parenterale Glucosezufuhr zu decken.

Von großer Bedeutung ist weiterhin, daß Fibroblasten und Phagocyten, also Zellbestandteile des Granulationsgewebes, ebenfalls Glucose für ihren Stoffwechsel benötigen. Bei Unfallverletzten und operierten Patienten kann der Tagesbedarf dieser Zellen bis auf 18o g Glucose ansteigen (9).

Glucose ist der stärkste Stimulator für die Insulinsekretion. Dies ist ein Vorteil, denn Insulin ist das wichtigste anabole Hormon im menschlichen Körper und erforderlich für die Proteinsynthese, die Lipogenese und Glykogenbildung (19). Trotzdem kann es unter Glucosezufuhr zum Katabolismus von Körpereiweiß kommen, wenn Glucose in calorisch unzureichender Dosierung verabreicht wird (19): Durch die unter Glucosezufuhr ausgelöste Insulinsekretion wird die Lipolyse gehemmt, und das Caloriendefizit kann nur durch Abbau von Körpereiweiß gedeckt werden (19).

Dies ist also zu berücksichtigen, wenn man eine intravenöse
Ernährung mit Glucose erwägt. Nun wird gelegentlich die Meinung
vertreten, Glucose eigne sich schlecht für die parenterale
Ernährung, weil

1. die renalen Verluste hoch seien und
2. die insulinabhängige Verwertung sie für bestimmte Stoff-
   wechselsituationen unbrauchbar erscheinen läßt.

Daher rührt das Bemühen, mit Glucoseaustauschzuckern diese Problematik zu umgehen. Um überhaupt Aussagen über die Verwertung
parenteral zugeführter Zucker zu machen, muß man Infusionen
mit konstanten Zufuhrraten bei häufigen Kontrollen der zugeführten Zucker und anderer Stoffwechselparameter im Blut und
Urin durchführen (32, 35, 44, 62, 63). Innerhalb von 12 Std kann
man den Tagescalorienbedarf z.B. mit einer Glucosezufuhr von
o,5 g/kg Körpergewicht/Std völlig decken (61).

In Abb. 1 sieht man das Verhalten der Glucose im Blut und Urin
bei gesunden Versuchspersonen während einer Zufuhr von o,5 g
Glucose/kg Körpergewicht/Std. Zu Beginn kommt es zu einem Anstieg
des Blutzuckerspiegels, der nach 6o min seinen Höhepunkt erreicht.
Danach sinkt der Spiegel wieder ab und erreicht nach 15o min
einen konstant bleibenden Wert. Setzt man die Infusion abrupt ab,
dann kommt es infolge der noch andauernden Insulinwirkung zu
einem starken Abfall des Glucosespiegels mit hypoglykämischen
Symptomen (18, 62). Wir haben daher bereits in einer früheren
Veröffentlichung empfohlen, Infusionen durch langsames "Aus-
schleichen" zu beenden (62). Dieser und andere unerwünschten
Stoffwechseleffekte, wie z.B. der hohe Anstieg der freien Fettsäuren (18) unterbleiben dabei.

Parallel zum Verhalten des Blutglucosespiegels verläuft die Glucosurie. Zu Anfang kommt es zu geringen Verlusten, im "steady
state" wird Glucose aber praktisch zu 1oo% verwertet. Es ist
demnach klar, daß man während kurzfristiger Infusionen den Eindruck erhält, Glucose werde schlecht verwertet; aber die Zufuhr
einer Infusionslösung über 1-2 Std ist ja keine parenterale
Ernährung. Auch wenn man die Zufuhr verdoppelt, zeigt sich ein
ähnliches Verhalten. Dabei steigt der Glucosespiegel im "steady
state" nicht über 2oo mg/1oo ml an (32, 62). Die Verwertung von
Glucose liegt bei Stoffwechselgesunden für die Zufuhrgröße von
o,5 g/kg Körpergewicht/Std bei 99%, bei 1,o g/kg Körpergewicht/Std
bei 97% der zugeführten Dosis (61).

Abb. 2 zeigt das Verhalten des Plasmainsulinspiegels unter Glucosezufuhr mit einer Rate von 1,o g/kg Körpergewicht/Std. Im
Gegensatz zum recht homogenen Verhalten des Glucosespiegels
zeigen die Insulinspiegel erhebliche Schwankungen von Person zu
Person. Durch Untersuchungen an Menschen, die über mehrere Tage
kontinuierlich mit Glucose intravenös ernährt wurden, konnte aber
gezeigt werden, daß die Fähigkeit der β-Zellen, Insulin zu produzieren, nicht zu erschöpfen ist (24). Anders ist dies bei manifesten Diabetikern und Patienten im Streß. Hier sind erhöhte
Blutglucosespiegel die Regel und ohne Insulingabe nicht zu normalisieren (23). Der Einwand, daß Insulininjektionen Ursache für

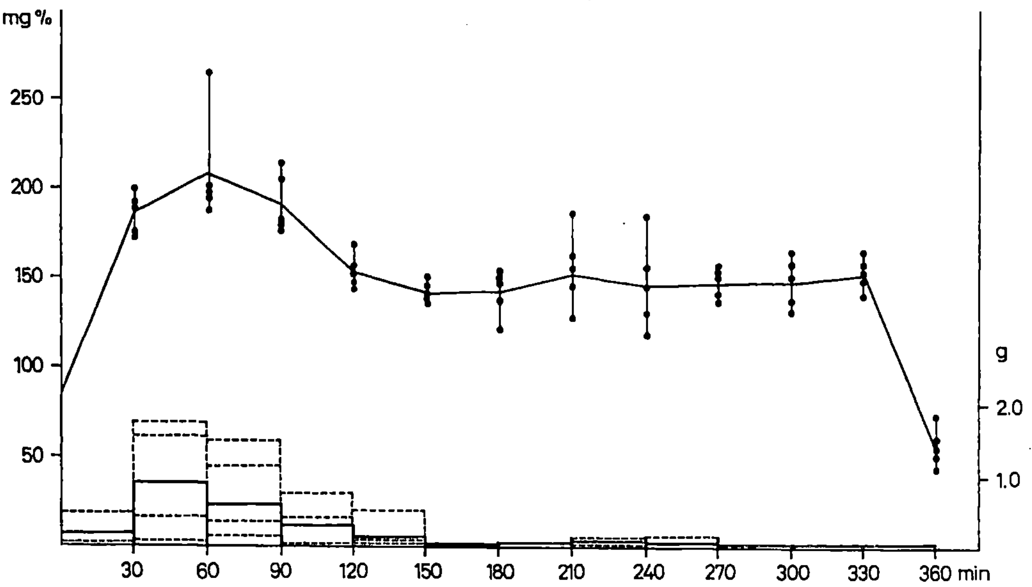

*Abb. 1. Glucosespiegel im Blut (Kurve) und renale Glucoseaus-
scheidung (Säulen) während Glucoseinfusion mit der Zufuhrrate
von jeweils o,5 g/kg Körpergewicht/Std bei 5 gesunden Versuchspersonen. Die vertikalen Linien geben den Bereich aller Messungen,
nicht die Streuung an. Der letzte Wert wurde 1/2 Std nach Beendigung der Infusion ermittelt (s. hierzu (62))*

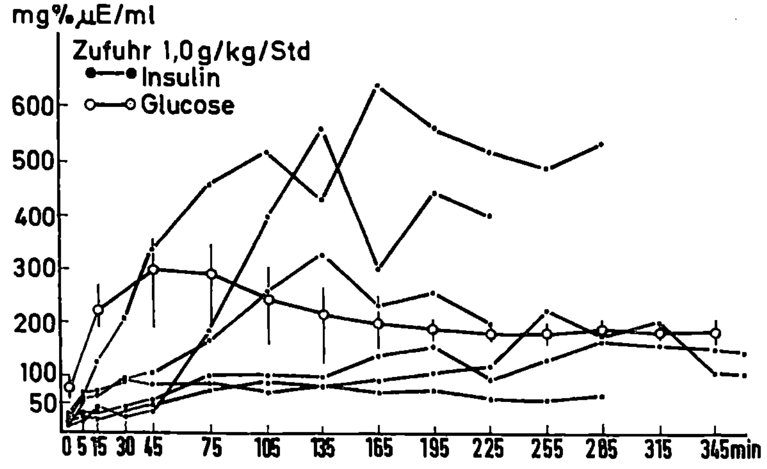

*Abb. 2. Verhalten der Plasminsulinspiegel (Kurven mit geschlos-
senen Punkten) während Glucoseinfusionen mit Zufuhrraten von
1,o g/kg Körpergewicht/Std bei 6 gesunden Versuchspersonen. Die
Kurve mit den offenen Punkten entspricht dem durchschnittlichen
Verhalten der Blutglucosespiegel. Auch hier entsprechen die senk-
rechten Linien dem Bereich aller Messungen und nicht der Streuung*

später im Leben auftretende Insulinresistenzen sind (26), kann
heute weitgehend entkräftet werden, weil einerseits die gegen
Insulin gebildeten Antikörper nur selten zu Resistenzen führen
(43), und zum anderen, weil die heute im Handel befindlichen
hochgereinigten Insuline weitaus weniger antigen wirken (23).
In der postoperativen Phase sind die Glucosespiegel anfänglich
erhöht und normalisieren sich in Abhängigkeit vom Schweregrad
der Operation entsprechend langsam oder rasch. Wenn man einen
Patienten postoperativ ernähren muß - nicht jeder braucht beispielsweise im Anschluß an eine Appendektomie oder Cholecystek-
tomie eine intravenöse Ernährung (46) -, stehen dem Arzt im
wesentlichen zwei Möglichkeiten zur Verfügung:

1. Infusionen mit Glucose und, wenn die Blutspiegel 3oo mg/
   1oo ml überschreiten, zusätzlich Insulin (13, 23, 36).
2. Ausweichen auf einen Glucoseersatzzucker (22, 26) und/oder
   Fettemulsionen

Letztere Möglichkeit geht von der Überlegung aus, daß man infolge
der posttraumatischen Insulinresistenz Zucker zuführt, die insu-
linunabhängig verwertet werden. In der Tat verlaufen die ersten
Stoffwechselschritte beim Abbau von Fructose, Sorbit und Xylit,
um die gebräuchlichsten Glucoseaustauschstoffe zu nennen, ohne
die Mitwirkung von Insulin. Diese Zucker bzw. Polyole werden aber
rasch zu etwa 5o% in Glucose umgewandelt (11, 2o). Die weitere
Metabolisierung dieser daraus entstandenen Glucose benötigt jedoch
Insulin (19, 2o, 4o). Das läßt sich am Verhalten des Glucosespiegels bei einem insulinpflichtigen Diabetiker zeigen, der
abwechselnd Fructose, Sorbit oder Galaktose erhielt: In jedem
Fall steigt sofort mit Infusionsbeginn der Glucosespiegel an,
ganz offensichtlich deshalb, weil diesem Diabetiker das Insulin
fehlt, um die aus den Glucoseaustauschzuckern entstandene Glucose
zu verwerten (14).

Anders ist die Situation bei erwachsenen Diabetikern, die kein
Insulin benötigen. Fructoseinfusionen führen hierbei selbst mit
einer Zufuhrrate von o,8 g/kg Körpergewicht/Std nicht zu einem
Anstieg des Blutglucosespiegels (26, 45). Nach MEHNERT et al.
(45) werden die Glucoseaustauschstoffe als "Glucose mit Ver-
zögerung" verwertet.

Neben der Glucose ist Fructose der wichtigste Zucker. Die Umsatzraten bei Stoffwechselgesunden entsprechen denen von Glucose
(Tabelle 1) (35, 63). Ein konstanter Blutspiegel stellt sich
rasch ein. Der Plasmainsulinspiegel steigt im Vergleich zur Glucose nur geringfügig an (47). Zufuhrraten von über o,5 g/kg
Körpergewicht/Std verursachen oft einen unangenehmen Oberbauch-
schmerz. Deshalb sollten Zufuhrraten von o,5 g/kg Körpergewicht/
Std nicht überschritten werden. Der Glucosespiegel steigt unter
Fructose bei Gesunden nicht an. Wir haben sogar einen leichten
Abfall nachgewiesen, der um so ausgeprägter, je höher die Zufuhr-
quote war (63). Hierfür gibt es zwei Erklärungen:

1. Fructose führt nach ihrer Umwandlung auch zu einer Insulinsekretion, wie sich anhand von Messungen im Lebervenenblut

zeigen läßt (11, 12). Auf diese Weise kann die aus Fructose
gebildete Glucose in der Peripherie verwertet werden.
2. Fructoseinfusionen führen zu einer Konzentrationszunahme von
   Fructose-1-phosphat in der Leber (56). Dieses erste Inter-
   mediärprodukt im Fructosestoffwechsel wirkt hemmend auf die
   Aktivierung der Phosphorylase, und somit unterbleibt die
   Glykogenolyse (56). Der von früheren Autoren beobachtete
   "Glucosesturz" (52) nach rascher Injektion größerer Fructose-
   mengen ist hierauf zurückzuführen.

Tabelle 1. Vergleich der Gesamtverwertung von Glucose und
Fructose

Zufuhr g/kg	Glucose		Fructose	
Körpergew./Std	Mittelwert	Schwank.breite	Mittelwert	Schwank.breite
o,5	99,1%	$\pm$ o,8%	98,o%	$\pm$ o,4%
1,o	97,2%	$\pm$ 2,2%	95,o%	$\pm$ o,2%
1,5	92,5%	$\pm$ 2,5%	94,3%	$\pm$ o,8%

Der unter Fructosezufuhr stets zu beobachtende Anstieg der Milch-
säure ist gelegentlich zum Anlaß genommen worden, vor Fructose
zu warnen (55). Lactatacidosen sind aber unter Verwendung von
Zufuhrraten, die nicht höher als o,5 g/kg Körpergewicht/Std waren,
bei Stoffwechselgesunden nicht beobachtet worden. Auch bei Zufuhrraten von mehr als 1,o g/kg Körpergewicht/Std kommt es nur zu
einem sehr geringen Abfall des Blut-pH (33). Anders ist jedoch die
Situation, wenn bereits eine Acidose besteht. Hier kann es in der
Tat unter Fructose zu einer weiteren Steigerung der Acidose kommen. Dies betrifft Fälle mit Leberinsuffizienz und hypoxämischen
Acidosen (1o, 39, 55).

Ein weiteres, nicht allein auf Fructose beschränktes Phänomen,
ist der Anstieg der Harnsäure im Serum (7, 3o, 29). Dieser ist,
wie Abb. 3 und 4 zeigen, abhängig von der zugeführten Dosis
(3o, 32). Allerdings kommt es auch unter der Zufuhr von o,5 g
Fructose/kg Körpergewicht/Std zu einem Anstieg der Harnsäure im
Lebervenenblut (25), der im peripheren Blut nicht mehr nachweisbar ist. Ursächlich hierfür kommt ein irreversibler Abbau von
Adeninnucleotiden in der Leber des Menschen in Betracht (8, 42,
49). Neuere Untersuchungen erlauben zudem die Aussage, daß es
unter Fructosezufuhr auch zu einer Purin-de novo-Synthese kommt
(48).

In diesem Zusammenhang möchte ich Stellung nehmen zu der weit
verbreiteten Ansicht, daß Fructose einen günstigen Effekt auf den
Heilverlauf von Hepatitiden haben soll. BODE et al. (7) haben in
einer erst kürzlich erschienen Veröffentlichung retrospektiv
über zwei Kollektive (Gruppe a = 1o9, Gruppe b = 91 Patienten)
berichtet, von denen eines mit intravenös verabfolgter Fructose,
das andere ohne Infusion behandelt wurde. Beide Kollektive waren
inbezug auf Alter, Geschlecht und Basisbehandlung gleichartig.
Am Verlauf von Transaminasen und Bilirubin ließ sich zeigen,

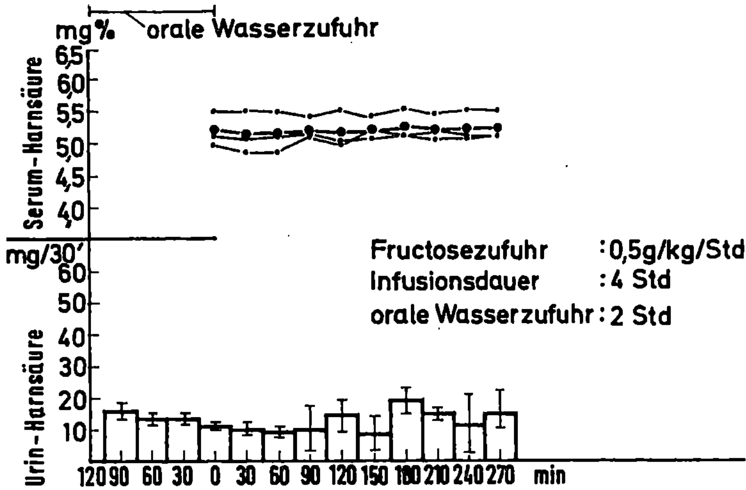

*Abb. 3. Harnsäurespiegel im Plasma und renale Harnsäureausschei-
dung (Säulen) bei 4 Versuchspersonen während Fructoseinfusionen
mit Zufuhrraten von o,5 g/kg Körpergewicht/Std (s. hierzu (32))*

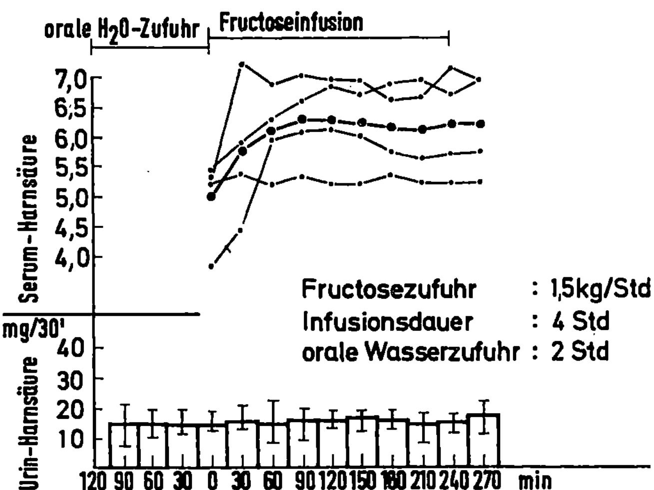

*Abb. 4. Harnsäure im Plasma und Urin während Fructosezufuhr mit
einer Rate von 1,5 g/kg Körpergewicht/Std bei 4 Versuchspersonen
(s. hierzu (32))*

daß keine bessere und schnellere Heilungstendenz unter Fructoseinfusion zu beobachten war; im Gegenteil beobachteten die Autoren
unter Fructose einen etwas verzögerten Abfall der Bilirubinkon-
zentration. In einer neueren italienischen Studie (21) an 26
Patienten mit Virushepatitis, wobei eine Gruppe Glucose, die

andere Fructose mit einer Gesamttagesdosis von jeweils 1,o g/kg
Körpergewicht (Zufuhrgeschwindigkeit dabei o,5 g/kg Körpergewicht/
Std) erhielt, konnte andererseits gezeigt werden, daß Fructose zu
keiner Verschlechterung der Stoffwechsellage gegenüber Glucose
führte. Somit bestätigen sich ältere Befunde von HEILMEYER und
BECK (27), die ebenfalls keinen den Heilverlauf von Hepatitiden
begünstigenden Effekt von Fructose nachweisen konnten.

Polyole

Xylit erfreut sich mancherorts einiger Beliebtheit, weil ihm
neben der bereits erwähnten sog. insulinunabhängigen Verwertung
(28) noch folgende Vorteile nachgesagt werden: antiketogene und
antikatabole Wirkung (1), gute Verträglichkeit (4, 41) sowie
eine größere calorische Ausbeute auf Grammbasis (41). Entscheidend
in der parenteralen Ernährung ist aber die Bilanz.

Eigene Untersuchungen an freiwilligen gesunden Versuchspersonen
ergaben bei fast allen, die Xylit mit einer Zufuhrrate von o,5 g/
kg Körpergewicht/Std erhielten (Zeitdauer 5 Std), Übelkeit und
Brechreiz (31, 28). Diesen Befund haben andere Autoren auch für
Zufuhrraten mit der halben Dosis während einer 12-stündigen
Infusionsdauer bestätigt (3,15). FÖRSTER et al. (15) führen dieses
Symptom auf einen unter Xylit von ihnen nachgewiesenen renalen
Kaliumverlust,der doppelt so hoch war wie unter Glucose- und
Fructoseinfusionen, zurück. Hieraus ergibt sich die Notwendigkeit,
wenn man Xylit allein oder als Gemisch infundieren will, den
Kaliumhaushalt zusätzlich zur Messung der Zucker im Blut und Harn
zu überwachen.

Ein weiterer Nachteil des Xylits, und dies gilt in gleichem Maße
für Sorbit (6), sind dessen große Verluste im Urin (31). Auf
Abb. 5 sieht man das Verhalten von Xylit im Blut und Urin. Die
renalen Verluste machen rund ein Viertel der zugeführten Dosis
aus. Diese Menge steht dem Körper demnach nicht als Energielieferant zur Verfügung und muß bei der Aufstellung einer Bilanz
berücksichtigt werden. Aber auch bei niedrigeren Zufuhrraten sind
die Verluste noch beachtlich. Hieraus folgt, daß dem Xylit vom
calorischen Standpunkt aus und von der nach oben begrenzten Zufuhrrate (< o,25 g/kg Körpergewicht/Std) her keine Bedeutung in
der Ernährung Stoffwechselgesunder zukommt. In der postoperativen
Phase sehen die Verluste zwar etwas geringer aus, allerdings
schwanken die Werte erheblich von Person zu Person (5).

Ebenso wie Fructose führt Xylit zu einem Anstieg der Serumharn-
säure (17, 28, 31). Im Gegensatz zur ersteren (Abb. 6) ist·der
Harnsäureanstieg unter Xylit weitaus stärker (28, 29). Abb. 6
zeigt, daß der Serumharnsäureanstieg unter Xylit mit einer Zufuhrrate von o,5 g/kg Körpergewicht/Std wesentlich ausgeprägter ist
als selbst derjenige, den wir während einer Zufuhr von 1,5 g
Fructose/kg Körpergewicht/Std, also der dreifachen Dosis, gemessen haben (29).

Aber auch niedrigere Zufuhrraten erhöhen den Serumharnsäurespie-
gel (Tabelle 2); dieser ist in den meisten Fällen auch 24 Std
nach Beendigung der Xylitinfusion noch deutlich erhöht (28).

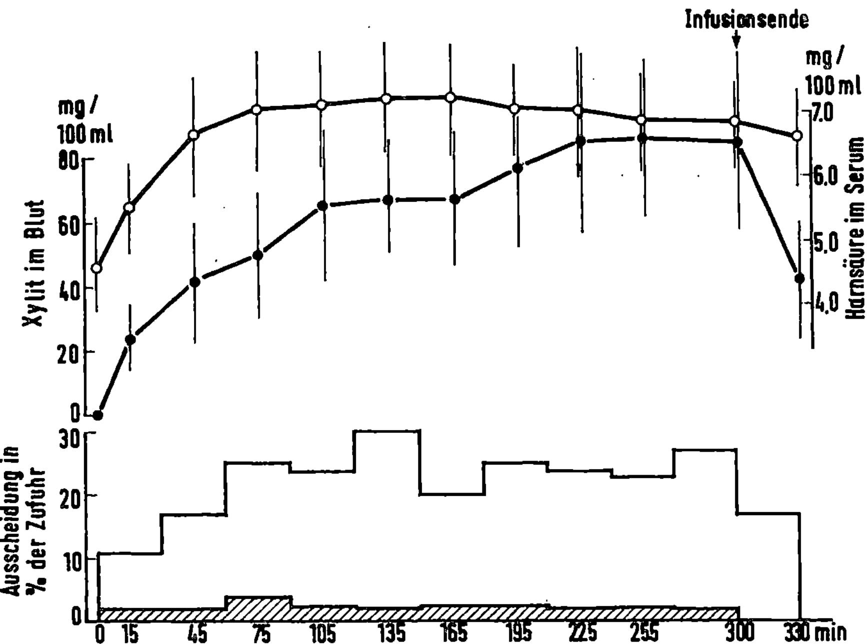

*Abb. 5. Verhalten von Xylit im Blut (Kurve mit geschlossenen
Punkten) und der Harnsäure im Serum (offene Punkte) bei 1o gesunden Versuchspersonen während einer Zufuhrrate von o,5 g Xylit/
kg Körpergewicht/Std. Auf der unteren Hälfte wurden die Ausscheidung von Xylit (weiße Fläche) und von Fructose (schraffierte
Fläche) während einer Zufuhr von o,5 g Fructose/kg Körpergewicht/
Std einander gegenübergestellt. Die halbstündige Ausscheidung ist
hier in Prozent der Zufuhr aufgetragen (s. hierzu (31))*

Die Unterschiede in der xylitinduzierten und der fructoseindu-
zierten Serumharnsäureerhöhung werden noch deutlicher, wenn man
die Bilanz von Fructose und Xylit miteinander vergleicht: Im
Gegensatz zur fast vollständig im Körper verbleibenden Fructose
wird ein Viertel der Xylitdosis renal ausgeschieden, ohne metabolisiert zu werden. Nach Untersuchungen von WOODS und KREBS (57)
kommt für den unter Xylitzufuhr beobachteten Harnsäureanstieg ein
irreversibler Abbau präformierter Adeninnucleotide in der Leber
in Betracht. Dabei kommt es zu einem Anstieg der Konzentration
von α-Glycerophosphat auf das 6ofache des Ausgangswertes (54).
Gleichzeitig fällt das anorganische Phosphat stark ab (54), was
wir auch beim Menschen während mehrstündiger Xylitinfusion
(Abb. 7) zeigen konnten (28, 29). Inwieweit eine de novo-Purin-
synthese unter Xylit eine zusätzliche Rolle beim Harnsäureanstieg
spielt, kann derzeit noch nicht mit Sicherheit beantwortet werden (37, 38).

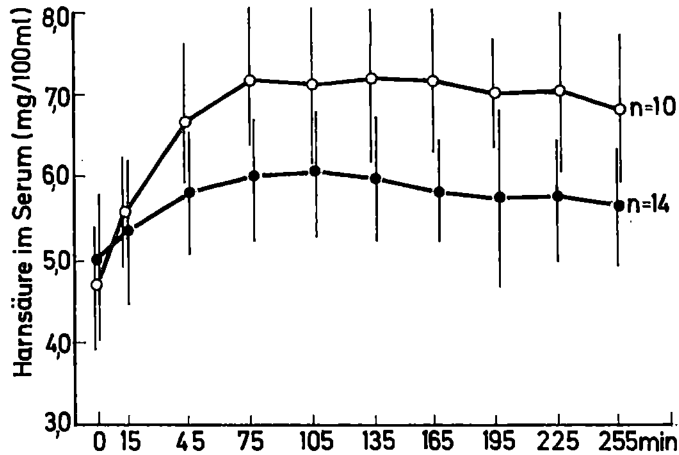

Abb. 6. Vergleich des Serumharnsäureanstiegs während einer Zufuhr von o,5 g Xylit/kg Körpergewicht/Std (Kurve mit offenen Punkten) mit demjenigen während Fructoseinfusion mit einer Zufuhrrate von 1,5 g/kg Körpergewicht/Std (Kurve mit geschlossenen Punkten)

Tabelle 2. Verhalten der Harnsäure im Serum während viereinhalbstündiger Xylitinfusion mit verschiedenen Zufuhrraten bei gesunden, freiwilligen Versuchspersonen. Bei den meisten Personen wurde noch 24 Std nach Beendigung des Versuches eine Harnsäurebestimmung durchgeführt. Man beachte dabei, daß die Werte großenteils oberhalb des Nüchternausgangswertes (Nü) liegen

Zufuhrrate (g/kg Körpergewicht/Std)	Versuchsperson	Nü	75 min	195 min	nach 24 Std
o,3	R.S.	5,o	6,5	6,7	5,7
	C.D.	6,9	7,6	6,9	7,5
	N.O.	4,o	4,8	4,8	5,3
	M.H.	6,o	7,2	7,2	7,o
	H.H.	2,6	3,2	3,8	3,9
	W.K.	7,8	7,7	8,5	7,5
o,4	M.H.	4,1	4,7	4,5	
	O.H.	5,1	7,4	6,5	8,o
	M.S.	5,4	6,1	6,6	7,o
o,5	E.K.	6,4	9,o	9,o	
	R.U.	5,3	7,5	7,5	6,7

Sorbit

Sorbit wird zunächst durch eine unspezifische Polyoldehydrogenase zu Fructose oxidiert und dann ebenfalls wie Fructose umgesetzt. Allerdings soll Sorbit aufgrund der beim ersten Stoffwechselschritt entstehenden NADH-Produktion stärker antiketogen als Fructose wirken (2).

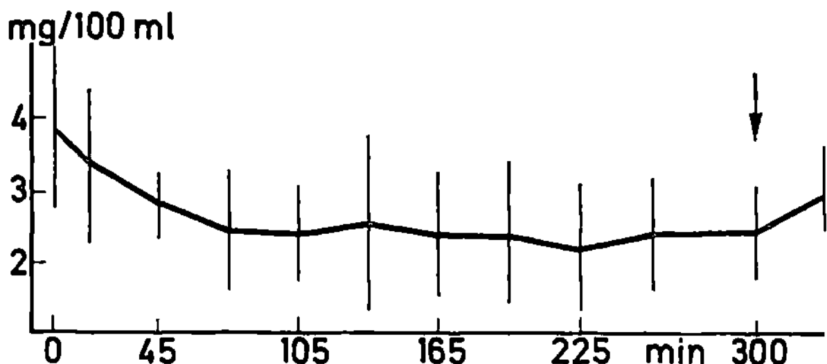

*Abb. 7. Verhalten des anorganischen Phosphors im Blut bei 1o ge-
sunden Versuchspersonen während Xylitinfusionen mit Zufuhrraten
von jeweils o,5 g/kg Körpergewicht/Std. Der Pfeil kennzeichnet
das Ende der Infusion*

Bevor jedoch Sorbit seine Wirksamkeit im Organismus entfalten
kann, gehen während seiner intravenösen Zufuhr bereits 12–31%
der infundierten Dosis im Harn verloren (6). Hieraus ergibt sich,
daß Sorbit als Substanz zur Erzeugung einer osmotischen Diurese
reserviert werden sollte, da nach neueren Untersuchungen die
freie Wasser-Clearance unter Sorbit besonders ausgeprägt ist (53).
Eine Fructoseintoleranz muß jedoch ausgeschlossen sein.

Maltose

Von allen in der menschlichen Ernährung vorkommenden Disacchariden
kann nur Maltose, bestehend aus zwei Molekülen Glucose, nach
intravenöser Zufuhr verwertet werden (59, 6o). Der Ort des Um-
satzes ist nicht bekannt; eine Maltaseaktivität konnte im menschlichen Serum bisher nicht nachgewiesen werden. Als Vorteile
der Maltose gelten:

1. Osmolarität nur halb so groß wie bei Glucose, und daher die
   Möglichkeit, 1o%ige Maltoselösungen zu infundieren, ohne die
   Venenwände mehr zu reizen als bei einer 5%igen Glucoselösung
   (58).
2. Maltose soll ohne Insulin verwertet werden (6o); hieraus er-
   gäbe sich eine Eignung für Diabetiker (6o).
3. Der Glucosespiegel im Blut steigt unter Maltose nicht an
   (5o, 59).

Es schien uns daher berechtigt, Infusionsversuche mit Maltose
beim Menschen durchzuführen (5o). Abb. 8 zeigt das Verhalten der
Maltose im Blut und Urin bei 1o stoffwechselgesunden Versuchspersonen während einer Zufuhr von o,5 g Maltose/kg Körpergewicht/
Std. Hierbei kommt es zu einem kontinuierlichen Anstieg der renalen Maltoseausscheidung. Sofort mit Infusionsbeginn beobachtet
man zudem eine über die physiologische Glucosurie weit hinaus-
reichende Glucoseausscheidung, ein Befund, der auch von anderen
Autoren bestätigt wird (16). Insgesamt werden 3o% der zugeführten

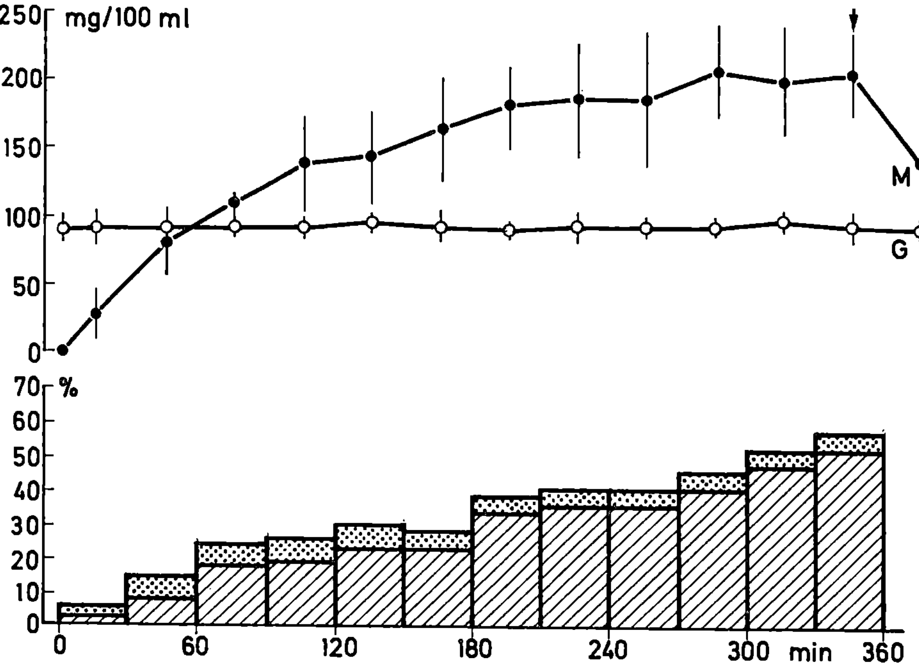

*Abb. 8. Verhalten von Maltose (Kurve mit geschlossenen Punkten)
und Glucose im Blut (offene Punkte) während Maltoseinfusionen
mit einer Zufuhrrate von jeweils o,5 g/kg Körpergewicht/Std bei
1o gesunden Versuchspersonen. Die schraffierten Säulen auf der
unteren Bildhälfte entsprechen der Maltose-, die darüber sich
befindlichen gepunkteten Flächen der Glucoseausscheidung im Urin
unter Maltoseinfusion (s. hierzu (5o))*

Dosis wieder ausgeschieden; nimmt man die Glucoseverluste hinzu,
die 16% der renalen Gesamtkohlenhydratausscheidung ausmachen, so
ergibt sich ein totaler Zuckerverlust von 36% (5o). Blutzucker
und Insulin steigen unter Maltose nicht an (5o). Neuere Untersuchungen von SPRANDEL et al. (51) zeigen aber, daß mit niedrigeren Zufuhrraten die Verluste weitaus geringer sind. Die Verträglichkeit von Maltose ist auch während intravenöser Zufuhr gut,
weitere Untersuchungen sind aber erforderlich, um die Bedeutung
von Maltose für die parenterale Ernährung des Menschen abzuklären.

Zusammenfassung

In der parenteralen Ernährung sind die Kohlenhydrate die wichtig-
sten Energieträger. Glucose und Fructose sind die am meisten ver-
wendeten Zucker. Glucose ist der Zucker der Wahl für die größte
Zahl von Krankheiten, die eine intravenöse Ernährung erforderlich
machen. Größere Verluste im Harn treten bei stoffwechselgesunden
Personen nur in den ersten zwei Infusionsstunden während hoher
Zufuhrraten auf, jedoch werden insgesamt 9o-98% der zugeführten
Dosis verwertet. Situationen mit herabgesetzter Glucosetoleranz,

wie z.B. nach einem Trauma, postoperativ oder beim Diabetiker,
erfordern gelegentlich zusätzlich Insulin zur Glucoseinfusion
oder das Ausweichen auf einen anderen Zucker. Fructose wird
vornehmlich beim nicht-insulinpflichtigen Erwachsenendiabetiker
verwendet. Allerdings ist auch hierbei zu berücksichtigen, daß
mehr als die Hälfte der infundierten Fructose in Glucose umgewandelt wird, weswegen auch beim Diabetiker nicht mehr als 8o g/
Tag i.v. zugeführt werden sollten.

Weiterhin stehen in manchen Ländern Polyalkohole für Infusionszwecke zur Verfügung. Sie bieten jedoch gegenüber den genannten
Monosacchariden keinen Vorteil. Ihr wesentlicher Nachteil sind
erhebliche renale Verluste, die ein Viertel der Zufuhrdosis
ausmachen.

Inwieweit Maltose, ein Disaccharid, bestehend aus zwei Molekülen
Glucose, zusätzliche Möglichkeiten für die intravenöse Ernährung
bietet, kann aufgrund der vorliegenden Literatur noch nicht ent-
schieden werden. Als Vorteile werden genannt: insulinunabhängige
Verwertung und somit Eignung für Diabetiker, und doppeltes Calorienangebot gegenüber Glucose bei gleichem osmotischem Druck und
gleicher Flüssigkeitsmenge.

<u>Literatur</u>

1. BÄSSLER, K.-H., FINGERHUT, M., CZOK, G.: Hemmung der Fettsäure-
   oxydation als ein Faktor bei der antiketogenen Wirkung von
   Zuckern und Polyalkoholen. Klin. Wschr. <u>44</u>, 899 (1966).
2. BÄSSLER, K.-H., STEIN, G.: Biochemische Grundlagen für Wirkungs-
   unterschiede zwischen Sorbit und Fructose. Hoppe-Seylers Z.
   physiol.Chem. <u>348</u>, 533 (1967).
3. BERG, G., MATZKIES, F., BICKEL, H.: Dosierungsgrenzen bei der
   Infusion von Glucose, Sorbit, Fructose und Xylit und deren
   Mischungen. Dtsch. med. Wschr. <u>99</u>, 633 (1974).
4. BESSERT, I., RITTMEYER, P.: Klinische Erfahrungen mit hoch-
   dosierter Infusion von 4o%iger Xylitlösung. Z. Ernährungsw.
   Suppl. <u>11</u>, 29 (1971).
5. BICKEL, H., BÜNTE, H., COATS, D.A., MISCH, P., von RAUFFER, L.,
   SCRANOWITZ, P.: Die Verwertung parenteral verabreichter Kohlenhydrate in der postoperativen Phase. Dtsch. med. Wschr. <u>98</u>,
   8o9 (1973).
6. BICKEL, H., MATZKIES, F., FEKL, W., BERG, G.: Verwertung und
   Stoffwechselverhalten von Sorbit während parenteraler Langzeit-
   infusion. Dtsch. med. Wschr. <u>98</u>, 2o79 (1973).
7. BODE, J.Ch., BUNGARTZ, G., DÖLLE, W.: Zur Behandlung der akuten
   Virushepatitis mit Lävulose-Infusion. Dtsch. med. Wschr. <u>1o1</u>,
   43 (1976).
8. BODE, J.Ch., SCHUMACHER, H., GOEBELL, H., ZELDER, O., PELZL, H.:
   Fructose-induced depletion of liver adenine nucleotides in man.
   Horm. Metab. Res. <u>3</u>, 289 (1971).
9. CAHILL, G.F., FELIG, P., MARLISS, E.B.: Some Physiological
   Principles of Parenteral Nutrition. In: Body Fluid Replacement
   in the Surgical Patient (C.L. FOX and G.G. NAHAS Ed.), p. 286
   New York-London: Grune & Stratton 197o.
1o. CRAIG, G., CRANE, C.W.: Lactic acidosis complicating liver
    failure after intravenous fructose. Brit. med. J. <u>4</u>, 211 (1971).

11. DIETZE, G., WICKLMAYR, M., GRUNST, J., STIEGLER, S., MEHNERT,
    H.: Der Sauerstoff-, Kohlenhydrat- und Fettstoffwechsel des
    Splanchnikusgebietes unter dem Einfluß äquimolarer parenteraler
    Dosen von Glucose und Fructose. Z. Ernährungsw. 14, 252 (1975).
12. DIETZE, G., WICKLMAYR, M., HEPP, K.D., GRUNST, J., STIEGLER,
    G., MEHNERT, H.: Der Stoffwechsel des Splanchnikusgebiets
    unter dem Einfluß von Fructose. Infusionstherapie 1, 552
    (1973/74).
13. DUDRICK, S.J., WILMORE, D.W., STEIGER, E., VARS, H.M.,
    RHOADS, J.E.: The Use of Carbohydrates and Proteolysates for
    Long-term Parenteral Feeding. In: Body Fluid Replacement in
    the Surgical Patient (C.L. FOX Jr. and G.G. NAHAS Ed.), p.3o1
    New York-London: Grune & Stratton 197o.
14. FELBER, J.-P., RENOLD, A.E., ZAHND, G.R.: The comparative
    metabolism of glucose, fructose, galactose and sorbitol in
    normal subjects and in disease states. Mod. Probl. Pädiat.
    (Karger) 4, 467 (1959).
15. FÖRSTER, H., HELLER, L., HELLMUND, U.: Stoffwechseluntersu-
    chungen bei kontinuierlicher Dauerinfusion von Glucose, Fruc-
    tose und Xylit über 48 Stunden. Dtsch. med. Wschr. 99, 1723
    (1974).
16. FÖRSTER, H., HOOS, I., BOCKER, S., MICHEL, B.: Sind Maltose-
    infusionen für die Infusionstherapie geeignet? Infusions-
    therapie 2, 385 (1975).
17. FÖRSTER, H., MEYER, E., ZIEGE, M.: Erhöhung von Serumharn-
    säure und Serumbilirubin nach hochdosierten Infusionen von
    Fructose, Sorbit und Xylit. Klin. Wschr. 48, 878 (197o).
18. FÖRSTER, H., ZAGEL, D.: Stoffwechseluntersuchungen während
    und im Anschluß an Dauerinfusionen von Glucose und von
    Zuckeraustauschstoffen. Dtsch. med. Wschr. 99, 13oo (1974).
19. FROESCH, E.R.: The Metabolism of Glucose, its Endocrine
    Control and Comparitive Aspects with Fructose, Sorbitol and
    Xylitol Metabolism. In: Parenteral Nutrition in Acute Meta-
    bolic Illness (H.A. LEE, Ed.), p. 13 New-York-London:
    Academic Press 1974.
2o. FROESCH, E.R.: Umsatz und Verwertung von Glucose und Glucose-
    austauschstoffen bei Mensch und Tier. In: Zucker und Zucker-
    austauschstoffe (N. ZÖLLNER und P.-U. HEUCKENKAMP Hrsg.)Nutr.
    Metab. 18, Suppl. 1, 3o (1975).
21. GALANTI, B., NARDIELLO, S., RUSSO, M., GIUSTI, G.: Effects
    of fructose in patients suffering from acute viral hepatitis.
    Acta hepato-gastroenterol. 23, 26 (1976).
22. GESER, C.A.: Die Verwertung von Kohlenhydraten in Streß-
    Situationen. Infusionstherapie 1, 215 (1973/74).
23. GÖSCHKE, H., LEUTENEGGER, A., GRUBER, U.F.: Postoperative
    parenterale Ernährung. In: Zucker und Zuckeraustauschstoffe
    (N. ZÖLLNER und P.-U. HEUCKENKAMP Hrsg.) Nutr. Metab. 18,
    Suppl. 1, 197 (1975).
24. GRABER, A.L., WOOD, F.C., WILLIAMS, R.H.: Serum immunoreactive
    insulin response during prolonged glucose infusions in nondia-
    betic and diabetic humans. Diabetes 16, 145 (1967).
25o GRUNST, J., DIETZE, G., WICKLMAYR, M., HOPPE, F., MEHNERT, H.:
    Einfluß parenteraler Fructose- bzw. Glucosezufuhr auf die
    Harnsäurebildung und Phosphataufnahme der menschlichen Leber.
    Z. Ernährungsw. 14, 259 (1975).
26. HASLBECK, M.: Zur parenteralen Verabreichung von Zuckeraus-
    tauschstoffen mit besonderer Berücksichtigung des Diabetes
    mellitus. Infusionstherapie 1, 569 (1973/74).

27. HEILMEYER, L., BECK, K.: Zur Therapie der akuten Virus-
    Hepatitis. Münch. med. Wschr. 111, 837 (1969).
28. HEUCKENKAMP, P.-U.: Xylit in der parenteralen Ernährung. Unter-
    suchungen zur Frage, ob es nötig ist, Xylit anstelle von
    Glucose in der Infusionstherapie zu verwenden. Ernähr.-
    Umschau 21, 7o (1974)
29. HEUCKENKAMP, P.-U., KAISER, W.:Wirkung von Glucoseaustausch-
    stoffen auf den Harnsäurestoffwechsel des Menschen. Münch.
    med. Wschr. 117, 1445 (1975).
3o. HEUCKENKAMP, P.-U., ZÖLLNER, N.: Fructose-induced hyper-
    uricaemia. Lancet 1971I, 8o8.
31. HEUCKENKAMP, P.-U., ZÖLLNER, N.: Xylitbilanz während mehr-
    stündiger Infusionen mit konstanten Zufuhrraten bei gesunden
    Menschen. Klin. Wschr. 5o, 1o63 (1972).
32. HEUCKENKAMP, P.-U., ZÖLLNER, N.: The comparitive metabolism
    of carbohydrates administered intravenously. Nutr. Metab.
    Suppl. 14, 58 (1972).
33. HEUCKENKAMP, P.-U., ZÖLLNER, N.: Fructose, alcohol and
    lactic acidaemia. Lancet 1973I, 314.
34. HEUCKENKAMP, P.-U., ZÖLLNER, N.: Glucose in der parenteralen
    Ernährung. Infusionstherapie 1, 565 (1973/74).
35. HEUCKENKAMP, P.-U., ZÖLLNER, N.: Quantitative comparison and
    evaluation of utilization of parenteral administered carbo-
    hydrates. Nutr. Metab. 18, Suppl. 1, 2o9 (1975).
36. HINTON, P., LITTLEJOHN, S., ALLISON, S.P., LLOYD, J.: Insulin
    and glucose to reduce catabolic response to injury in burned
    patients. Lancet 1971I, 767.
37. KAISER, W., STOCKER, K., HEUCKENKAMP, P.-U.: Human erythrocyte
    phosphoribosylpyrophosphate content and "generation" during
    a constant rate infusion of xylitol. Subtitle: Purine meta-
    bolism in man. Biochemistry and pharmacology of uric acid
    metabolism. (O. SPERLING, A. DE VRIES and J.B. WYNGAARDEN Ed.).
    Advanc. exp. Med. Biol. 41b, 479 (1973).
38. KAISER, W., STOCKER, K., HEUCKENKAMP, P.-U., ZÖLLNER, N.:
    Zum Mechanismus des Serumharnsäureanstiegs während Xylitzufuhr
    beim Menschen. Verh. dtsch. Ges. inn. Med. 8o, 1241 (1974).
39. KEKOMÄKI, M.I., LOUHIMO, I., RAHIALA, E.-L., SUUTARINEN, T.:
    Comparison of fructose and glucose solutions in the treatment
    of hypovolemic shock in rabbits. Acta chir. scand. 138, 239
    (1972).
4o. KELLER, U., FROESCH, E.R.: Vergleichende Untersuchungen über
    den Stoffwechsel von Xylit, Sorbit und Fructose beim Menschen.
    Schweiz. med. Wschr. 1o2, 1o17 (1972).
41. LANG, K.: Xylit, Stoffwechsel und klinische Verwendung. Klin.
    Wschr. 49, 233 (1971).
42. MÄENPÄÄ, P.H., RAIVIO, K.O., KEKOMÄKI, M.P.: Liver adenine
    nucleotides: Fructose-induced depletion and its effect on
    protein synthesis. Science 161, 1253 (1968).
43. MARTIN, D.B.: Insulin resistance: new insights. New Engl. J.
    Med. 294, 778 (1976).
44. MATZKIES, F.: Charakteristische Stoffwechselwirkungen von
    Glucose, Fructose, Sorbit, Xylit und deren Mischungen bei
    intravenöser Dauerinfusion. Z. Ernährungsw. 13, 113 (1974).
45. MEHNERT, H., DIETZE, G., HASLBECK, M.: Zucker und Zuckeraus-
    tauschstoffe in der Diätetik von Störungen des Kohlenhydrat-
    stoffwechsels. In: Zucker und Zuckeraustauschstoffe (N. ZÖLLNER
    und P.-U. HEUCKENKAMP, Hrsg.). Nutr. Metab. 18, Suppl. 1,
    171 (1975).

46. MOORE, F.D., BRENNAN, M.F.: Current concepts. Intravenous feeding. New Engl. J. Med. 287, 862 (1972).
47. NECHWATAL, W., HEUCKENKAMP, P.-U., ZÖLLNER, N.: Über das Verhalten des Plasmainsulins, der freien Fettsäuren und der Triglyceride während mehrstündiger Fructoseinfusion beim gesunden Menschen. Verh. dtsch. Ges. inn. Med. 77, 1o77 (1971).
48. RAIVIO, K.O., BECKER, M.A., MEYER, L.J., GREENE, M.L., NUKI, G. SEEGMILLER, J.E.: Stimulation of human purine synthesis de novo by fructose infusion. Metabolism 24, 861 (1975).
49. RAIVIO, K.O., KEKOMÄKI, M., MÄENPÄÄ, P.H.: Depletion of liver adenine nucleotides induced by D-fructose. Biochem. pharmacol. 18, 2615 (1969).
5o. SPRANDEL, U., HEUCKENKAMP, P.-U., ZÖLLNER, N.: Utilization of intravenous maltose. Nutr. Metab. 19, 96 (1975).
51. SPRANDEL, U., HEUCKENKAMP, P.-U., ZÖLLNER, N.: Verwertung parenteral zugeführter Maltose. Verh. dtsch. Ges. inn. Med. 82, (1976) (im Druck).
52. STUHLFAUTH, K.: Die Beschleunigung des Verbrennungsstoffwechsels durch Laevulose als therapeutisches Prinzip. Med. Klin. 47, 173 (1952).
53. THOMAS, D.W., EDWARDS, J.B., EDWARDS, R.G.: Side effects of sugar substitutes during intravenous administration. In: Zucker und Zuckeraustauschstoffe (N. ZÖLLNER und P.-U. HEUCKENKAMP, Hrsg.). Nutr. Metab. 18, Suppl. 1, 227 (1975).
54. WOODS, H.F.: Hepatic metabolism of pentites. In: Zucker und Zuckeraustauschstoffe (N. ZÖLLNER und P.-U. HEUCKENKAMP, Hrsg.) Nutr. Metab. 18, Suppl. 1, 65 (1975).
55. WOODS, H.F., ALBERTI, K.G.M.M.: Dangers of intravenous fructose. Lancet 1972II, 1354.
56. WOODS, H.F., EGGLESTON, L.V., KREBS, H.A.: The cause of hepatic accumulation of fructose-1-phosphate on fructose loading. Biochem. J. 119, 5o1 (197o).
57. WOODS, H.F., KREBS, H.A.: Xylitol metabolism in the isolated perfused rat liver. Biochem J. 134, 437 (1973).
58. WRETLIND, A.: Evaluation of carbohydrates in parenteral nutrition. In: Zucker und Zuckeraustauschstoffe (N. ZÖLLNER und P.-U. HEUCKENKAMP, Hrsg.). Nutr. Metab. 18, Suppl. 1, 242 (1975).
59. YOUNG, J.M., WESER, E.: The metabolism of circulating maltose in man. J. clin. Invest. 5o, 986 (1971).
6o. YOUNG, E.A., WESER, E.: The metabolism of maltose after intravenous injection in normal and diabetic subjects. J. Clin. Endocr. 38, 181 (1974).
61. ZÖLLNER, N., BERHENKE, U., HEUCKENKAMP, P.-U.: Vergleich der Verwertung von Fructose und Glucose beim Menschen bei langdauernder parenteraler Zufuhr. Klin. Wschr. 45, 848 (1967).
62. ZÖLLNER, N., HEUCKENKAMP, P.-U.: Vergleichende Untersuchungen über Plasmaspiegel, Ausscheidung und Verwertung von Glucose während mehrstündiger intravenöser Zufuhr bei Stoffwechselgesunden und Patienten mit asymptomatischem Diabetes. Z.ges. exp. Med. 153, 112 (197o).
63. ZÖLLNER, N., HEUCKENKAMP, P.-U., NECHWATAL, W.: Über die Verwertung und renale Ausscheidung von Fructose während ihrer langdauernden intravenösen Zufuhr. Klin. Wschr. 46, 13oo (1968).

Aminosäuren in der parenteralen Ernährung

Von P. Jürgens

Der Ort dieses Symposiums soll Veranlassung sein, einleitend auf
die bedeutende Rolle hinzuweisen, die die skandinavische Forschung
in der Entwicklung bilanzierter parenteraler Ernährung mit Aminosäuren einnimmt. Nachdem um die Jahrhundertwende durch experimentelle enterale Ernährungsforschung (Übersicht bei (12)) die Erkenntnis erarbeitet worden war, daß die Eiweiße und Peptide
unserer Nahrung im oberen Intestinaltrakt enzymatisch zu Aminosäuren gespalten und ausschließlich in dieser Form von der Darm-
mucosa resorbiert werden, führten bereits 1913 HENRIQUES und
ANDERSEN (14) in Kopenhagen die erste biochemisch fundierte komplette parenterale Ernährung durch. Damals wurden Ziegen über eine
Periode von 2o Tagen ausschließlich intravenös durch kontinuierliche Infusionen eines enzymatisch gewonnenen Ziegenfleisch-
hydrolisats sowie Infusionen von Glucose, Natriumacetat, Natrium-
chlorid, Kaliumchlorid, Calciumchlorid und Magnesiumchlorid
ernährt, unter welchem Regime positive Stickstoffbilanzen und
Gewichtszunahme gemessen wurden (14). Diesem Konzept einer vollständigen parenteralen Ernährung ist auch 63 Jahre später nur
weniges zuzufügen.

Aus ökonomischen und metabolischen Gründen - synthetische Aminosäuren waren damals für die allgemeine klinische Anwendung zu
teuer, die Bedarfsrelation der physiologischen Bausteinaminosäuren ebenso wie der Stoffwechsel der unphysiologischen D- und
Allo-Isomere derselben unzureichend abgeklärt - wurde auch für
die parenterale Ernährung des Menschen zunächst auf Hydrolysate
bewährter Nahrungseiweiße zurückgegriffen. Nur kurze Zeit nach
Einführung des ersten handelsüblichen Caseinhydrolysats 1939 in
den USA wurde in Schweden das erste europäische Eiweißhydrolysat
zur parenteralen Versorgung kranker Menschen produziert. Durch
ständige sich aus der Forschung ergebene Verbesserungen, insbesondere aber durch das 1952 von LIDSTRÖM und WRETLIND (28) zur
Elimination langkettiger Peptide eingeführte Dialyseverfahren,
wurde das Caseinhydrolysat der Firma Vitrum zum international
führenden und beispielhaften Präparat dieser Stoffklasse.

Die Forschung an sowie die umfangreichen internationalen klinischen Erfahrungen mit Eiweißhydrolysaten führten u.a. über die
Erkenntnis grundsätzlicher metabolischer Nachteile solcher Präparate zum heutigen Stand der parenteralen Ernährung mit bilanzierten Gemischen freier L-Aminosäuren. Denn

1. die Aminosäurenzufuhr jedes Eiweißhydrolysats wird allein
   durch die Zusammensetzung des verwandten Ausgangsmaterials,
   nicht aber durch den spezifischen Aminosäurenbedarf und die
   spezifische Aminosäurenumsatzrate des Empfängers bestimmt;

2. ausschließlich freie L-Aminosäuren sind die physiologische
   Transportform von Nahrungseiweiß in unserem Organismus und
   somit ausschließlich entsprechend zusammengesetzte Lösungen
   freier L-Aminosäuren das physiologische Substrat für parenterale Eiweißernährung. Bei enzymatischen Hydrolyseverfahren
   - ausschließlich solche sind zur Herstellung von Eiweißhydrolysaten zur parenteralen Ernährung von Menschen geeignet -
   werden aber maximal Hydrolysegrade von 7o-75% erreicht;
3. alle Peptide werden im Gegensatz zu freien L-Aminosäuren im
   Tubulussystem der Nieren nicht aktiv rückresorbiert, so daß
   auch bei optimalen Eiweißhydrolysaten unerwünschte Amino-
   säurenverluste durch Peptidurien (21-53% der Peptidzufuhr)
   auftreten (4).

Der Bedarf an den acht klassischen essentiellen Bausteinaminosäuren ist von verschiedenen Forschergruppen mit unterschiedlichen Techniken unter enteraler (12, 13, 15, 24, 25, 32 -35, 36)
und parenteraler Ernährung (7, 17, 21, 24) für verschiedene
Lebensabschnitte des Menschen ermittelt worden. Vergleicht man
die dabei registrierten Bedarfsrelationen der essentiellen Aminosäuren untereinander, so ergibt sich eine von der Form der Ernährung unabhängige, während des gesamten Lebens annähernd
gleichbleibende Bedarfsrelation für Tryptophan, Threonin, Isoleucin, Valin, Leucin, Lysin und Phenylalanin (Abb. 1). Demgegenüber weist Methionin eine Sonderstellung auf. Sowohl bei
jungen Kindern als auch bei Erwachsenen unter den Bedingungen
der minimalen Eiweißzufuhr wurden Bedarfsrelationen für Methionin
ermittelt, die 3o-5o% unter jenen Werten gelegen sind, welche bei
Erwachsenen unter physiologischen Proteinzufuhren zwischen o,7
und 1,5 g/kg Körpergewicht/Tag registriert wurden. Die erhebliche
Variation im relativen Methioninbedarf kann nur durch einen unterschiedlichen Funktionsbedarf erklärt werden.

Das Bedarfsmuster der acht klassischen essentiellen Aminosäuren
läßt sich unter Berücksichtigung des physiologischen Regelungs-
bereichs von ± 1o bis maximal 15% vereinfacht in klarer Proportionierung darstellen (Abb. 2). Eine Gewichtseinheit L-Tryptophan
pro 2 Gewichtseinheiten L-Threonin, pro je 3 Gewichtseinheiten
L-Isoleucin und L-Valin pro je 4 Gewichtseinheiten L-Leucin,
L-Lysin und L-Phenylalanin, für physiologische Ernährung Erwachsener (=o,7-1,5 g Protein/kg Körpergewicht/Tag) pro 4 Gewichtseinheiten L-Methionin, für Ernährung junger Kinder und Erwachsener
bei Eiweißzufuhr im Bereich des endogenen Eiweißminimums (o,2-
o,3 g Protein/kg Körpergewicht/Tag) pro 2-2,5 Gewichtseinheiten
L-Methionin. Nur unter Infusionen von L-Aminosäurenlösungen, in
welchen die klassischen essentiellen Aminosäuren entsprechend
diesen Normmustern enthalten sind und angewendet werden, können
bei Kindern und Erwachsenen (Abb. 3) homöostatische Serumkonzentrationen der essentiellen Aminosäuren sowie optimale Stickstoffbilanzen (7, 17, 21) erreicht werden. Wird die im Regelfall beim
Erwachsenen erwünschte Proteintageszufuhr um 1,o g/kg Körpergewicht
durch parenterale Infusion solcher Aminosäurenlösungen gedeckt,
die einen relativ geringen Gehalt an Methionin enthalten, resul-
tieren signifikant erniedrigte intra- und extracelluläre Konzentrationen von Methionin (Abb. 4) und ungünstige Stickstoffbilanzen
(2o).

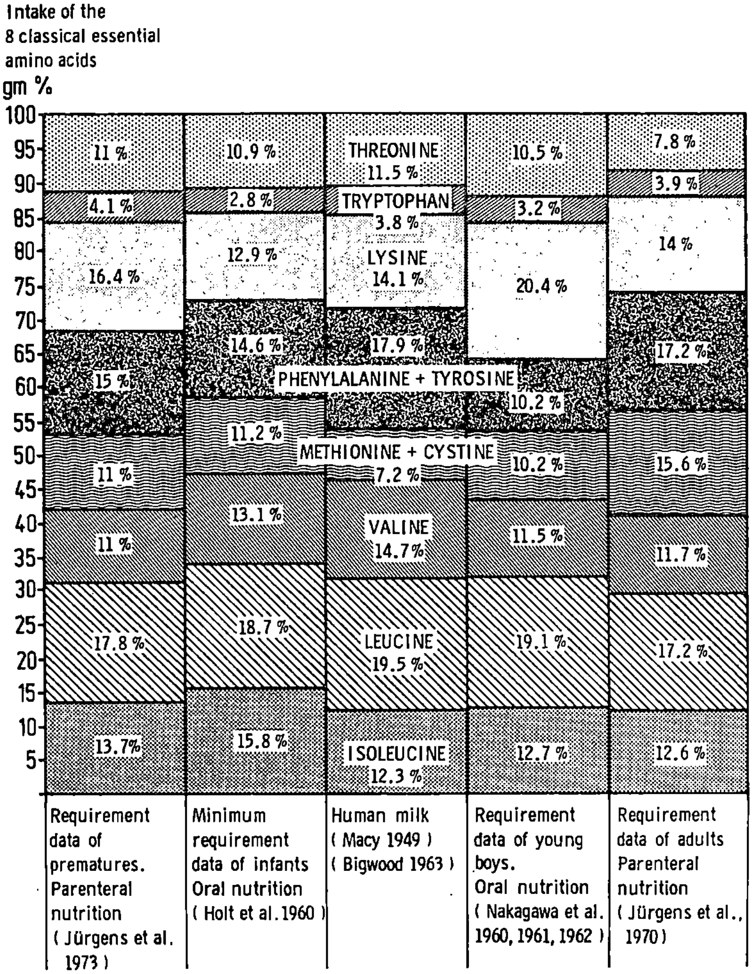

Abb. 1. Muster des Aminosäurenbedarfs und der Muttermilch. Proportionierung der acht klassischen essentiellen Aminosäuren

195o-1957 zeigten verschiedene Autoren (Übersicht bei (12)), daß L-Arginin die Toxicität freier Aminosäuren und deren Gemische – wahrscheinlich durch Einschleusung freiwerdenden Ammoniaks in den Krebs-Henseleit-Cyclus (27) – entscheidend reduziert. L-Arginin ist somit ein essentieller Faktor aller Ernährungen mit freien Aminosäuren.

1959 wiesen SNYDERMAN et al. (38) experimentell nach, daß L-Histidin eine essentielle Aminosäure des wachsenden menschlichen Organismus ist, welcher Befund zwischenzeitlich für den Erwachsenen unter physiologischen Bedingungen (26) und in der Urämie (16, 39) bestätigt werden konnte.

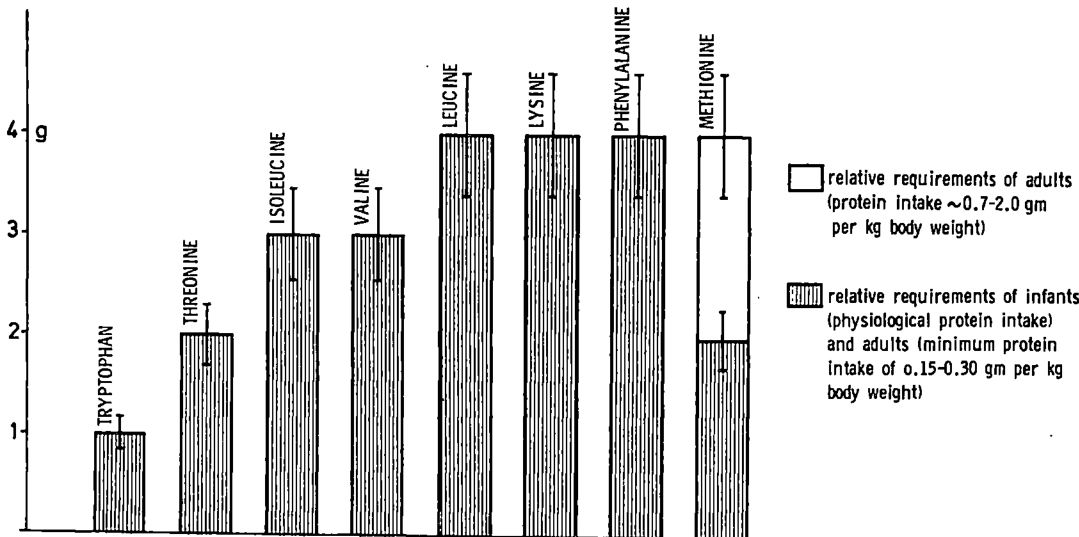

Abb. 2. Relativer Bedarf der klassischen essentiellen Aminosäuren unter den Bedingungen einer vollständigen parenteralen Ernährung

1968 konnten wir (7) bei parenteralen Ernährungsstudien an stoffwechselgesunden Erwachsenen nachweisen, daß ausschließlich durch Zufuhr von L-Prolin, und zwar in fester Relation zur Zufuhr von klassischen essentiellen Aminosäuren, konstante intra- und extracelluläre Prolinkonzentrationen (Abb. 5) sowie die in dieser Versuchsanordnung signifikant günstigsten Stickstoffretentionen erreicht werden können. Somit muß angenommen werden, daß auch L-Prolin zumindest für die Bedingungen der ausschließlichen parenteralen Ernährung ein essentieller Nahrungsbestandteil ist.

Über den relativen und absoluten Bedarf an diesen drei Bausteinaminosäuren liegen bisher nur wenige Studien vor (7, 18, 21, 15, 38). Nach eigenen Studien an Frühgeborenen und Erwachsenen (7, 18, 21) sollte ihre Zufuhr in folgenden Relationen zur Zufuhr der klassischen essentiellen Aminosäuren erfolgen:
Pro o,25 Gewichtseinheiten L-Tryptophan oder 1 Gewichtseinheit L-Lysin 1,5-2,o Gewichtseinheiten L-Arginin, o,5-1,o Gewichtseinheiten L-Histidin sowie 2-2,5 Gewichtseinheiten L-Prolin (Abb. 6). Unter solchen Zufuhren sind sowohl bei Frühgeborenen als auch Erwachsenen (Abb. 7) die Serumkonzentration von L-Arginin, L-Histidin und L-Prolin konstant im Normbereich gelegen (7, 17 -21).

Sehr wahrscheinlich sind L-Tyrosin und L-Cystin zumindest für Früh- und Neugeborene ebenfalls essentielle Nahrungsbestandteile (11, 2o). Die Zufuhr dieser beiden Aminosäuren ist wegen ihrer geringen Löslichkeit in Aminosäurenlösungen auf ca. o,2 g L-Tyrosin und ca. o,1 g L-Cystin/g L-Lysin limitiert, womit eine vollbefriedigende Bedarfsdeckung von Frühgeborenen (Tageszufuhr ca. 8,5 mg L-Cystin und 2o mg L-Tyrosin/kg Körpergewicht) nicht möglich ist (Abb. 3).

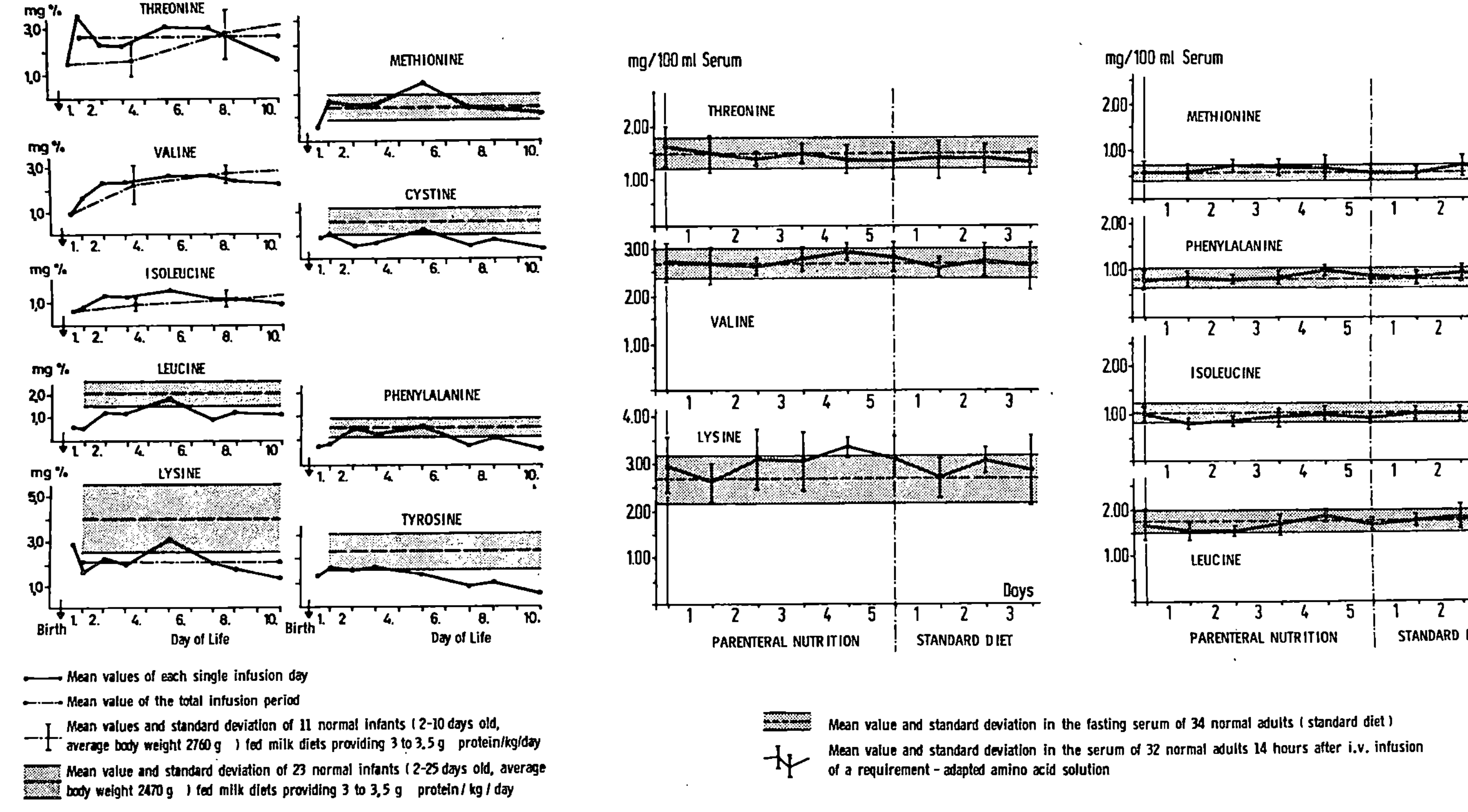

Abb. 3. Serumkonzentration der klassischen essentiellen Aminosäuren unter den Bedingungen einer vollständigen parenteralen Ernährung (bedarfsadaptierte Aminosäurenlösungen)

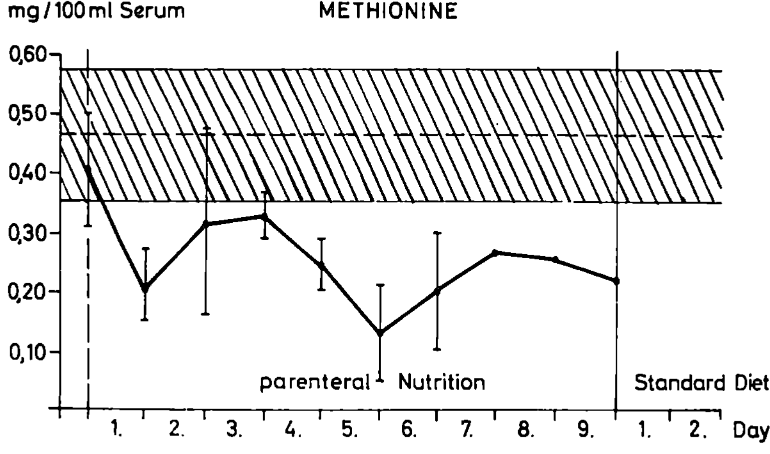

Abb. 4. Serumkonzentration von Methionin bei Erwachsenen während einer 9-Tage-Periode einer vollständigen parenteralen Ernährung (~ 5o g utilisationsadaptierte Aminosäurenmischung/Tag; 1,9 g L-Methionin/o,9 g L-Tryptophan)

Der summarischen und individuellen Zufuhr der nicht-essentiellen Bausteinaminosäuren Glycin, L-Alanin, L-Serin, L-Glutaminsäure und L-Asparaginsäure wird ernährungsphysiologisch zweifellos zu wenig Aufmerksamkeit gewidmet (Übersicht bei (12, 37)). Im Rahmen unserer vergleichenden parenteralen Ernährungsstudien an stoffwechselgesunden Erwachsenen bedingte jene Aminosäurenlösung, die als einzige Quelle nicht-essentiellen Stickstoffs Glycin enthielt, mit minus 5,5 g Stickstoff/Tag (Abb. 8) außerordentlich ungünstige Stickstoffbilanzen. Gleichzeitig waren die Glycinkonzentrationen (Abb. 9) sowie trotz fehlender Zufuhr von Serin auch die Serinserumkonzentration signifikant erhöht (7, 17-19).

Nach eigenen Studien (7, 17-19) beträgt die maximale endogene Glycinumsatzrate unabhängig vom Lebensalter ca. 2oo mg Glycin/ kg Körpergewicht/Tag. Die maximale endogene Umsatzrate für die Summe beider Dicarbonsäuren dürfte nach Untersuchungen anderer Autoren (Übersicht bei (22)) bei ca. 3,o mg/kg Körpergewicht/min gelegen sein, wobei unseres Erachtens Infusionsraten von 1,o mg für die Summe beider Dicarbonsäuren/kg Körpergewicht/min nicht überschritten werden sollten. Der endogene Umsatz von L-Alanin erfolgt nach eigenen Studien unter den Bedingungen der parenteralen Ernährung (7, 17-19) in enger Korrelation zum Umsatz der klassischen essentiellen Aminosäuren.

Für die parenterale Ernährung sowohl junger Kinder als auch Erwachsener hat sich die kombinierte Zufuhr von mindestens drei der nicht-essentiellen Aminosäuren unter Berücksichtigung der jeweiligen physiologischen Regelungsbereiche mit Abstand am besten

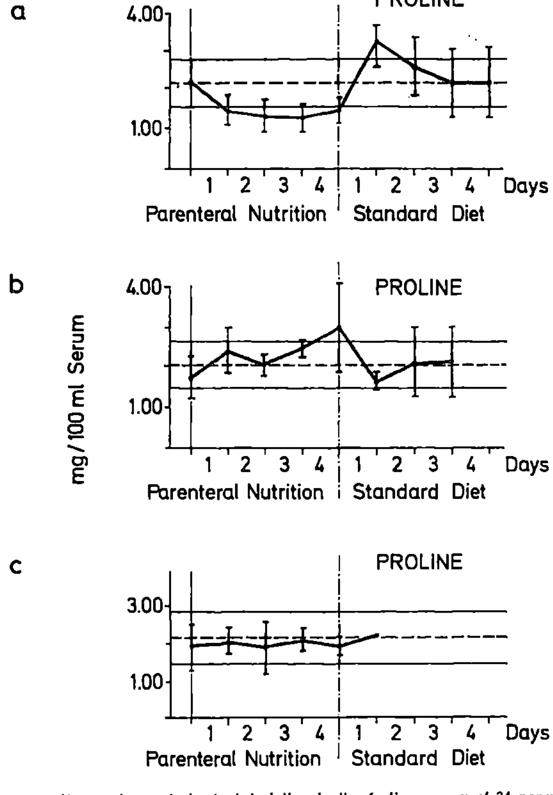

*Abb. 5. Serumkonzentration von L-Prolin bei Erwachsenen während
vollständiger parenteraler Ernährung (a) keine L-Prolineinnahme;
(b) 6,9 g L-Prolin/1,0 g L-Lysin; (c) 3 g L-Prolin/1,0 g L-Lysin*

bewährt (7, 17-19), wobei der ausreichenden Zufuhr von L-Alanin
und L-Glutaminsäure besondere Bedeutung zukommt (7, 17-19). Nach
eigenen Studien (7, 17-19, 21) sollten pro 0,25 Gewichtseinheiten
L-Tryptophan oder 1 Gewichtseinheit L-Lysin Zufuhren von 2-3 Gewichtseinheiten L-Alanin, 2-4 Gewichtseinheiten Glycin und 4-5
Gewichtseinheiten L-Glutaminsäure angestrebt werden (Abb. 1o).
Das hier vorgetragene Konzept ist von so vielen Forschergruppen
mit unterschiedlichsten Techniken und unter unterschiedlichsten
Ernährungsbedingungen so weitgehend übereinstimmend erarbeitet
worden, daß wesentliche Korrekturen auch zukünftig nicht erwartet
werden können. Offen bleibt allerdings die Frage, ob diese aus-
nahmslos unter physiologischen Stoffwechselbedingungen erarbeite-
ten Bedarfszahlen uneingeschränkt für die Ernährung schwerkranker
Patienten übernommen werden dürfen. Denn sowohl in der enteralen
als auch in der parenteralen Ernährungsforschung des spezifisch
Kranken stehen wir auch heute noch ganz am Anfang.

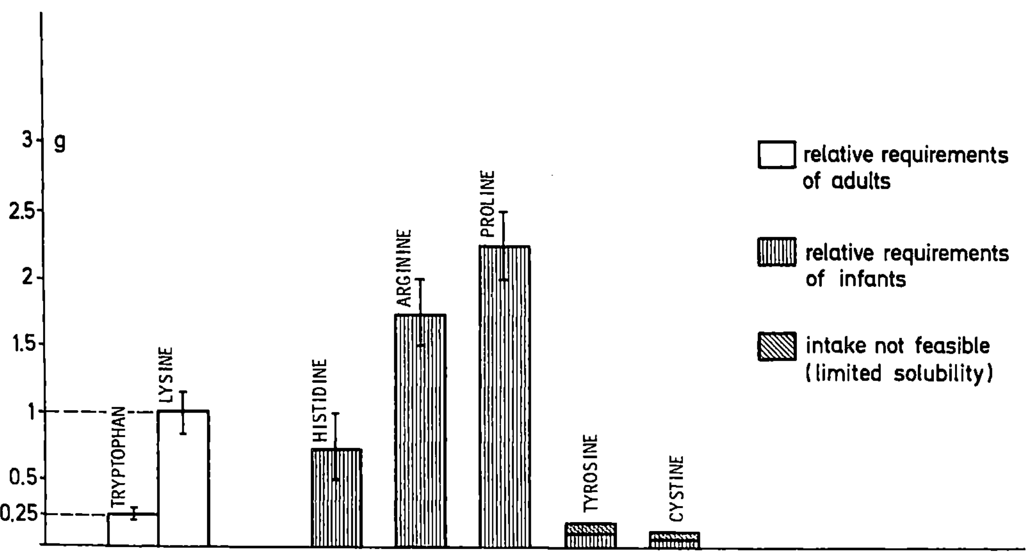

Abb. 6. Relativer Bedarf der "neuen" essentiellen Aminosäuren unter den Bedingungen einer vollständigen parenteralen Ernährung

Heute werden vollständige parenterale Ernährungen besonders häufig nach physikalisch bedingtem Streß durchgeführt. Die Indikation zur frühestmöglichen Ernährung ergibt sich hier zwingend aus der Kenntnis des Streß- und Fastenstoffwechsels (Übersichten bei (5, 3o)). Zahlreiche Autoren (Übersicht bei (2o)) konnten in der Vergangenheit zeigen, daß tatsächlich durch parallele parenterale Ernährung mit solchen an den Erhaltungsbedarf stoffwechselgesunder Erwachsener adaptierten Aminosäurenlösungen die streßbedingten Eiweißverluste unseres Organismus entscheidend reduziert werden. Einerseits diese günstigen Erfahrungen, andererseits die Erkenntnis, daß das heute dafür verfügbare Instrumentarium, die Stickstoffbilanzmethode und Konzentrationsmessung freier Aminosäuren im Intra- und Extracellularraum, unzureichend ist, haben bewirkt, daß der Frage eines möglichen streßspezifischen Aminosäurenbedarfs kaum nachgegangen worden ist. Exakte Tagesstickstoffbilanzen können im physikalisch bedingten Streß - es sei hier nur an Stickstoffverluste durch Wundödem, Hämatome und Gewebezertrümmerung erinnert - nicht erstellt werden. Die bekannten hormonellen Umstellungen im Streß bedingten sehr wahrscheinlich eine spezifische Aminosäurenhomöostase, die aber bisher weitgehend unerforscht ist.

1975 hat DÖLP (6) den Aminosäurenhaushalt Erwachsener im physikalisch bedingten Streß unter kompletter parenteraler Ernährung mit solchen an den Erhaltungsbedarf stoffwechselgesunder Erwachsener adaptierten Aminosäurenlösungen bei Tageszufuhren von 1,o g Aminosäuren/kg Körpergewicht überprüft und dabei im Serum signifikant erhöhte Konzentrationen von Methionin, Isoleucin, Leucin und Glycin sowie deutlich erniedrigte Konzentrationen von Serin registriert. Meines Erachtens kann nur durch weitere intensive Forschungen abgeklärt werden, ob die hier registrierten Aminosäurenkonzentrationsänderungen Ausdruck einer spezifischen hormonellen

A. Prematures (Jürgens et al., 1973)

B. Adults (Dolif et al., 1971)

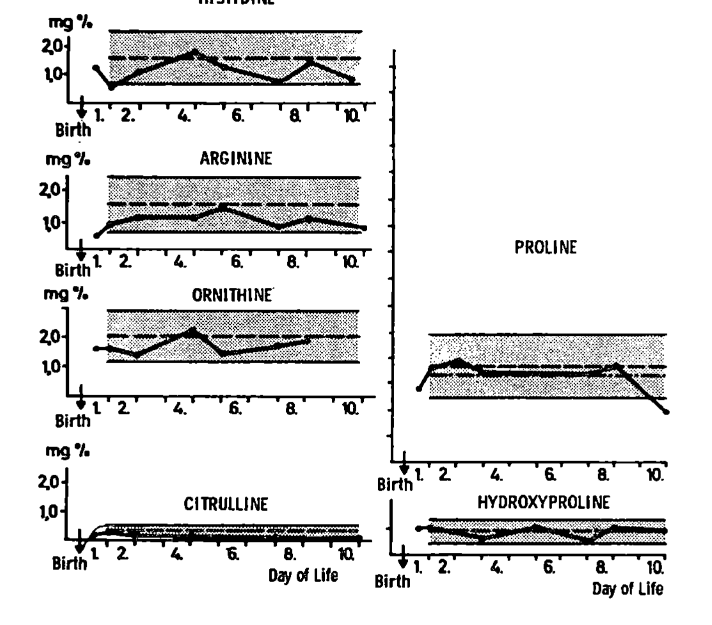

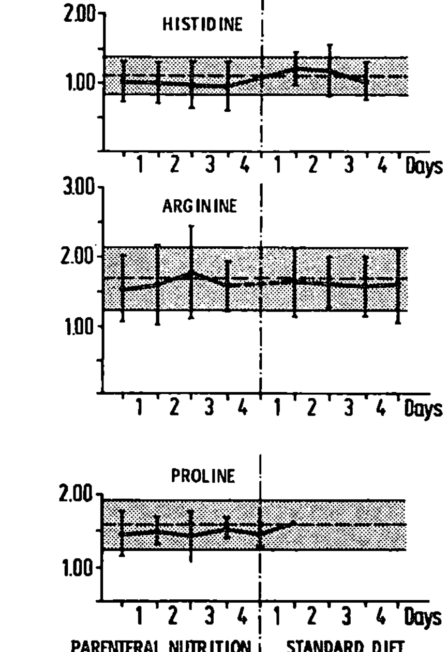

Abb. 7. Serumkonzentration der "neuen" essentiellen Aminosäuren unter den Bedingungen einer vollständigen parenteralen Ernährung (bedarfsadaptierte Aminosäurenlösung)

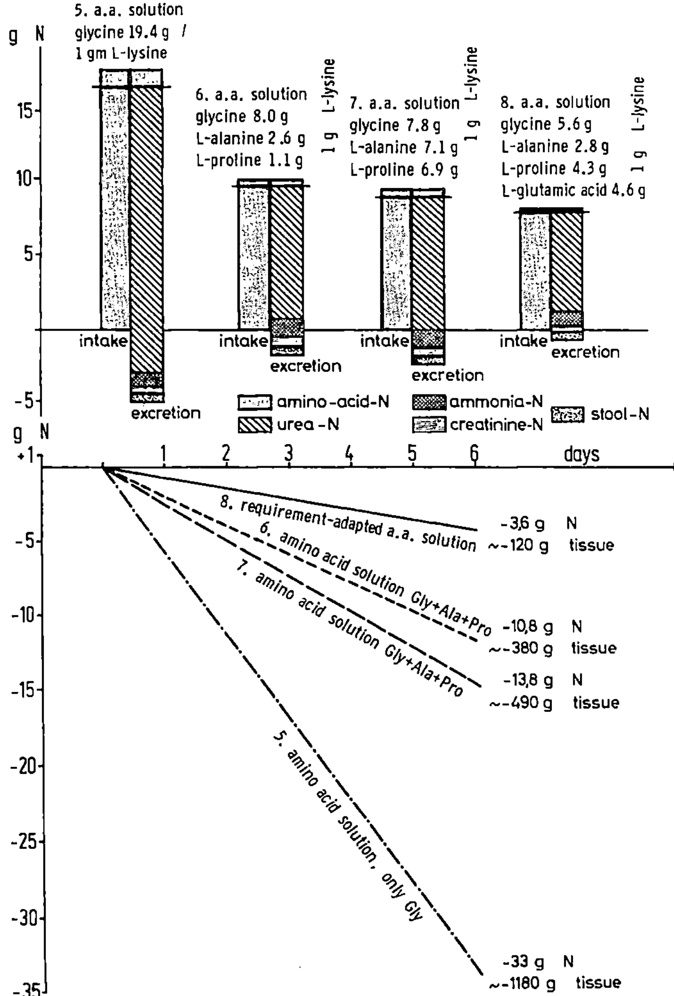

Abb. 8. Vollständige parenterale Ernährung bei Erwachsenen. Effekt von verschiedenen nicht-essentiellen Aminosäuren und ihre Mischungen auf die Stickstoffbilanz

Regulation im Streß oder eines veränderten streßspezifischen Aminosäurenbedarfs sind. Vor jeder forcierten einseitigen und ungesicherten Interpretation solcher Studien muß beim heutigen Stand der Forschung im Interesse des bedrohlich kranken Patienten eindringlich gewarnt werden.

Bei schweren Funktionsstörungen der Leber, z.B. im Leberkoma, werden u.a. regelmäßig deutlich erniedrigte Serumkonzentrationen der verzweigtkettigen Aminosäuren gefunden. 1975 wiesen FISCHER et al. (1o) nach, daß experimentelle Leberkomata durch erhöhte Zufuhr der verzweigtkettigen Aminosäuren beherrschbar sind. Unter zusätzlicher Einbeziehung der Studien von FERNSTROM und WURTMAN (9), die nachweisen konnten, daß die Aufnahme des Gehirns

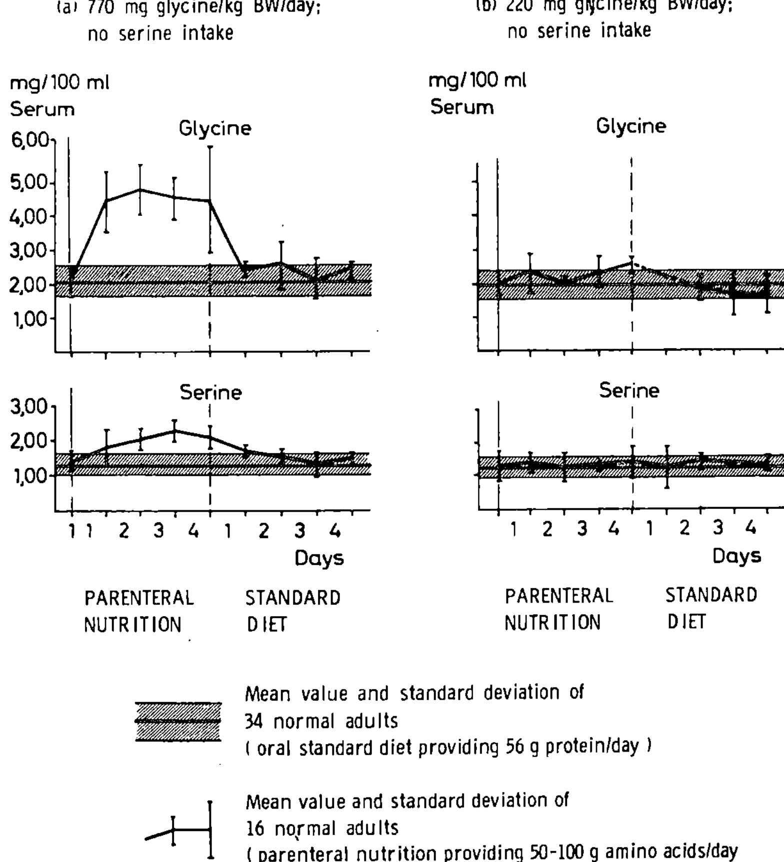

Abb. 9. Serumkonzentration von Glycin und Serin bei 16 Erwachsenen während Perioden vollständiger parenteraler Ernährung

für Tryptophan und wahrscheinlich auch andere ebenfalls als Vorstufen der Neurotransmitter bedeutsame Aminosäuren durch die Konzentration besonders der verzweigtkettigen Aminosäuren kompetetiv reguliert wird, haben MUNRO et al. (31) die interessante Hypothese aufgestellt, daß ein so bedingter erhöhter Einstrom von Tryptophan ins Gehirn mit konsekutiv gesteigerter Bildung von Serotonin ein entscheidender Faktor in der Entwicklung des Leberkomas sein könnte. Auch hier sind ergänzende Forschungen unerläßlich, doch scheint die klinische Anwendung entscheidend nähergerückt.

Bereits zum klinischen Standard geworden ist die enterale und parenterale diätetische Behandlung von Patienten mit chronischer Urämie. Dabei überrascht allerdings, daß durch so unterschiedliche Ernährungskonzeptionen, wie die von KOFRÁNYI und JEKAT (25) entwickelte und von KLUTHE et al. (23) in die Therapie des Patienten mit chronischer Urämie eingeführte Kartoffel-Ei-Diät und die 1972 von JOSEPHSON et al. (16) entwickelte und in die Therapie eingeführte "Schwedenkost", offensichtlich gleich günstige Bedingungen

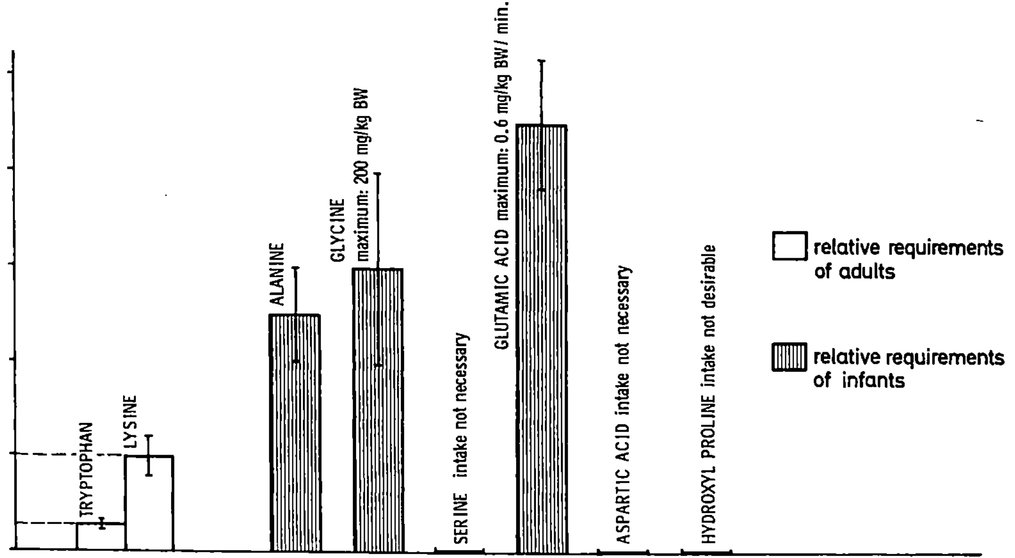

Abb. 1o. Relativer Bedarf der nicht-essentiellen Aminosäuren unter den Bedingungen einer vollständigen parenteralen Ernährung

des Stickstoffhaushaltes bei chronischer Urämie erreicht werden können. Im Gegensatz zu den Bedingungen der enteralen Ernährung, wo durch beide Ernährungskonzepte der basale Bedarf an nicht-essentiellen Aminosäuren sicher ausreichend gedeckt wird, kann dieser Bedarf bei vollständiger parenteraler Ernährung durch Einsatz von Aminosäurenlösungen, die ausschließlich die acht klassischen essentiellen Aminosäuren entsprechend den Bedarfszahlen von ROSE (36) und Histidin enthalten, sicher nicht gedeckt werden (7, 17-19). Nach den Untersuchungen von BALESTRIERI et al. (2) ist der entscheidende, die Syntheserate menschlicher Aminosäuren begrenzende Faktor nicht in der Transaminierung, sondern im Aufbau der spezifischen Ketosäuren zu suchen, deren Synthese in der Urämie zusätzliche Limitierung erfährt. Die in der Literatur sowohl bei Patienten mit chronischer als auch akuter Urämie mitgeteilten günstigen metabolischen Wirkungen unter vollständiger parenteraler Ernährung mit solchen Aminosäurenlösungen der acht klassischen essentiellen Aminosäuren und Histidin (1, 8) sollen hier keinesfalls bestritten werden; doch war der Bezugspunkt dieser Studien nicht eine bilanzierte Aminosäurenlösung, sondern eine Nulldiät. Weitere umfangreiche Forschungen sind erforderlich, um für die Bedingungen der chronischen und akuten Urämie optimal bilanzierte Aminosäurenlösungen zur parenteralen Ernährung zu entwickeln.

<u>Zusammenfassung</u>

1. Aus der heutigen Kenntnis des Streß- und Fastenstoffwechsels ergibt sich als zwingende Forderung, jeden vital bedrohten Patienten so rasch und adäquat wie irgend möglich zu ernähren.

Häufig ist dies nur auf parenteralem Wege möglich.
2. Physiologisches Substrat für die parenterale Eiweißernährung
   sind ausschließlich adäquat zusammengesetzte Lösungen freier
   L-Aminosäuren.
3. Diese L-Aminosäurenlösungen sollen die acht klassischen essentiellen Aminosäuren, die drei "neuen" essentiellen Aminosäuren L-Arginin, L-Histidin und L-Prolin sowie mindestens
   drei nicht-essentielle Aminosäuren unter Einschluß von L-
   Glutaminsäure und L-Alanin in bestimmten absoluten und relativen Mengen enthalten. Für die parenterale Ernährung von
   Kleinkindern ist außerdem eine adäquate Zufuhr von L-Tyrosin
   und L-Cystin erforderlich.
4. Der relative Bedarf an den einzelnen Aminosäuren ist abhängig
   vom Alter der Patienten sowie der Höhe der Gesamtaminosäuren-
   zufuhr pro Tag. Besonders der relative Bedarf an L-Methionin
   wird durch beide Faktoren stark beeinflußt. So beträgt der
   relative Bedarf an schwefelhaltigen Aminosäuren bei Früh-
   und Neugeborenen ebenso wie bei Erwachsenen in Ernährungsphasen
   mit minimaler Stickstoffzufuhr nur ca. 5o% der relativen Be-
   darfswerte Erwachsener während physiologischer Ernährungsphasen mit täglicher Zufuhr von o,7-1,5 g Protein/kg Körpergewicht.
5. Experimentelle und klinische Ansätze zu speziellen Aminosäurenlösungen für Patienten mit Urämie, Leberkoma und in der frühen
   Streßphase werden diskutiert.

Literatur

1. ABEL, R.M., BECK, C.H., ABBOTT, W.M., RYAN, J.A., BARNETT, G.O.,
   FISCHER, J.E.: New Engl. J. Med. 288, 695 (1973).
2. BALESTRIERI, C., CITTADINI, D., GIORDANI, C.: Life Sciences,
   Vol. 7, Part II, pp. 1o33-1o38 (1968).
3. BIGWOOD, E.J.: Wld Rev. Nutr. Diet. 4, 93 (1963).
4. CHRISTENSEN, H.N.: In: Mammalian Protein Metabolism. Vol. I
   (Ed. H.N. MUNRO and J.B. ALLISON) New York-London: Academic
   Press 1964.
5. CUTBERTSON, D.P.: In: Mammalian Protein Metabolism. Vol.II
   (Ed. H.N. MUNRO and J.B. ALLISON) New York-London: Academic
   Press 1964.
6. DÖLP, R.: Konzentration der freien Aminosäuren im Plasma und
   deren Ausscheidung im Urin bei polytraumatisierten Patienten
   unter fortlaufender Infusion von Aminosäuren. Habilitation
   1975 Ulm.
7. DOLIF, D., JÜRGENS, P.: Z. Ernährungsw. Suppl. 1o, 24 (1971).
8. DUDRICK, S.J., STEIGER, E., LONG, J.M.: Surgery 68, 18o
   (197o).
9. FERNSTROM, J.D., WURTMAN, R.J.: Science 173, 414 (1972).
1o. FISCHER, J.E., AGUIRRE, A., FUNOVICKS, J.M.: Surgery (1975).
11. GIORDANO, C., DE PASCALE, C., DE CHRISTOFARO, D., CAPADICASE,
    G., BALESTRIERI, C., BACRYK, K.: In: Nutrition in Renal Disease
    G.M. BERLYNE. Edinburgh-London: Livingstone 1968.
12. GREENSTEIN, J.P., WINITZ, M.: Biochemistry of the Amino Acid
    Vol. I. New York-London: J. WILEY 1961.
13. HEGSTED, D.M.: In: Mammalian Protein Metabolism, Vol.II (Ed.
    H.N. MUNRO and J.B.ALLISON). New York-London: Academic Press
    1964.

14. HENRIQUES, V., ANDERSEN, A.: Hoppe-Seylers Z. physiol. Chem. 88, 357 (1913).
15. HOLT, L.E., GYÖRGY, P., PRATT, E.L., SNYDERMAN, S.E., WALLACE W.M.: Protein and Amino Acid Requirements in Early Life. New York: University Press 196o.
16. JOSEPHSON, B., BERGSTRÖM, J., FÜRST, P., NORÉE, L.O.: In: Uremia (Ed. R. KLUTHE, G. BERLYNE and B. BURTON). p. 144. Stuttgart: Thieme 1972.
17. JÜRGENS, P., BANSI, H.W., DOLIF, D., MÜLLER, G.; In: Parenteral Nutrition (Ed. H.C. MENG and D.H. LAW). Springfield C.C. THOMAS 197o.
18. JÜRGENS, P., DOLIF, D.: Klin. Wschr. 46, 131 (1968).
19. JÜRGENS, P., DOLIF, D.: In: International Conference on Parenteral Nutrition (Ed. A.W.WILKINSON). Edinburgh-London: Livingstone 1972.
2o. JÜRGENS, P., DOLIF, D.: In: Ernährungslehre und Diätetik, Bd. II (Ed. H.D. CREMER, J. HOLTMEIER, D. HÖTZEL, H.A. KÜHN, J. KÜHNAN und N. ZÖLLNER). Stuttgart: Thieme z.Zt. im Druck
21. JÜRGENS, P., DOLIF, D., HOFERT, C., PANTELIADES, C.: Z. Ernährungsw. Suppl. 15, 69 (1973).
22. KLINGMÜLLER, V.: Biochemie, Physiologie und Klinik der Glutaminsäure. Aulendorf (Württ.): Cantor 1955.
23. KLUTHE, R., QUIRIN, H., OECHSLEN, D., WENIG, A.: Med. Klin. 62, 1o2o (1967).
24. KOFRÁNYI, E.: In: International Encyclopaedia of Food and Nutrition (Ed. E.J. BIGWOOD). Oxford-New York: Pergamon 1972.
25. KOFRÁNYI, E., JEKAT, F.: Hoppe Seylers Z. physiol. Chem. 335, 174 (1964).
26. KOFRÁNYI, E., JEKAT, F., BRAND, K., HACKENBERG, K., HESS, B.: Hoppe-Seylers Z. physiol. Chem. 35o, 14o1 (1969).
27. KREBS, H.A.: In: Mammalian Protein Metabolism, Vol. I (Ed. H.N. MUNRO and J.B. ALLISON). New York-London: Academic Press 1964.
28. LIDSTRÖM, F., WRETLIND, K.A.J.: Scand. J. clin. Lab. Invest. 4, 167 (1952).
29. MACY, I.G.: Amer. J. Dis. Child. 78, 589 (1949).
3o. MUNRO, H.N.: In: Mammalian Protein Metabolism Vol. I (Ed. H.N.MUNRO and J.B. ALLISON). New York-London: Academic Press 1964.
31. MUNRO, H.N., FERNSTROM, J.D., WURTMAN, R.J.: Lancet, 722 (1975).
32. NAKAGAWA, I., TAKAHASHI, T., SUZUKI, T.: J. Nutr. 71, 176 (196o).
33. NAKAGAWA, I., TAKAHASHI, T., SUZUKI, T.: J. Nutr. 73, 186 (1961).
34. NAKAGAWA, I., TAKAHASHI, T., SUZUKI, T.: J. Nutr. 74, 4o1 (1961).
35. NAKAGAWA, I., TAKAHASHI, T., SUZUKI, T.: J. Nutr. 77, 61 (1962).
36. ROSE, W.C.: Fed. Proc. 8, 364 (1949).
37. SNYDERMAN, S.E., HOLT, L.E., DANCIS, J., ROITMAN, E., BOYER, A., BALLIS, M.E.: J. Nutr. 78, 57 (1962).
38. SNYDERMAN, S.E., PROSE, P.H., HOLT, L.E.: Amer. J. Dis. Child. 98, 459 (1959).
39. VINNARS, E., FÜRST, P., HALLGEN, B., JOSEPHSON, B.: In: Fortschritte der parenteralen Ernährung (Hrsg. G. BERG) Stuttgart: Thieme 197o.

FETTEMULSIONEN FÜR DIE PARENTERALE ERNÄHRUNG

Von D. Hallberg

Eine physiologische Ernährung mit Fett bedeutet, daß das Essen
eine ausreichende Menge Lipide der geeigneten Qualität enthalten
sollte. Es ist immer noch schwierig, den Ausdruck "geeignete
Qualität" genau zu definieren. Jedoch sind mehrere Aussagen über
diätetische Lipide und ihre physiologischen Funktionen bekannt.
Diese können in drei Hauptgruppen eingeteilt werden, die auch die
Indikationen für den Gebrauch von Fettemulsionen in der parenteralen Ernährung darstellen.

Indikationen für Lipide

1. Mehrere Lipide üben eine wichtige <u>strukturelle Funktion</u> in den
Membranen aller Zellen und subcellulären Bausteine (Mitochondrien,
Lyosomen, endoplasmatisches Reticulum etc.) aus. Diese Lipide sind
Phospholipide, Cholesterin und Fettsäuren. Die mehrfach ungesät-
tigten Fettsäuren sind für die normale Funktion und Regeneration
vieler Membranen wichtig.
2a. Die quantitativ wichtigste Funktion kann auf die verschiedenen
Fettsäuren zurückgeführt werden, wenn sie als Substrat für die
<u>Regeneration von Energie</u> utilisiert werden.
2b. Die Oxidation von Fettsäure liefert nur CO_2 und metabolisches
Wasser. Es werden keine osmotisch aktiven Substanzen gebildet.
Dies ist eine wichtige physiologische Möglichkeit für die Regulierung der Körperflüssigkeit und des osmotischen Körpergleich-
gewichtes.
3. Einige diätetische Lipide üben eine wichtige Funktion in der
<u>Regulierung der Homöostase</u> des Körpers aus. Vitamine (A, D, E
und K) und mehrfach ungesättigte Fettsäuren gehören zu dieser
Substanzgruppe; so sind z.B. einige Fettsäuren für die Synthese
von Prostaglandinen notwendig.

Metabolismus der Chylomikronen

Unter physiologischen, metabolischen Bedingungen werden mehrere
Lipidverbindungen utilisiert. Wenn unter pathologischen Bedingungen die Körpervorräte erschöpft oder nicht verfügbar sind, müssen
sie ersetzt werden. Dies ist leicht, wenn der gastrointestinale
Trakt intakt ist. Unter pathologischen Bedingungen, wenn der Patient nicht essen kann, ist es möglich, Nahrungsbestandteile intravenös zu verabreichen.

Der Hauptanteil der diätetischen Lipide wird im Dünndarm zu Chylomikronen umgeformt. Diese stellen Fetttröpfchen dar, die kleiner
als 1 μm und aus diätetischen Triglyceriden und kleinen Mengen von

Phosphatiden, Cholesterin und Proteinen zusammengesetzt sind. Die
Chylomikronen werden im Hauptlymphgefäß zur oberen Vena cava
transportiert, wo sie mit dem Blut in Berührung kommen. Die Chylomikronen werden dann mit dem Blutstrom über den gesamten Organismus verteilt.

In einigen Organen befinden sich in den Blutgefäßwänden (Capillaren) für die Chylomikronen Receptorstellen, wo sie zurückge-
halten werden. Im Fettgewebe und in den Muskeln sind anscheinend
mehr Receptorstellen als in anderen Organen vorhanden. Die Receptorstellen enthalten wahrscheinlich Lipasen, die die Triglycerid-
und Phospholipidmoleküle in Fettsäuren und Glycerin spalten. Die
Verteilung des Blutes auf verschiedene Organe im Körper und die
Aktivität der Receptorstellen stehen unter nervöser und hormona-
ler Kontrolle. Im Hungerzustand sind die Receptorlipasen in den
Muskeln aktiver als im Fettgewebe, was eine Mehraufnahme von Triglyceriden bedeutet. Wenn der Körper gut ernährt ist, sind die
Receptorlipasen im Fettgewebe am aktivsten. Die Triglyceride werden so aufgenommen und in den Fettzellen gespeichert.

Im Hungerzustand werden die Triglyceride, die im Fettgewebe gespeichert sind, als Fettsäuren mobilisiert, um den Energiebedarf
zu decken. Die Fettsäuren werden normalerweise im Blutstrom als
freie, an Albumin gebundene Fettsäuren transportiert. Die Fettsäuren, die zur Leber transportiert werden, werden dort in Triglyceride umgewandelt und dann dem Blutstrom in Form von Lipo-
proteintriglyceriden wieder zugeführt.

Unter pathologischen Zuständen können Störungen in der physiologischen Homöostase auftreten. Die Fettsäuren, die von den Fettzellen mobilisiert wurden, können Schwierigkeiten haben, das
Albumin im Blutstrom zu erreichen, und es kommt zu einer Anhäufung
von Fettsäuren im Fettgewebe unter Entwicklung einer sog. Fettne-
krose, wie man sie bei der akuten Pankreatitis beobachtet. Eine
pathologische Mobilisierung von Fettsäuren im Splanchnicusgebiet
kann die Leber mit mehr Fett, als sie vertragen kann, versorgen,
und eine sog. Fettleber kann sich unter enormen Mengen von Triglyceriden innerhalb einiger Stunden entwickeln. Diese kurze Be-
schreibung des physiologischen Verhaltens von Chylomikronentri-
glyceriden trifft wahrscheinlich auch für einige künstliche Fettemulsionen zu, die in der parenteralen Ernährung Verwendung finden.

Abb. 1 faßt die klinischen Studien über die Aufnahme und Verteilung der Fettemulsion Intralipid in verschiedenen Geweben (Leber,
Herzmuskel, Skeletmuskel, subcutanes Fettgewebe und die zum Splan-
chnicus gehörenden Organe außer Leber) zusammen. Man kann sehen,
daß die Leber Intralipid als solches nicht aufnimmt, und daß
zwischen 5 und 10% der arteriellen Konzentration während der
Passage anderer Organe verschwindet. Diese Ergebnisse zeigen z.B.,
daß ungefähr 46% einer gegebenen Dosis anfangs vom Skeletmuskel
aufgenommen werden.

Parenterale Ernährung mit Fettemulsionen

Wenn Patienten krank, unterernährt und auf dem oralen Wege Nahrung
in ausreichender Menge nicht zu sich nehmen können, ist die paren-

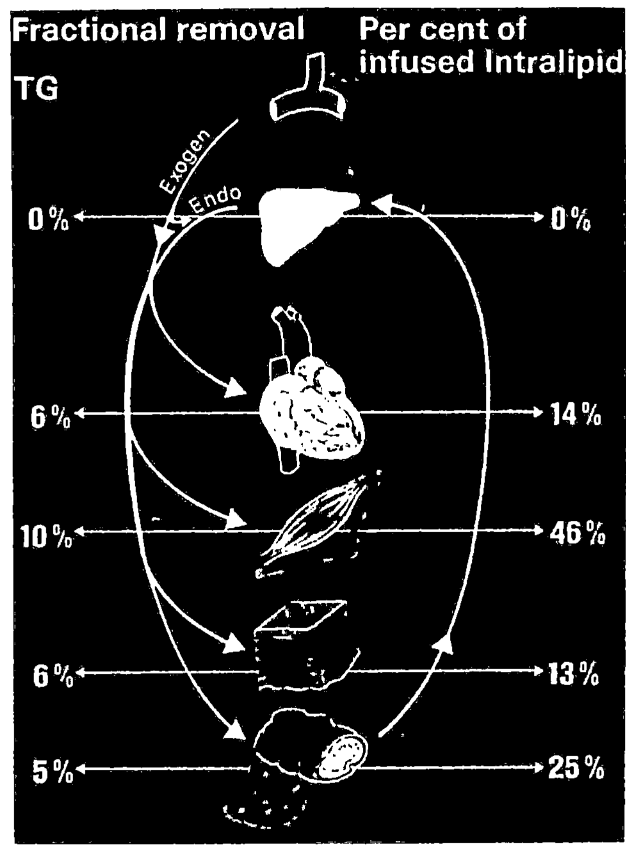

Abb. 1. Aufnahme und Verteilung der Fettemulsion Intralipid in verschiedenen Geweben

terale Zufuhr von Nahrungsbestandteilen angezeigt. Diese Ernährung sollte aus den gleichen Gründen, wie sie für die orale gelten, dieselben Lipide enthalten, um

1. den kranken Organismus mit Strukturelementen für die Heilung und Erneuerung des kranken Gewebes und der Zellmembranen zu versorgen,
2. den Organismus mit Energie zu versorgen, ohne das osmotische Gleichgewicht des Körpers zu verändern sowie
3. den Organismus mit essentiellen Substanzen für den Stoffwechsel zu versorgen.

Gewisse künstliche Fettemulsionen, wie Intralipid, für die parenterale Ernährung erfüllen diese Anforderungen.

Zusammensetzung

Das Prinzip einer Fettemulsion ist ein gereinigtes, in Wasser emulgiertes Pflanzenöl. Es werden Phospholipide hinzugefügt, um

die Größe der Fetttröpfchen zu regulieren, die Emulsion zu sta-
bilisieren und ein Zusammenfließen der Öltropfen zu verhindern.
Diese Öl-in-Wasser-Emulsion übt keine osmotische Wirkung aus. Um
die Emulsion blutisoton zu machen, werden verschiedene Substanzen, wie z.B. Glycerin oder Glucose, hinzugefügt (Tabelle 1).

Tabelle 1. Zusammensetzung einer Sojabohnenölemulsion (Intralipid)

	1o %	2o %
Sojabohnenöl	1oo g/l	2oo g/l
Phospholipide	12 g/l	12 g/l
Glycerin	25 g/l	25 g/l
Aqua dest. ad	1ooo ml	1ooo ml
Freie Fettsäuren	~1 mÄq/l	~1 mÄq/l
Peroxide	~1 mÄq/l	~1 mÄq/l
Natrium	~1 mÄq/l	~1 mÄq/l
Cholesterin	~45o mg/l	~45o mg/l
Phytosterine	~3o mg/l	~6o mg/l
Tocopherole	~1oo mg/l	~2oo mg/l
Phosphor	46o mg/l	46o mg/l
Stickstoff	21o mg/l	21o mg/l
pH	7,o-8,5	7,o-8,5
Osmolalität	286 mOsm	33o mOsm

Die Stabilisierung von Fettemulsion mit Emulgatoren stellt be-
wiesenermaßen einen wichtigen Vorgang dar.

Falls künstliche Emulgatoren benützt werden, werden die Fetttröpfchen nicht wie Chylomikronen metabolisiert. Der Organismus behandelt dann diese Fetttröpfchen als Fremdkörper, und die reticulo-
endothelialen Zellen werden mit Triglyceriden und Emulgatoren
beladen. Dieses Phänomen erklärt wahrscheinlich einige der Komplikationen, die während der frühen Entwicklung von Fettemulsionen
für die parenterale Ernährung in den Jahren 192o-6o beschrieben
worden sind. Moderne Fettemulsionen verhalten sich ähnlicher wie
Chylomikronen, und gewöhnlich kommt es zu keiner Anhäufung von
"Fremdkörpern" in den reticulo-endothelialen Zellen.

Ein anderer Beweis dafür, daß Fettemulsionen scheinbar auf die
gleiche Art wie Chylomikronen metabolisiert werden, ist das Verschwinden aus dem Blutstrom im gleichen Verhältnis. Außerdem
scheint die Rezirkulation der infundierten Triglyceride in endogene Lipoproteine im gleichen Ausmaß zu verlaufen wie nach einer
Infusion von Chylomikronen.

Die Enzym-Substrat-Reaktion zwischen der Enzym-Lipoproteinlipase
und Chylomikronen einerseits und verschiedenen Fettemulsionen
andererseits ist eine Methode für einen Vergleich. So scheinen
einige Fettemulsionen in guter Übereinstimmung mit Chylomikronen
zu stehen (BOBERG u. CARLSSON (1)).

Metabolische Physiologie

Die Eliminationsrate der Fettemulsion aus dem Blutstrom ist der
der Chylomikronen sehr ähnlich. Diese Rate ist sowohl von der
Kapazität der Receptorstelle in der Gefäßwand als auch von der
Geschwindigkeit des Blutstroms in den Gefäßen abhängig.

Bei hohen Konzentrationen sind die Receptorstellen mit Fetttröpfchen gesättigt, und eine konstante Triglyceridmenge verschwindet
pro Zeiteinheit (K_1 mmol/l/min).

Diese Menge entspricht 3-4 g Triglyceride/kg Körpergewicht/24 Std
beim gesunden Menschen. Diese Zahl ist nicht absolut, sondern wird
durch Ernährungs- und endokrine Faktoren beeinflußt. Vom praktischen Standpunkt aus ist es nützlich, das Plasma 24 Std nach der
letzten Infusion visuell zu betrachten. Wenn das Plasma klar ist,
ist die Eliminierungskapazität nicht überladen.

Bei niedrigen Konzentrationen sind die Receptorstellen niemals
abgesättigt, aber eine konstante Fraktion verschwindet pro Zeiteinheit (K_2/min). Diese konstante Fraktion ist abhängig vom Blut-
volumen, das mit den Receptorstellen in Berührung kommt. Diese
fraktionierte Abtransportrate ist variabel und abhängig von einer
Anzahl von Einflüssen auf die Zirkulation (HALLBERG (3, 4, 5, 6,
7)) (Tabelle 2).

Tabelle 2. Faktoren, die die Geschwindigkeitskonstanten (K_1 und
K_2) für die Eliminierung von Intralipid aus dem Blutstrom beeinflussen

Faktor	K_1 mmol/l/min	K_2/min
Blutvolumen		
Ausbreitung	↓	↓
Abnahme	↑	↑
Anoxie	=	↑
Heparin	=	↑
Noradrenalin	↑	↓
Insulin	↑	=
Glucagon	=	↓
Nicotinsäure, Langzeit		↑
Hungerzustand (> 15 Std)	↑	=
Operationstrauma	↑	↑

↑ zeigt zunehmende Rate an
↓ zeigt abnehmende Rate an
= zeigt unveränderte Rate an

Vom praktischen Standpunkt aus sollte die infundierte Fettdosis
niemals den Energiebedarf der Patienten, berechnet in Calorien
(Joule), überschreiten.

Komplikationen

Es sind keine gefährlichen Nebenwirkungen beobachtet worden, wenn
moderne Fettemulsionen infundiert worden sind. Bei einem geringen
Prozentsatz der Fälle wurden febrile Reaktionen beobachtet. Nach
Langzeitinfusionen mit täglicher Verabreichung von Fett sah man
ein gelbes Pigment in den Kupffer-Zellen der Leber, wobei es zu
keiner funktionellen Störung der Leber kam.

Bei Fällen mit schwacher Leberfunktion und Leberstörungen oder
Störungen der Blutgerinnung sind die Erfahrungen noch begrenzt,
so daß keine Empfehlungen gegeben werden können.

Bei Fällen mit einen Mangel an Lipoproteinlipasen und Hyperlipidämie (Fredrikson Typ I) sollten Fettemulsionen für Ernährungs-
zwecke nicht gegeben werden. Andere Arten der Hyperlipidämie stellen keine Kontraindikationen für Fettemulsionen bei einer Notwendigkeit der parenteralen Ernährung dar.

Zusammenfassung

Fettemulsionen für die parenterale Ernährung sind angezeigt, um
eine physiologische Ernährung während eingeschränkter Funktion
des gastrointestinalen Traktes aufrechtzuerhalten. Moderne Fettemulsionen, wie Intralipid, scheinen auf die gleiche Weise wie
Chylomikronen metabolisiert zu werden. Ein kurzer Überblick über
die Zusammensetzung, Pharmakokinetik und die metabolische Physiologie von Intralipid wird gegeben.

Es ist normalerweise möglich, eine Fettdosis bis zu 3-4 g/kg
Körpergewicht/24 Std zu infundieren. Fettemulsionen als solche
haben keine osmotische Wirkung und sind deshalb bei der Behandlung
von Störungen des hyperosmolaren Flüssigkeitsgleichgewichtes angezeigt.

Literatur

1. BOBERG, J., CARLSSON, L.A.: Determination of heparin induced
   lipoprotein lipase activity in human plasma. Clin. chim. Acta
   1o, 42o (1964).
2. CARLSSON, L.A., HALLBERG, D.: Studies on the elimination of
   exogenous lipids from the blood stream. The kinetics of the
   elimination of a fat emulsion and of chylomicrons in the dog
   after single injections. Acta physiol. scand. 59, 52 (1963).
3. HALLBERG, D.: Studies on the elimination of exogenous lipids
   from the blood stream. Determination and separation of the
   plasma triglycerides after single injection of a fat emulsion
   in man. Acta physiol. scand. 62, 4o7 (1964).
4. HALLBERG, D.: Studies on the elimination of exogenous lipids
   from the blood stream. The kinetics of the elimination of a
   fat emulsion studied by a constant infusion technique in man.
   Acta physiol. scand. 64, 299 (1965).
5. HALLBERG, D.: Studies on the elimination of exogenous lipids
   from the blood stream. The effect of fasting and trauma in man
   on the elimination rate of a fat emulsion injected intravenously. Acta physiol. scand. 65, 153 (1965).

6. HALLBERG, D.: Effect of noradrenaline on the elimination of exogenous lipids from the blood. Acta physiol. scand. <u>74</u>, 123 (1968).

7. HALLBERG, D.: Insulin and glucagon on the regulation of removal rate of exogenous lipids from the blood in dogs. Acta chir. scand. <u>136</u>, 291 (1970).

8. HALLBERG, D., SCHUBERTH, D., WRETLIND, A.: Experimental and clinical studies of fat emulsions for intravenous nutrition. In: Parenteral Nutrition (H.C. MENG and D. LAW, Ed.), S. 376. Springfield/Ill.: Thomas 1970.

Vollständige parenterale Ernährung in der Gastroenterologie unter besonderer Berücksichtigung der Asepsis

Von I. Holm

Die moderne parenterale Ernährung hat eine große prophylaktische
und therapeutische Bedeutung in verschiedenen Bereichen der Medizin. Um diese Therapie mit Erfolg durchführen zu können, müssen
zwei Hauptpunkte berücksichtigt werden:

1. Ausreichende Zufuhr aller essentiellen Nahrungsbestandteile.
2. Eine auch über einen längeren Zeitraum gut funktionierende
   Infusionsmethode mit einem Minimum an Nebenwirkungen (wie
   z.B. Katheter-Sepsis, die eine der gefährlichsten Komplikationen bei parenteraler Ernährung darstellt).

Es gibt heute die Möglichkeit der sog. <u>vollständigen intravenösen
Ernährung</u>, welche Aminosäuren, Kohlenhydrate, Fette, Mineralien,
Spurenelemente, fettlösliche und wasserlösliche Vitamine beinhaltet, wie sie von WRETLIND (<u>6</u>) vorgeschlagen wurden (Tabelle 1).
An der I. Chirurgischen Klinik des Sabbatsberg-Krankenhauses haben
wir die parenterale Ernährung nach den von WRETLIND angegebenen
Empfehlungen bei ca. 5o schweren gastroenterologischen Fällen
durchgeführt, obwohl fast alle dieser Patienten sich in einem
mehr oder weniger ausgeprägten Zustand von Katabolie befanden,
zeigten sich keine Schwierigkeiten, die Patienten ausreichend
zu ernähren. Ernst zu nehmende Nebenwirkungen haben wir nicht beobachtet. Einige der Patienten bekamen nach ungefähr 6 Wochen
vollständiger intravenöser Ernährung einen unbedeutenden Anstieg
der Leberenzyme, die sich aber bei einer Herabsetzung der Fettzufuhr rasch normalisierten.

Man sollte nach unserer Auffassung primär auf einen zentralen
Venenkatheter so lange wie möglich verzichten und die Infusion
durch eine periphere Vene durchführen, weil die Gefahr einer
Infektion oder Sepsis dadurch verringert wird. Die Häufigkeit
von Phlebitiden kann durch die Anwendung eines Dreiwegehahns,
der für die Zufuhr von Aminosäuren-Kohlenhydrat-Lösung und Fettemulsion an die Infusionskanüle angeschlossen wird, herabgesetzt
werden. Auf diese Weise erreichen die zwei Lösungen das Blut gemischt. Die Fettemulsion ist mit dem Blut isoton, wodurch der
reizende Effekt der hypertonischen Aminosäuren-Kohlenhydrat-Lösung
auf die Intima des Gefäßes herabgesetzt wird (SCHUBERTH u.
WRETLIND (<u>5</u>)). Nach einiger Zeit muß aber dann gewöhnlich ein
zentraler Venenkatheter benutzt werden, weil die oberflächlichen
Venen nicht auf unbegrenzt lange Zeit als Infusionsroute erhalten
werden können.

Unser einfaches Kathetersystem besteht aus folgenden Teilen:
Venenkatheter mit Metallkanüle und Dreiwegehahn mit Tropfenaggregat. Die Forderungen an dieses System sind eine hohe Qualität und

Tabelle 1. Infusionslösungen und -zusätze für eine parenterale
Ernährung Erwachsener (nach Wretlind (6))

LÖSUNG 1

a) Lösung von kristallinen Aminosäuren (7%)   1ooo ml
      und Kohlenhydrate (1o%) (Vaminaco)
      unter Zusatz einer

b) Elektrolytlösung   1o ml
      (enthält Ca, Mg, Fe, Zn, Mn, Cu, F,
      J und Cl)

LÖSUNG 2

a) Fettemulsion (Intralipid 2o%)   5oo ml
      unter Zusatz einer

b) Emulsion fettlöslicher Vitamine   1o ml
      (enthält Retinol, Calciferol
      und Vitamin K_1)

LÖSUNG 3

a) Glucoselösung 1o%   1ooo ml
      unter Zusatz einer

b) Lösung lyophilisierter wasserlöslicher Vitamine   1o ml
      (enthält Thiamin, Riboflavin, Nicotinamid,
      Pyridoxin, Folsäure, Vitamin B_{12}, Pantothen-
      säure und Ascorbinsäure)
      sowie einer

c) Kaliumphosphatlösung   15 ml

---

die Funktionstüchtigkeit seiner Teile, insbesondere auch der
Kupplungen zwischen den Teilen.

Ein zentraler Venenkatheter bedeutet einerseits die Plazierung
eines Fremdkörpers ins Innere des Kreislaufs und andererseits
eine Verbindung mit der Patientenumgebung, die nicht selten stark
infiziert ist. Das Kathetersystem fordert tägliche Manipulationen
in dieser infizierten Umgebung. Ich kann mir kaum ein Verfahren
in der medizinischen Praxis vorstellen, welches mehr an asepti-
scher Technik fordert als die Applikation und Handhabung eines
zentralen Venenkatheters. Das Einsetzen des Katheters muß als
größerer Eingriff betrachtet werden und sollte daher von einem
qualifizierten Chirurgen und nicht von einem Anfänger durchgeführt werden (Abb. 1). Wir benutzen die chirurgische Freilegungs-
technik der Venaesectio um zu sehen, was wir machen und um keine
unnötigen Komplikationen, wie Pneumothorax, Haemothorax usw., wie
sie bei percutanen Methoden bisweilen auftreten, zu verursachen.

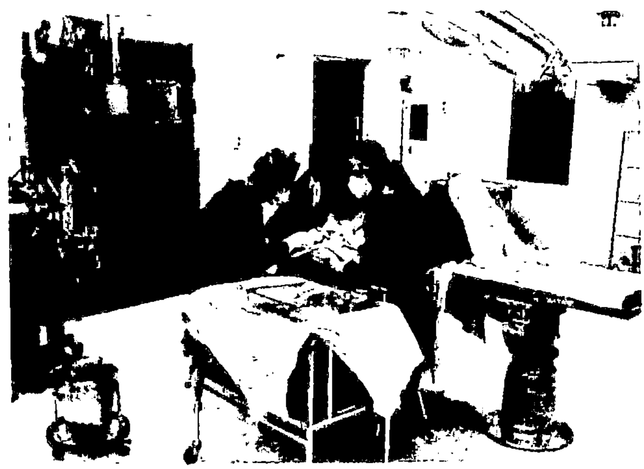

Abb. 1. Die Einführung des zentralen Venenkatheters soll als ein größerer Eingriff die Möglichkeit der Röntgenuntersuchung mit einschließen

Die Lage des Katheters wird <u>während</u> des Eingriffs durch Röntgen-kontrollen auf dem Operationstisch verfolgt, um unsterile Mani-pulationen am Katheter <u>nach</u> der Operation zu vermeiden.

Die Spitze des Katheters sollte sich in der Vena cava cranialis befinden. Hier hat sich die Katheterspitze in der Wand der Vena cava cranialis unter elastischem Druck festgesetzt und früher oder später besteht die Gefahr der Perforation. Manchmal landet die Katheterspitze auch im Gehirn und darum legen wir auf die Röntgenkontrolle <u>während</u> des Eingriffs auf dem Operationstisch größten Wert.

Der Katheter wird etwa 1o cm subcutan getunnelt, um eine Ausbrei-tung einer Infektion von der Haut zur Vene hin zu vermeiden (Abb. 2). Der Katheter wird an die Haut mit Nähten und Verband sorgfältig fixiert. Der Verband wird jeden zweiten Tag gewechselt und gleichzeitig wird die Haut in der Umgebung des Einstichs ge-reinigt und mit antibiotischer Salbe abgedeckt.

Auch das Wechseln des Tropfenaggregates usw. muß als kleinere Operation betrachtet werden (Abb. 3). Eine sterile Umbettung des äußeren Endes des Katheters mit der Metallkanüle ist wichtig. Tropfenaggregat und Dreiwegehahn müßen täglich miterneuert und steril gewechselt werden. Das funktioniert problemlos. <u>Alle</u> Katheter-Systeme aber haben im Hinblick auf mögliche Infektionen <u>eine gefährliche Stelle</u>, die während Wochen und Monaten steril gehalten werden muß. In unserem Kathetersystem besteht diese Stelle aus dem Kupplungsteil der Metallkanüle, der täglich <u>mit Alkoholflamme sterilisiert wird</u>, eine Prozedur, die wir als äußerst wichtig beurteilen, um eine Kontamination des Kathetersystems zu vermeiden (Abb. 4, 5). Wir benutzen keinen Mikrofilter, weil dieser an der falschen Seite der gefährlichen Kupplung plaziert werden muß. Das hieße praktisch:"Fliegen abseihen und Kamele

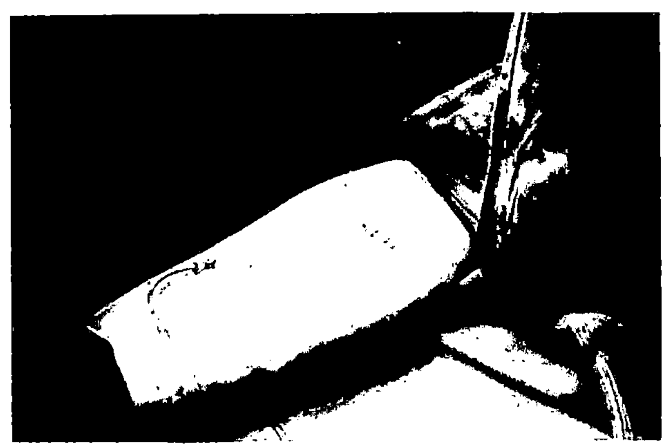

*Abb. 2. Subcutane Tunnelierung des Venenkatheters, um die aufstei-
gende Infektion über den Katheter zur Vene hin zu erschweren*

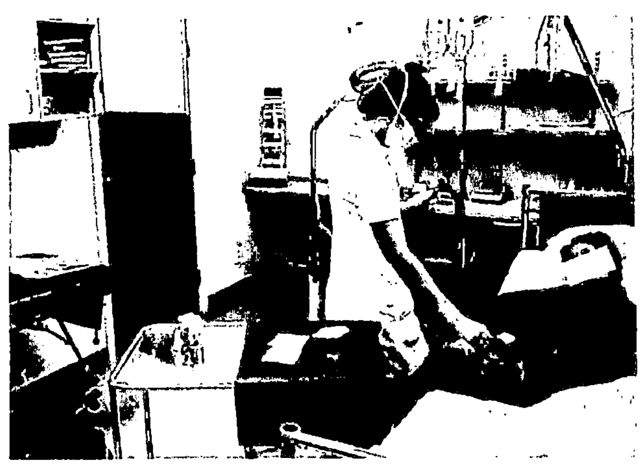

*Abb. 3. Das Wechseln des Tropfenaggregates usw. muß als kleinere
Operation angesehen werden*

schlucken". Außerdem können die Fettemulsion und Blut nicht durch
ein Filter infundiert werden. Eine solche Methodik würde auch den
Einsatz von Pumpen erfordern.

Während der Infusionen werden die Kupplungen durch Anlegung steriler Kompressen oder dergleichen vor Kontaminierung sorgsam geschützt (Abb. 6). Wegen der Ansteckungsgefahr sollte der Infusions-
katheter nicht für Blutprobenentnahme oder für Messungen des zentralen Venendruckes benutzt werden.

Die Methode ist in hohem Maße eine Frage von Organisation, Aus-
bildung, Kontrolle, Motivierung usw. und sollte deshalb immer
von einem erfahrenen Arzt beaufsichtigt werden. Einzelheiten der

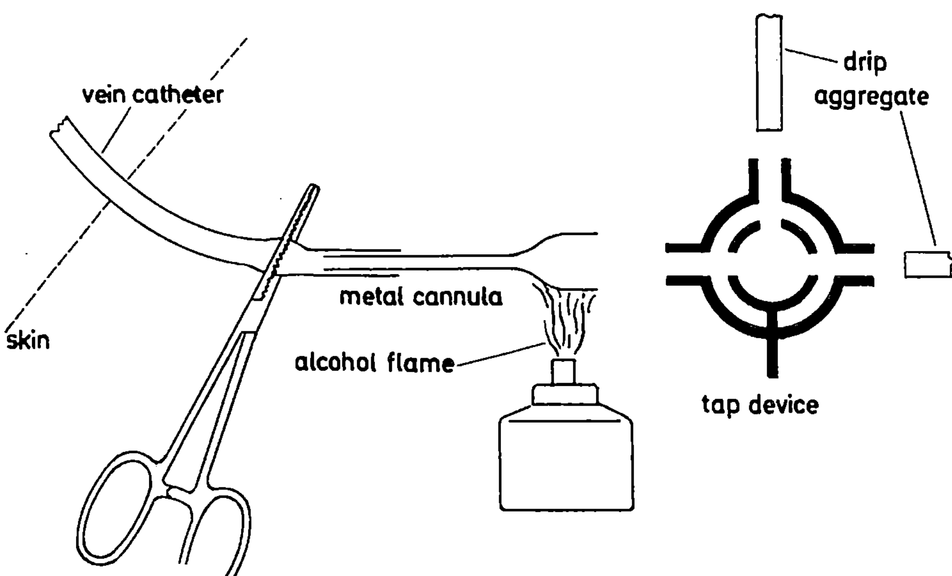

*Abb. 4. Anschlüsse des Kathetersystems mit großer Kontaminations-
gefahr. Flammensterilisation des Anschlußteiles der Metallkanüle*

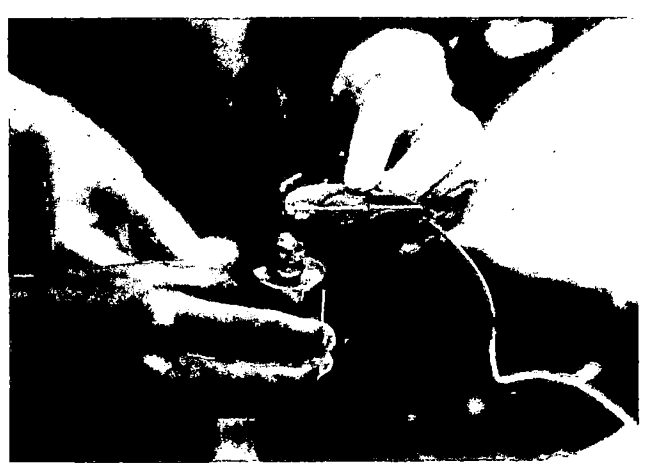

Abb. 5. Flammensterilisation des Anschlußteiles der Metallkanüle

Methodik sind von HOLM und WRETLIND (3) publiziert worden. Sie
ist während einer 2jährigen Periode an einer großen Anzahl von
Patienten (54 Katheter, 8-56 Tage, Durchschnitt 21 Tage) ohne
Katheter-Sepsis oder andere ernste Komplikationen geprüft worden.
Ich möchte diese Gelegenheit hier wahrnehmen, um vor einer Katheter-Sepsis ausdrücklich zu warnen. Bei nicht angepaßter, asepti-
scher Technik ist die Häufigkeit und Sterblichkeit bei Katheter-

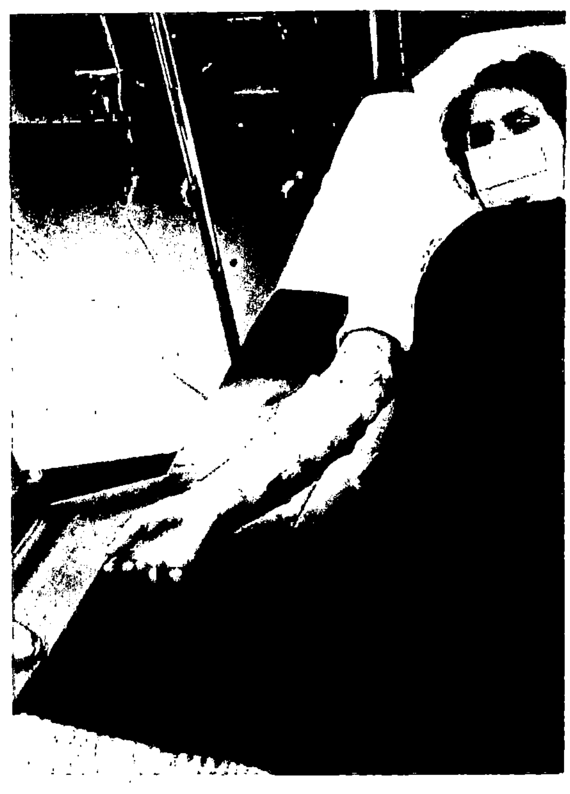

Abb. 6. Die Anschlüsse des Kathetersystems müssen sorgfältig vor Kontamination mit steriler Kompresse usw. während der Infusion geschützt werden

Sepsis erschreckend hoch, worauf CURRY und QUIE (1) und eine große Zahl anderer Untersucher hingewiesen haben.

In der "International Society of Parenteral Nutrition" befinden sich mehrere Kollegen, die diesen Problemen große Aufmerksamkeit geschenkt und ausgezeichnete Resultate erreicht haben. Natürlich sind die einzelnen Techniken unterschiedlich, und es gibt viel Platz für Individualität. Das wichtigste ist, daß man sich der Problematik bewußt ist und daß man die Lehren, die uns LISTER und SEMMELWEIS im vorigen Jahrhundert gaben, auch heute noch beachtet. Dies ist leider nicht immer und überall der Fall. Mancher versteht heute noch nicht, warum seine parenterale Ernährung zu schlechten Resultaten führt und warum seine Patienten häufig Fieberreaktionen und einen reduzierten Allgemeinzustand zeigen. Man versteht auch teilweise nicht, warum das Lungen-Röntgenbild solcher Patienten Verschattungen zeigt und warum solche Patienten oft intensiv aus dem Magen-Darm-Trakt zu bluten pflegen. Solche Kollegen wissen oft nicht, daß der Patient eine Katheter-Sepsis hat und deshalb wissen sie dann auch nicht, woran der Patient schließlich gestorben ist.

Deshalb bin ich der Auffassung, daß alle Ärzte, welche parenterale
Ernährung regelmäßig anwenden, wo und wann immer es notwendig ist,
die Information über eine aseptische Infusionstechnik weitergeben
sollen.

Auf dem Gebiet der Gastroenterologie führen wir eine parenterale
Ernährung an unserer Klinik bei totaler Gastrektomie, bei Kompli-
kationen nach Magenoperationen, bei Eingriffen am Pankreas, bei
gastrointestinalen Fisteln, "short bowel"-Syndrom,"low anterior"-
Resektion , Morbus Crohn und Colitis ulcerosa durch. Ich möchte
Ihnen jetzt einige typische Fälle herausgreifen.

Die präoperative Ernährung hat große Bedeutung; als Beispiel sei
ein 24jähriger Mann genannt mit aktivem Morbus Crohn mit multiplen
Verdrängungen des distalen Dünndarms und Colons, welche zu Subi-
leus-Beschwerden geführt hatten. Bei der Aufnahme war er abgemagert und in schlechtem Allgemeinzustand; er konnte kaum stehen.
Nach 3wöchiger präoperativer parenteraler Ernährung befand sich
der Patient in einem guten Zustand für die Operation (Resektion
des Ileum-Colons). Postoperativ wurde er 3 Wochen parenteral
ernährt. Wir sahen keine postoperativen Komplikationen. Der Patient
konnte schließlich in gutem Ernährungszustand nach Hause entlassen
werden.

Bei größeren chirurgischen Eingriffen, wie z.B. einer totalen
Gastrektomie bei Carcinom, geben wir routinemäßig eine parenterale
Ernährung von 3 Wochen postoperativ, um auf diese Weise den Ver-
dauungstrakt ruhigzustellen, damit die Heilung der "bowel rest"-
Anastomose in Ruhe ablaufen kann. Nach 2 Wochen wird die Anasto-
mose zwischen Oesophagus und Darm röntgenologisch kontrolliert.
Nach 3 Wochen kann der Patient bei gutem Ernährungs- und Allge-
meinzustand nach Hause entlassen werden. In einigen Fällen, wo
wir röntgenologisch eine Insuffizienz der Anastomose zwischen
Oesophagus und Darm beobachtet haben, war der weitere postoperative
Verlauf unter parenteraler Ernährung komplikationslos. Im allgemeinen bedeutet ja eine solche Insuffizienz eine schwere Komplikation.
Auch bei sehr alten Patienten bis zu 8o Jahren konnten wir unter
postoperativer Anwendung parenteraler Ernährung eine totale
Gastrektomie wegen Krebs auf thoracoabdominellem Wege ohne Komplikationen durchführen.

Eine große Gruppe besteht aus Komplikationen nach Magen-, Gallen-
und Ileusoperationen. In diesem Falle handelte es sich um einen
Mann, 7o Jahre alt, mit afferentem Loop-Syndrom nach einer selektiven proximalen Vagotomie und Gastroenterostomie wegen eines
großen Ulcus duodeni mit Magenretention. Der Patient mußte natürlich nochmals operiert werden und bekam eine vollständige parenterale Ernährung für die Dauer von eineinhalb Monaten. Er konnte
in gutem Allgemeinzustand entlassen werden.

Gastrointestinale Fisteln sind ein wichtiges Gebiet für die
parenterale Ernährung. Eine 58jährige Frau entwickelte nach einer
gynäkologischen Operation Darmfisteln, die nicht operiert werden
konnten. Sie heilten nach einem Monat und 2o Tagen parenteraler
Ernährung vollständig aus. Ein 39jähriger Mann hatte eine Magen-
fistel nach komplizierter Magenoperation. Ein Versuch, die Fistel
durch Operation zu schließen, war erfolglos. Unter parenteraler

Ernährung von einem Monat und 7 Tagen kam es zur Abheilung der
Fistel.

Eingriffe am Pankreas. Ein 47jähriger Mann entwickelte im Zusammenhang mit einer Pankreasbiopsie multiple Fisteln und Cysten,
die vier größere Eingriffe mit verschiedenen Anastomosen erfor-
derten. Er wurde 2 Monate lang parenteral ernährt und überstand
alle Eingriffe ohne Komplikationen.

"Low anterior"-Resektion. Ein 76jähriger Patient entwickelte nach
einer "low anterior"-Resektion bei Rectumcarcinom eine Nahtinsuf-
fizienz. Die Insuffizienz heilte nach 25tägiger parenteraler Ernährung, und wir konnten dadurch zwei weitere Eingriffe, nämlich
eine temporäre Transversostomie und eine Rückverlagerung derselben,
vermeiden.

"Short bowel"-Syndrom. Eine 47jährige Frau mit "short bowel"-Syn-
drom nach wiederholten Darmresektionen infolge Morbus Crohn sei
als Beispiel erwähnt. Sie zeigte Symptome in Form von schweren
Diarrhoen und Unterernährung. Wir haben sie mit parenteraler Ernährung behandelt. Die Behandlung wurde jedoch nach 2 Wochen gegen
unseren ausdrücklichen Rat von der Patientin abgebrochen. Wegen
Sistierens der Durchfälle war sie nicht genügend motiviert, die
parenterale Ernährung fortzusetzen. Die parenterale Ernährungs-
behandlung sollte sich aber hier auf mindestens 2 Monate ausdehnen,
um die Ernährung der Darmschleimhaut zu verbessern, und gleichzeitig sollte man auch eine kleinere Menge an Nahrung per os zuführen, um die Villusneubildung zu fördern (FENYÖ et al. (2)).
Später wurde die Patientin wegen eines Rezidivs von Diarrhoen,
Unterernährung und eines Magnesium-Mangels mit Ohnmachtsanfällen
mit vollständiger parenteraler Ernährung 2 Monate lang mit Erfolg
behandelt; im letzten Monat auch orale Ernährung.

In der letzten Zeit haben wir die parenterale Ernährung auch als
konservative Behandlungsmethode zur Erreichung von Remissionen
bei Morbus Crohn und Colitis ulcerosa durchgeführt (nach Angabe
von MAC FADYEN et al. (4)). Es ist unsere Auffassung, daß der
Krankheitsprozeß bei diesen chronisch inflammatorischen Zuständen
im Darmtrakt durch eine mehrmonatige parenterale Zufuhr der
Nahrungsstoffe zumindest vorübergehend zum Stillstand gebracht
werden kann. Auf diese Weise wird der Darmtrakt ruhiggestellt, und
sowohl Darmschleimhaut als auch Patient kommen in einen besseren
Ernährungszustand. Möglicherweise kann man dadurch auch immunolo-
gische Faktoren beeinflussen und die bakterielle Darmflora ändern.
Besondere Bedeutung hat diese Methode für Patienten, die sich aus
unterschiedlichen Gründen einer Operation nicht unterziehen können
und/oder bei denen die übliche internistische Behandlung keinen
Erfolg gezeigt hat.

Ein 21jähriger Mann in schlechtem Allgemeinzustand mit fulminanter
Colitis ulcerosa im Januar 1975 wurde 2 Monate lang mit vollständiger intravenöser Ernährung behandelt, ohne jede weitere spezifische Therapie. Er war nach der Behandlungsperiode klinisch und
labormäßig frei von aktiver Krankheit. Die schweren röntgenologischen Veränderungen des Colons waren vollständig zurückgegangen
(Abb. 7a und b), und auch die pathologisch-anatomischen Veränderungen an der Rectumschleimhaut waren verschwunden (Abb. 8a und b).

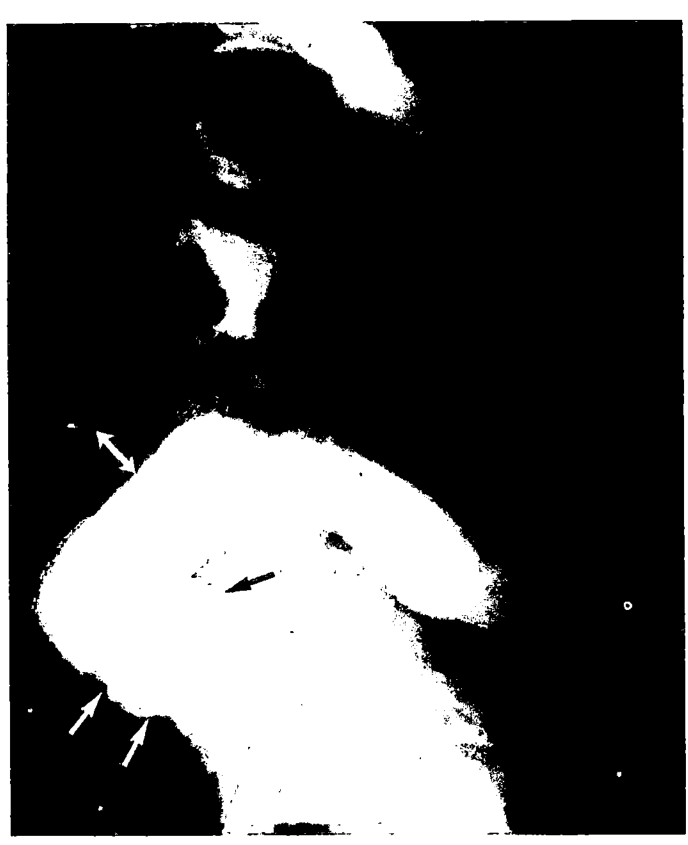

Abb. 7a. Fulminante Colitis ulcerosa vor Behandlung (Rectumgebiet)

Mit großer Wahrscheinlichkeit entging dieser Patient einer Colektomie und Ileostomie.

Eine 21jährige Frau mit <u>Morbus Crohn</u> wurde 1973 2mal durch Resektion des Dünndarmes und Colons operativ behandelt. 1974 Rezidiv mit Blutungen, 1975 enterocutane Fisteln der Bauchwand. Eine chirurgische oder medizinische Behandlung war nicht mehr möglich. Sie wurde 2 Monate lang mit vollständiger intravenöser Ernährung behandelt. Die Fisteln heilten, die röntgenologischen Veränderungen bildeten sich teilweise zurück, und die Patientin war klinisch und labormäßig frei von aktiver Krankheit.

Und hier noch eine 25jährige Patientin mit <u>Morbus Crohn</u>. 1964 Colektomie mit ileorectaler Anastomose. Diarrhoen und Bauchschmerzen von 1964 bis 1973. Von 1973 bis 1975 enterocutane Fisteln am Perineum und eine abdominale Geschwulst, die vermutlich aus krankhaftem Darm bestand. Der Patientin wurde eine Rectumresektion angeboten, die sie aber ablehnte. Die Fisteln wurden von einem gastroenterologischen Chirurgen als inoperabel beurteilt, weil eine der Fisteln hoch war, d.h. sie verlief innerhalb des anorectalen Sphincters. Außerdem ist man der Ansicht, daß Fistel-

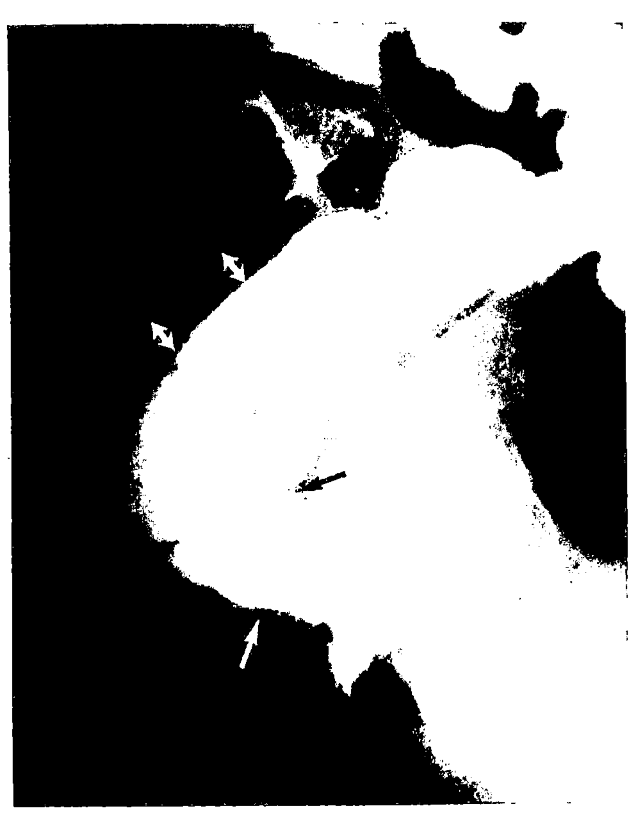

Abb. 7b. Derselbe Patient nach Behandlung mit vollständiger intravenöser Ernährung über zwei Monate hinweg. Vgl. den Abstand Sacrum-Rectum, die Schleimhaut und Peristaltik

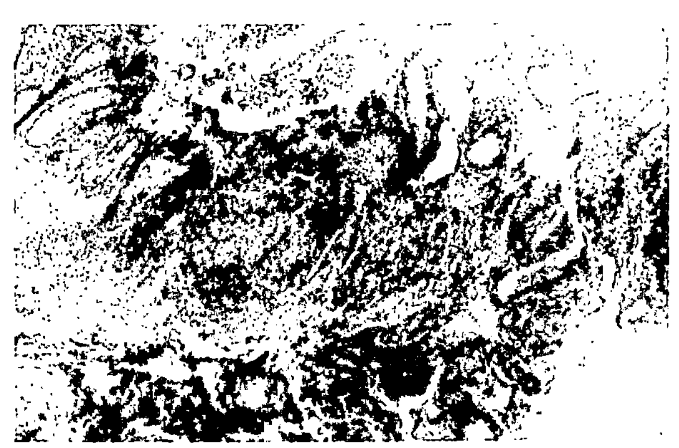

Abb. 8a. Derselbe Patient. Die Rectumschleimhaut vor Behandlung

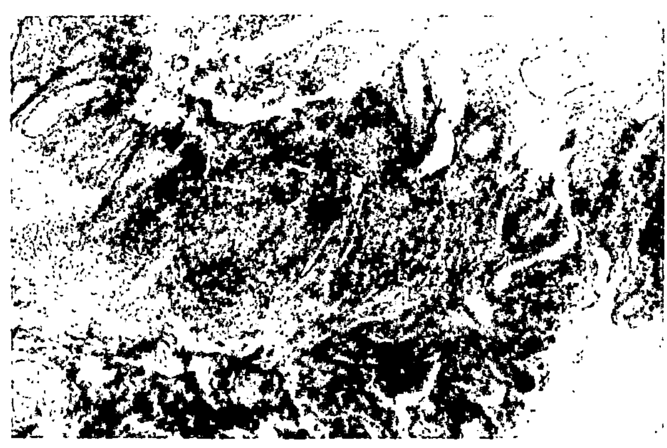

*Abb. 8b. Die Rectumschleimhaut nach Behandlung mit vollständiger
intravenöser Ernährung über zwei Monate hinweg*

operationen bei aktivem Morbus Crohn kontraindiziert sind. Die
Patientin wurde 2 Monate und 1o Tage lang mit vollständiger
intravenöser Ernährung behandelt, um eine Remission des Morbus
Crohn herbeizuführen. Nach der Behandlung verschwand die abdominale Geschwulst, die hohe perianale Fistel heilte spontan, und
die oberflächlichen perianalen Fisteln konnten auf übliche
chirurgische Weise behandelt und ausgeheilt werden. Vor der Behandlung war natürlich die Situation der Patientin während mehrerer Jahre verzweifelt gewesen, was bei diesen übelriechenden,
purulenten Fisteln des Perineums verständlich ist.

Abschließend möchte ich feststellen, daß eine rationelle parenterale Ernährung durch die Verbreitung des Wissens um die Grund-
sätze einer solchen auf dem gesamten Feld der Medizin die ihr
zukommende hohe Bedeutung erlangen wird.

Dazu nur ein Beispiel: Vieles weist darauf hin, daß der Morbus
Crohn und die Colitis ulcerosa in vielen Fällen durch eine Behandlung in Form von parenteraler Ernährung allein zur Remission gebracht werden können, und daß diese verstümmelten chirurgischen
Eingriffe im Darm mit den Folgen von "short bowel"-Syndrom und
Stomien bei einer großen Zahl von jungen Patienten in Zukunft
vermieden werden können. Zur Zeit wissen wir aber noch nicht, wie
lange die Patienten insgesamt behandelt werden müssen, und ob
eine Dauerheilung erreicht werden kann. Die weitere Forschung
wird uns vielleicht auf diese Fragen eine Antwort geben.

Zusammenfassung

Eine Reihe medizinischer und chirurgischer Indikationen innerhalb
der Gastroenterologie sind wichtige Anwendungsgebiete für eine
<u>vollständige parenterale Ernährung</u>. Durch sie kann eine ausrei-
chende Ernährung bei vielen dieser Fälle erreicht, und die Ent-
stehung einer katabolen Situation vermieden werden.

Dabei ist es wichtig, daß das Angebot Aminosäuren, Kohlenhydrate, Fett, Elektrolyte, Spurenelemente und Vitamine enthält. Es muß außerdem eine <u>optimale Infusionstechnik</u> zum Einsatz gelangen, um ein Minimum an Komplikationen, wie z.B. Katheter-Sepsis und andere, zu garantieren. Aufgrund der von mir hier auszugsweise vorgetragenen Erfahrungen an Patienten unserer Klinik sehen wir heute das Anwendungsgebiet für eine parenterale Ernährung in unserer Disziplin bei vollständiger Gastrektomie, Komplikationen nach Magenoperationen, Eingriffen am Pankreas, gastrointestinalen Fisteln, "short bowel"-Syndrom, "low anterior"-Resektion, Morbus Crohn und Colitis ulcerosa.

<u>Literatur</u>

1. CURRY, C.R., QUIE, P.G.: Fungal septicemia in patients receiving parenteral alimentation. New Engl. J. Med. <u>285</u>, 1221 (1971).
2. FENYÖ, E., HALLBERG, D., SODA, M.: Hypertrophy of small intestinal mucosa - after jejuno-ileal bypass in rats with parenteral nutrition. Proc. Xth International Congress of Nutrition, Kyoto 1975.
3. HOLM, I., WRETLIND, A.: Prophylaxis against infection and septicemia in parenteral nutrition via central intravenous catheter. Acta chir. scand. <u>141</u>, 173 (1975).
4. MAC FAYDEN, B.V.Jr., DUDRICK, S.J., DALY, J.M.: The management of inflammatory bowel disease with parenteral hyperalimentation. Proc. Xth International Congress of Nutrition, Kyoto 1975.
5. SCHUBERTH, O., WRETLIND, A.: Fettemulsion för intravenös nutrition. Farmakologiska och kliniska erfarenheter. Nord. Med. <u>69</u>, 13 (1963).
6. WRETLIND, A.: Complete intravenous nutrition. Theoretical and experimental background. Nutr. Metab. <u>14</u> (Suppl.) 1 (1972).

Die Bedeutung der essentiellen Fettsäuren für Patienten mit einer akuten, schweren Krankheit

Von G. Wolfram, V. Zumtobel und N. Zöllner

Der Ausdruck "essentielle Fettsäuren" wurde von BURR und BURR (2)
geprägt, die 1929 als erste das Bild eines Mangels an essentiellen
Fettsäuren an der jungen Ratte zeigen konnten und ein Jahr später
auch nachwiesen, daß durch Zufuhr von bestimmten Fettsäuren, speziell Linolsäure, dieses Krankheitsbild wieder geheilt wird. Der
Mangel an essentiellen Fettsäuren äußerte sich bei diesen jungen
Ratten in einem verminderten Wachstum, struppigem Fell, Schwanz-
nekrosen, vermindertem Muskeltonus, erhöhtem Wasserverbrauch, erhöhtem Grundumsatz, Fertilitätsstörungen und histologischen Veränderungen an Haut, Niere, Ovarien und Testes. Ein weiterer Mei-
lenstein in der Erforschung der essentiellen Fettsäuren waren die
Untersuchungen von HANSEN et al. (7), die 1958 erstmals beim
Menschen, und zwar beim Säugling, das klinische Bild eines Linolsäuremangels in Form eines schuppenden Hautausschlages zeigen
konnten. Durch orale Zufuhr von Linolsäure in einer Menge von
1,3% der Energie konnten diese Veränderungen innerhalb einer Woche
gebessert und nach drei Wochen geheilt werden. Das klinische Bild
eines Linolsäuremangels beim Erwachsenen wurde von COLLINS et al.
(4) 1969 beobachtet. Bei ihrem Patienten mußte der Dünndarm bis
auf einen Rest von 6o cm Länge entfernt und die Ernährung über
viele Wochen parenteral ohne Fett durchgeführt werden. Nach 6o-7o
Tagen trat ein schuppender Hautausschlag auf, der nach Zufuhr
einer linolsäurehaltigen Fettemulsion wieder verschwand. Absetzen
der Linolsäurezufuhr provozierte erneut den Hautausschlag. Zusätzlich wurde eine gegenüber Gaben von Eisen, Vitamin B_{12} und Fol-
säure resistente Anämie beobachtet.

Seit 1971 wurden wiederholt Berichte über das klinische Bild eines
Mangels an essentiellen Fettsäuren beim Menschen veröffentlicht.
Hier seien nur die Berichte von PENSLER et al. (16), PAULSRUD
et al. (15) und CALDWELL et al. (3) über klinische und biochemische Veränderungen bei Säuglingen, die über längere Zeit kom-
plett parenteral ohne Fett ernährt wurden, erwähnt. Auch bei Erwachsenen, die lange Zeit vollständig parenteral ernährt werden
mußten, fanden HELMKAMP et al. (8), WILMORE et al. (24),RICHARDSON
und SGOUTAS (18), RIELLA et al. (19) und andere Autoren (9)
Zeichen eines Mangels an essentiellen Fettsäuren. Auch nach langfristiger enteraler Zufuhr von ballastfreier Nahrung bei Patienten
mit Darmerkrankungen (Colitis ulcerosa, Morbus Crohn) berichteten
BERG et al. (1) über einen klinisch manifesten Linolsäuremangel
beim Erwachsenen. Ähnliche Befunde erhoben PRESS et al. (17, 2o)
bei Patienten mit Malabsorption nach Darmresektionen. Alle bisher
genannten Patienten erhielten vor der Manifestation eines Linolsäuremangels über längere Zeit keine vollwertige Ernährung. Im
Jahr 1974 stellten LOVE et al. (13) einen verminderten Linolsäuregehalt in den Serumfettsäuren von Patienten mit akuten Krankheiten,
z.B. Herzinfarkt, Thyreotoxikose, Cholecystitis, fest. Im gleichen

Jahr berichteten TROLL und RITTMEYER (<u>22</u>) über einen akuten,
raschen Abfall des Linolsäurespiegels im Serum von Patienten
mit schweren Schädel-Hirn-Traumen, die vor dem Unfall offensichtlich normal ernährt waren. Diese Befunde brachten einen neuen
Gesichtspunkt in die Diskussion über die Bedeutung der essentiellen
Fettsäuren für den Menschen.

Wie die Bezeichnung "essentielle" Fettsäuren zum Ausdruck bringt,
können Säugetiere und Mensch diese mehrfach ungesättigten Fettsäuren - mit der ersten Doppelbindung, vom Methylende her gezählt,
am sechsten Kohlenstoffatom (ω 6) - nicht aus einfach ungesättigten Fettsäuren, z.B. der Ölsäure (18:1 ω 9), aufbauen, da die
ihnen zur Verfügung stehenden Enzyme (Desaturasen) nur den Einbau
von Doppelbindungen im "Carboxylende" der Fettsäuren katalysieren.
Die in der natürlichen Nahrung des Menschen am meisten verbreitete
und deshalb für den Menschen wichtigste essentielle Fettsäure ist
die Linolsäure (18:2 ω 6), aus der er weitere essentielle Fettsäuren, z.B. die Arachidonsäure (2o:4 ω 6), aufbauen kann. Im
biologischen Test an der Ratte nimmt die biologische Aktivität
der essentiellen Fettsäuren mit der Zahl der Doppelbindungen zu
(<u>21</u>). Beim Menschen liegen darüber keine gezielten Untersuchungen
vor. Das Neugeborene hat nur einen geringen Gehalt an essentiellen
Fettsäuren in Serum und Geweben, der Vorrat wird erst durch die
Zufuhr mit der Nahrung aufgefüllt (<u>33</u>). Aus diesem Grund können
Säuglinge bei einer Fehlernährung relativ früh Zeichen eines
Mangels an essentiellen Fettsäuren entwickeln.

Das Wirkungsprinzip der essentiellen Fettsäuren ist noch nicht
genügend erforscht. Sie sind aufgrund ihrer Konfiguration, vorwiegend in Phosphatiden verestert, Bausteine von Zellmembranen.
In dieser Eigenschaft als Strukturelement trennen sie Funktions-
räume der Zelle. Das Fettsäuremuster der Membranen hat einen
wesentlichen Einfluß auf ihre Permeabilität, Elastizität und
damit ihre Funktion bei Transportvorgängen, enzymatischen Reaktionen und der cellulären Immunreaktion (<u>6</u>, <u>1o</u>). Darüber hinaus
haben die essentiellen Fettsäuren mit 2o C-Atomen (z.B. Arachidonsäure) offensichtlich auch eine dynamische Funktion, da sie als
Baustein für die Synthese von Prostaglandinen dienen. Diese
biologisch hochaktiven Verbindungen greifen in viele Stoffwechsel-
vorgänge der Zelle regulatorisch ein (<u>12</u>). Wahrscheinlich sind
mehrere funktionelle Störungen, die man bei einem Mangel an
essentiellen Fettsäuren beobachtet, auf eine unzureichende Synthese von Prostaglandinen zurückzuführen. Es sei hier auch ver-
wiesen auf die Heilung der Hautveränderungen bei Mangel an
essentiellen Fettsäuren durch die lokale Anwendung von Prostaglandinen (<u>3o</u>) und auf die Biosynthese von Prostaglandinen aus
Arachidonsäure in der menschlichen Haut (<u>29</u>).

Biochemisches Zeichen eines Mangels an essentiellen Fettsäuren
beim Menschen ist ein Abfall des Spiegels der Linolsäure in
Serum und Gewebe. Gleichzeitig kann man auch einen geringeren
Abfall des Arachidonsäurespiegels beobachten. Charakteristisch
für diese Situation ist außerdem der Nachweis einer bei normaler
Ernährung des Menschen nicht oder nur in Spuren vorhandenen Eikosatriensäure (2o:3 ω 9). Nach Befunden an der Ratte ist die
Substrataffinität von Linolsäure zu der weitere Doppelbindungen
einbauenden Desaturase 3mal größer als die der Ölsäure. Bei einem

Mangel an Linolsäure entfällt wahrscheinlich die kompetitive Hemmung der Dehydrierung von Ölsäure durch Linolsäure, und es werden bevorzugt mehrfach ungesättigte Fettsäuren aus Ölsäure aufgebaut (14). Da die Ölsäure (18:1 ω 9) ihre Doppelbindung, vom Methylende her gezählt, am neunten C-Atom hat, kann die daraus aufgebaute mehrfach ungesättigte Eikosatriensäure (2o:3 ω 9) die Funktion der essentiellen Fettsäuren nicht übernehmen. Der Anstieg dieser Eikosatriensäure und der Abfall der Arachidonsäure bedingen einen Anstieg des $C_{2o:3}/C_{2o:4}$-Quotienten, eines Zahlenwertes, der vor allem im Tierversuch in Geweben als Parameter der Versorgung mit Linolsäure verwendet wurde. Beim Menschen hat sich als erstes und empfindlichstes biochemisches Zeichen einer Störung der Versorgung mit essentiellen Fettsäuren der Linolsäuregehalt (5) in der Cholesterinesterfraktion des Serums (32) erwiesen. Der Anteil der Linolsäure ist hier mit etwa 5o% am höchsten; außerdem handelt es sich um eine chemisch definierte Lipidfraktion, die in Form des Cholesterinlinoleats auch in absoluten Konzentrationen erfaßt werden kann. Die Höhe der Linolsäurezufuhr spiegelt sich natürlich auch im Linolsäuregehalt der Phosphatide des Serums oder der Erythrocyten wider.

Bei allen in der Literatur beschriebenen Patienten mit einem Mangel an essentiellen Fettsäuren waren die charakteristischen Veränderungen im Fettsäuremuster als biochemisches Kriterium vorhanden. Außerdem wurden folgende klinische Zeichen beobachtet und aufgrund der Erfahrungen aus den Tierversuchen, aber auch aufgrund der Heilung dieser Symptome nach Zufuhr von Linolsäure, als Folgen eines Linolsäuremangels angesehen: Hautveränderungen (1, 3, 4, 7, 15, 16, 19), Anämie (4), Änderungen der Thrombocytenaggregation (3), Thrombocytopenie (3), verzögerte Wundheilung und erhöhte Infektanfälligkeit (3, 7, 15). Speziell beim Säugling wurden außerdem vermindertes Wachstum und Durchfälle genannt (3, 7).

Aufgrund dieser Befunde kann kein Zweifel bestehen, daß die Linolsäure und die aus ihr gebildete Arachidonsäure für den Menschen essentielle Fettsäuren sind. Bei unzureichender Zufuhr von Linolsäure oder, soweit wir heute informiert sind, während akuter, schwerer Krankheiten (11) entwickeln sich typische biochemische Veränderungen in Blut und Geweben, bei ausgeprägtem Mangel kann es auch zu klinischen Symptomen kommen.

Wir haben bei Patienten, die sich schweren chirurgischen Eingriffen (Beseitigung einer Nierenarterienstenose, biliodigestive Anastomose, Whipple-Operation, Umwandlung eines Billroth II) unterziehen mußten, unmittelbar vor der Operation und in den ersten Tagen nach der Operation, so lange die Patienten vollständig parenteral ernährt wurden, die Verteilung der Fettsäuren in den Lipidfraktionen des Serums gaschromatographisch bestimmt. Alle Patienten zeigten bei einer Energiezufuhr von 16oo kcal, vorwiegend in Form von Kohlenhydraten und ohne Fett, einen deutlichen Abfall der Linolsäureanteile, in einzelnen Fällen auch einen Anstieg der Eikosatriensäure (Abb. 1-4). Ähnliche Veränderungen konnten wir bei Patienten mit einer Peritonitis feststellen (Abb. 5). Der Abfall der Linolsäure und der gleichzeitige Anstieg der Eikosatriensäure bei diesen Patienten weisen im Vergleich zum Gesunden einen Mangel an Linolsäure aus, der bereits zu einer vermehrten Synthese der Eikosatriensäure geführt hat. Klinische

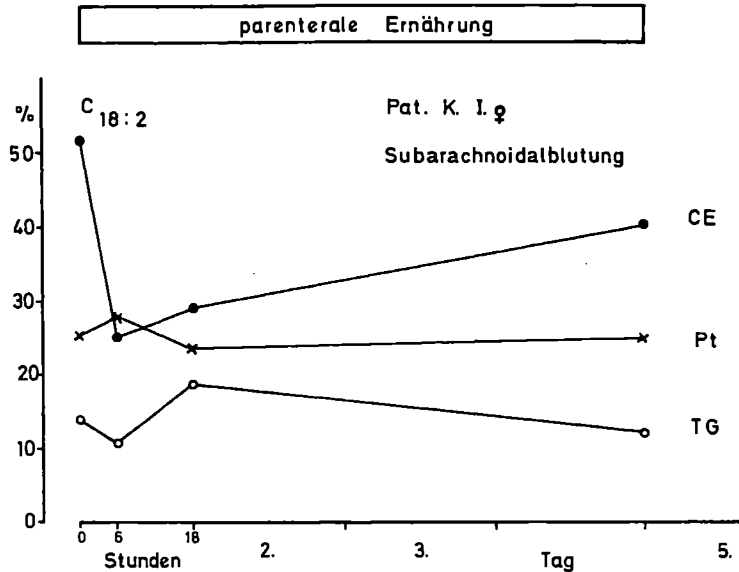

Abb. 1. Unterschiedliches Verhalten des Linolsäureanteils (%) in den Fettsäuren der Cholesterinester (CE), Phosphatide (Pt) und Triglyceride (TG) des Serums einer Patientin im Anschluß an eine Subarachnoidalblutung

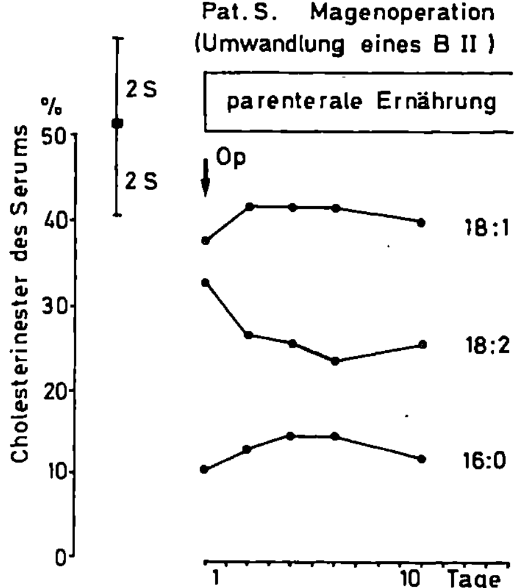

Abb. 2. Verhalten von Linolsäure (18:2), Ölsäure (18:1) und Palmitinsäure (16:0) in den Cholesterinestern des Serums eines Patienten in den ersten Tagen nach einer Magenoperation. Zum Vergleich sind der Mittelwert (■) und die Streuung des Linolsäureanteils in den Cholesterinestern des Serums von Gesunden (n = 3o) angegeben

78

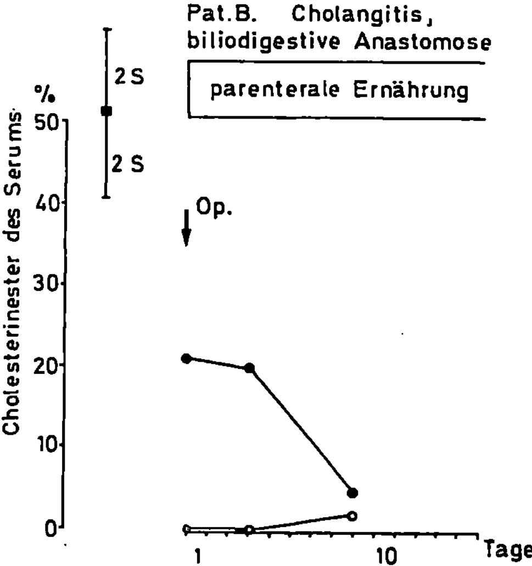

Abb. 3. Abfall des Linolsäureanteils (●) und Anstieg des Eikosatriensäureanteils (o) in den Cholesterinestern des Serums nach einer schweren Oberbauchoperation. Zum Vergleich sind der Mittelwert (■) und die Streuung des Linolsäureanteils in den Cholesterinestern des Serums von Gesunden (n = 3o) angegeben

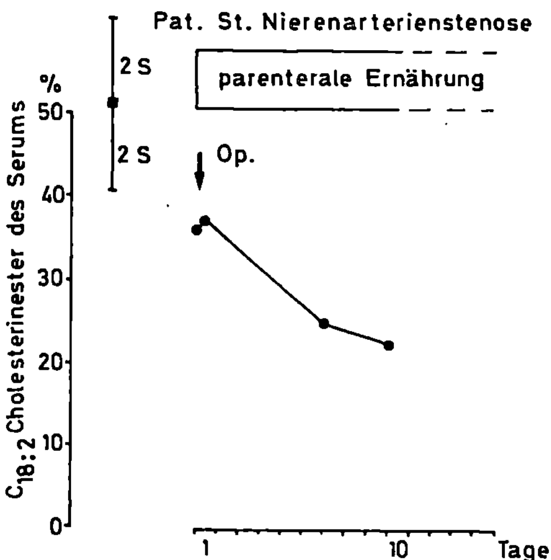

Abb. 4. Abfall des Linolsäuregehalts in den Cholesterinestern des Serums in den ersten postoperativen Tagen nach Beseitigung einer Nierenarterienstenose. Zum Vergleich sind der Mittelwert (■) und die Streuung des Linolsäureanteils in den Cholesterinestern des Serums von Gesunden (n = 3o) angegeben

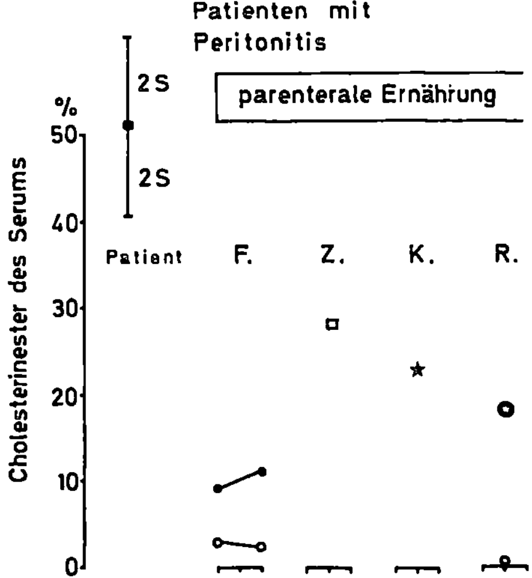

*Abb. 5. Anteil von Linolsäure (● □ ✶ ◉) und Eikosatriensäure (o)
in den Cholesterinestern des Serums von Patienten mit Peritonitis.
Zum Vergleich sind der Mittelwert (■) und die Streuung des Linolsäureanteils in den Cholesterinestern des Serums von Gesunden
(n = 3o) angegeben*

Symptome eines Mangels an essentiellen Fettsäuren konnten wir
innerhalb dieser kurzen Zeit nicht feststellen.

Im Zusammenhang damit stellt sich die Frage nach der Höhe des
Bedarfs an essentiellen Fettsäuren beim Menschen. Beim gesunden
Erwachsenen mit oraler Nahrungszufuhr liegt der tägliche Bedarf,
d.h. die Menge Linolsäure, welche unter üblicher mitteleuropä-
ischer Ernährung als normal zu bezeichnende Linolsäurespiegel
aufrechterhält, bei etwa 7 g Linolsäure (27). Ernährt man den
Gesunden linolsäurefrei, so kommt es innerhalb weniger Tage zu
einem Abfall der Linolsäurespiegel in Serum und Erythrocyten,
obwohl im Fettgewebe des Erwachsenen mehr als 6oo g Linolsäure
gespeichert sind. Offensichtlich ist der Körper nicht in der Lage,
durch Freisetzung der Linolsäurevorräte im Fettgewebe einen normalen Linolsäurespiegel in Serum und Erythrocyten aufrechtzuerhalten. Allerdings steigt in dieser Situation der Spiegel der Eikosatriensäure kaum an. Bei der parenteralen Ernährung der Patienten mit einem raschen Abfall der Linolsäure wurden zur Normalisierung der Linolsäurespiegel Zufuhrgrößen benötigt, die über
der beim Gesunden mit enteraler Ernährung ermittelten Bedarfszahl
liegen (26, 28). Dieser Unterschied könnte einmal durch den Zu-
fuhrweg, zum anderen durch die Krankheit, während der akute Abfall
der Linolsäurespiegel auftritt, verursacht sein. Ernährungsex-
perimente mit oraler bzw. parenteraler Zufuhr einer definierten
Menge von Linolsäure ergaben jedoch keinen Unterschied des Bedarfs
in Abhängigkeit von der Art der Linolsäurezufuhr (28). Die in der
Literatur angegebenen höheren Bedarfszahlen bei bestimmten Krankheiten müssen deshalb auf die besondere Situation dieser Patienten
zurückgeführt werden.

Als Ursache der Veränderungen des Fettsäuremusters bei fettfreier
und damit kohlenhydratreicher, parenteraler Ernährung wurde auch
eine vermehrte Synthese von gesättigten Fettsäuren aus Kohlenhydraten und damit eine Verdrängung von Linolsäure aus dem Fettsäuremuster diskutiert. Wir haben bei Gesunden einen Formeldiät-
versuch mit mehr als 8o% der Energie als Glucose durchgeführt und
einmal 7 g Linolsäure in Form von Maiskeimöl, zum anderen die
gleiche Menge Fett als linolsäurefreies Kokosfett gegeben. Es
zeigte sich, daß nicht die kohlenhydratreiche Ernährung, sondern
die Zufuhr der Linolsäure mit der Nahrung für den Linolsäurespiegel im Serum entscheidend ist (26). Diese Aussage gilt für eine
orale und, wie bei normaler Ernährung üblich, intermittierende
Zufuhr von Nährstoffen. Imitiert man mit einer Nasensonde den
kontinuierlichen Zufluß von Nährstoffen der parenteralen Ernährung,
so kommt es auch beim Gesunden unter konstanter Zufuhr einer fettfreien Formeldiät zu einem Abfall der Linolsäurespiegel im Serum,
der durch Fasten oder durch intermittierende Zufuhr isoenergeti-
scher Nährstoffmengen teilweise wieder aufgehoben werden kann
(23). Als Erklärung dafür kann man die hemmende Wirkung einer Glucosezufuhr auf die Freisetzung von Linolsäure durch Lipolyse aus
dem Fettgewebe heranziehen. Offensichtlich wird durch kontinuierliche Glucosezufuhr die Freisetzung von Linolsäure aus dem Fettgewebe stärker beeinflußt als durch intermittierende Zufuhr.

Vergleicht man die Veränderungen der Linolsäurespiegel in den
Cholesterinestern des Serums beim Gesunden unter linolsäurefreier,
intermittierender oraler Ernährung mit den gleichen Werten bei
Patienten, die einen kleinen chirurgischen Eingriff im Oberbauch
überstanden haben, so besteht kein wesentlicher Unterschied (25).
Durch kontinuierliche Zufuhr von Glucose während Tag und Nacht
kann aber auch beim Gesunden ein Absinken des Linolsäurespiegels
im Serum hervorgerufen werden (23). Der Abfall der Linolsäurespiegel bei Patienten mit schweren, akuten Krankheiten erfolgt
jedoch rascher, ist ausgeprägter und erfordert zur Korrektur
größere Mengen Linolsäure (s. Beitrag von ECKART et al.) als in
den anderen zum Vergleich herangezogenen Situationen (Abb. 6).

Die Definition des Begriffes "Mangel" reicht von der Mangelkrankheit über subklinische Mangelerscheinungen (Wachstums- oder Hei-
lungsstörungen) bis zu den nur histologisch oder biochemisch
nachweisbaren Veränderungen (31). Der Abfall der Linolsäure muß
nach dieser Betrachtungsweise als erstes biochemisches Zeichen
einer Mangelsituation gewertet werden. Der Anstieg der Eikosatriensäure bietet einen zusätzlichen Hinweis, daß nicht nur im
Serum, sondern auch im Gewebe ein deutlicher Abfall der Linolsäure
vorliegt, und aufgrund der geringeren Hemmung der Desaturasen
durch Linolsäure die Synthese von mehrfach ungesättigten Fettsäuren aus Ölsäure ansteigt (14). Im Tierversuch folgen diesen
biochemischen Zeichen zuverlässig die Symptome der Mangelkrankheit. Auch der Säugling, wegen seiner geringeren Linolsäurevorräte besonders gefährdet, gerät (bei den bisher beschriebenen
Fällen) nach dem Auftreten der biochemischen Merkmale bald in die
klinisch manifeste Mangelkrankheit mit Hautausschlag, Wachstums-
störungen, Durchfällen, Infektanfälligkeit und Störungen der
Wundheilung. Bei Erwachsenen mit chronischer Fehlernährung konnten
entsprechende klinische Symptome im Gefolge der biochemischen

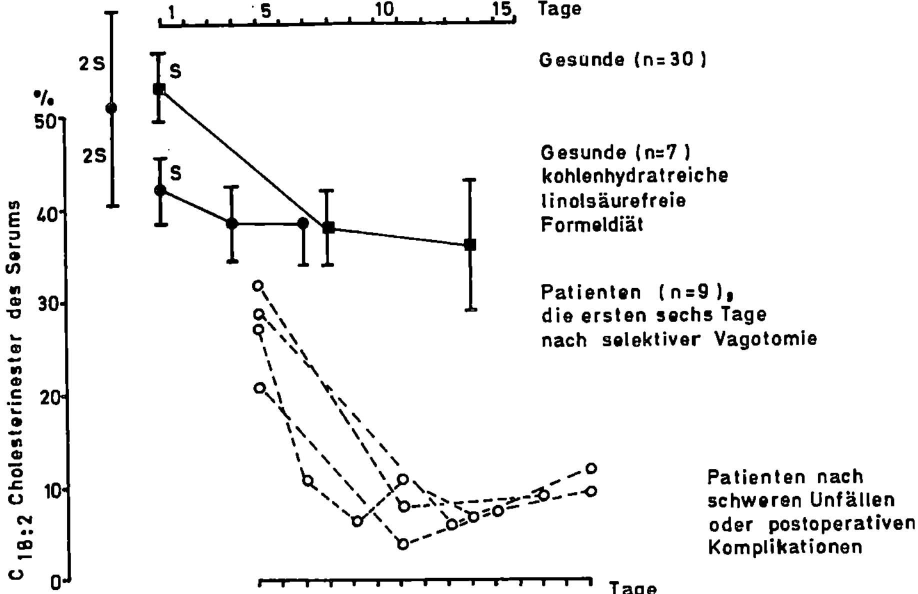

Abb. 6. Verhalten des Linolsäureanteils in den Cholesterinestern des Serums von Gesunden und Patienten (25, 26)

Veränderungen wiederholt beobachtet werden. Der Akutkranke mit den gleichen biochemischen Veränderungen in Serum und Erythrocyten muß deshalb in Zukunft noch genauer auf laborchemische oder klinische Zeichen eines Linolsäuremangels überwacht werden. Die Verwendung von linolsäurehaltigen Fettemulsionen in der parenteralen Ernährung von schwerkranken Patienten ist vor diesem Hintergrund eine sinnvolle Maßnahme prophylaktischer und therapeutischer Medizin.

Zusammenfassung

Die Linolsäure (18:2 ω 6) ist die wichtigste essentielle Fettsäure für den Menschen und muß beim Gesunden in einer Menge von etwa 7 g/Tag mit der Nahrung zugeführt werden. Bei einem Mangel an essentiellen Fettsäuren aufgrund einer Malabsorption kommt es zu einem Abfall der Konzentration der veresterten Linolsäure in Serum und Geweben, in schweren Fällen auch zu klinischen Symptomen, wie Hautausschlag, Anämie und verzögerter Wundheilung. Bei akuten, schweren Unfällen mit Polytrauma oder schweren Verbrennungen tritt ein sehr rascher Abfall der Konzentration der veresterten Linolsäure im Serum auf. Die klinische Wertigkeit dieser Veränderungen ist noch nicht klar abgegrenzt. Die Verwendung von linolsäurehaltigen Fettemulsionen in der parenteralen Ernährung von schwerkranken Patienten ist jedoch aufgrund der bisher bekannten Tatsachen eine nützliche Maßnahme.

Literatur

1. BERG, G., WAGNER, H., WEBER, L.: Bilanzierte ballastfreie Ernährung bei Darmerkrankung. Dtsch. med. Wschr. 97, 826-829 (1972).
2. BURR, G.O., BURR, M.M.: A new deficiency disease produced by the rigid exclusion of fat from the diet. J. biol. Chem. 82, 345 (1929).
3. CALDWELL, M.D., JONSSON, H.T.: Essential fatty acid deficiency in an infant receiving prolonged parenteral alimentation. J. Pediat. 81, 894-898 (1972).
4. COLLINS, F.D., SINCLAIR, A.J., ROYLE, J.P., COATS, D.A., MAYNARD, A.T., LEONARD, R.F.:Plasma lipids in human linoleic acid deficiency. Nutr. Metab. 13, 15o-167 (1971).
5. CONNOR, W.E.: Pathogenesis and frequency of essential fatty acid deficiency during total parenteral nutrition. Ann. intern. Med. 83, 895 (1975).
6. FLEISCHMAN, A.I., BIERENBAUM, M.L., JUSTICE, D., STIER, A., SULLIVAN, A., FLEISCHMAN, M.: Titrating dietary linoleate to in vivo platelet function in man. Amer. J. clin. Nutr. 28, 6o1-6o5 (1975).
7. HANSEN, A.E., HAGGARD, M.E., BOELSCHE, A.N., ADAM, D.J.D., WIESE, H.F.: Essential fatty acids in infant nutrition. III. Clinical manifestations of linoleic acid deficiency. J. Nutr. 66, 565 (1958).
8. HELMKAMP, G.M., WILMORE, D.W., JOHNSON, A.A., PRUITT, B.: Essential fatty acid deficiency in red cells after thermal injury: correction with intravenous fat therapy. Amer. J. clin. Nutr. 26, 1331 (1973).
9. JEEJEEBHOY, K.N., ZOHRAB, W.J., LANGER, B., PHILLIPS, M.J., KUKSIS, A., ANDERSON, G.H.: Total parenteral nutrition at home for 23 months, without complications, and with good rehabilitation. Gastroenterology 65, 811 (1973).
1o. KUNAU, W.-H.: Chemie und Biochemie ungesättigter Fettsäuren. Angew. Chemie 88, 97 (1976).
11. LOHNINGER, A., WEIGL, K., HEINKELMANN, W., ZEKERT, P., BLÜMEL, G.: Fettsäuremuster der Lipidfraktionen im Blut, Teil I : Polytraumatisierte Patienten. Med. Welt 27, 87o (1976).
12. LOSERT, W.: Biologie der Prostaglandine unter Berücksichtigung therapeutischer Aspekte. Arzneimittel-Forsch. 25, 135 (1975).
13. LOVE, W.C., CASHELL, A., REYNOLDS, M., CALLAGHAN, N.: Linoleate and fatty-acid patterns of serum lipids in multiple sclerosis and other diseases. Brit. med. J. 18 (1974).
14. MEAD, J.F.: The Metabolism of the Polyunsaturated Fatty Acids. In: Progress in the Chemistry of Fats and Other Lipids, vol. IX, part 2, 161 (Ed. R.T.HOLMAN). Pergamon Press 1968.
15. PAULSRUD, J.R., PENSLER, L., WHITTEN, C.F., STEWART, S., HOLMAN, R.T.: Essential fatty acid deficiency in infants induced by fat-free intravenous feeding. Amer. J. clin. Nutr. 25, 897 (1972).
16. PENSLER, L., WHITTEN, C., PAULSRUD, J., HOLMAN, R.T.: Serum fatty acid changes during fat-free intravenous therapy. J. Pediat. 78, 1o67 (1971).
17. PRESS, M., KIKUCHI, H., SHIMOYAMA, T., THOMPSON, G.R.: Diagnosis and treatment of essential fatty acid dieficiency in man. Brit. med. J. 2, 247 (1974).

18. RICHARDSON, T.J., SGOUTAS, D.: Essential fatty acid deficiency
    in four adult patients during total parenteral nutrition.
    Amer. J. clin. Nutr. _28_, 258 (1975).
19. RIELLA, M.C., BROVIAC, J.W., WELLS, M., SCRIBNER, B.H.:
    Essential fatty acid deficiency in human adults during total
    parenteral nutrition. Ann. intern. Med. _83_, 786 (1975).
2o. SHIMOYAMA, T., KIKUCHI, H., PRESS, M., THOMPSON, G.R.: Fatty
    acid composition of plasma lipoproteins in control subjects
    and in patients with malabsorption. Gut _14_, 716 (1973).
21. THOMASSON, H.J.: Essential fatty acids. Nature _194_, 973
    (1962).
22. TROLL, U., RITTMEYER, P.: Veränderungen im Fettsäuremuster
    der Serumgesamtlipide bei Katabolie. Infusionstherapie _3_,
    23o (1973/74).
23. WENE, J.D., CONNOR, W.E., DENBESTEN, L.: The developement
    of essential fatty acid deficiency in healthy men fed fat-
    free diets intravenously and orally. J. clin. Invest. _56_,
    127 (1975).
24. WILMORE, D.W., MOYLAN, J.A., HELMKAMP, G.M., PRUITT, B.A.:
    Clinical evaluation of a 1o% intravenous fat emulsion for
    parenteral nutrition in thermally injured patients. Ann.
    Surgery _178_, 5o3 (1973).
25. WOLFRAM, G., DOENICKE, A., ZÖLLNER, N.: Die essentiellen
    Fettsäuren in den Cholesterinestern des Serums vor und in
    den Tagen nach einer Magenoperation. Infusionstherapie _1_,
    537-54o (1973/74).
26. WOLFRAM, G., ZÖLLNER, N.: Die essentiellen Fettsäuren im
    Serum bei extrem kohlenhydratreicher, fettarmer Kost. Verh.
    dtsch. Ges. inn. Med. _72_, 777 (1966).
27. WOLFRAM, G., ZÖLLNER, N.: Der Linolsäurebedarf des Menschen.
    Wiss. Veröff, dtsch. Ges. f. Ernährung _22_, 51 (1971).
28. WOLFRAM, G., ZÖLLNER, N.: in Vorbereitung.
29. ZIBOH, V.A.: Biosynthesis of prostaglandin E_2 in human skin:
    subcellular localization and inhibition by unsaturated fatty
    acids and anti-inflammatory drugs. J. Lipid Res. _14_, 377
    (1973).
3o. ZIBOH, V.A., HSIA, S.L.: Effects of prostaglandin E_2 on rat
    skin: inhibition of sterol ester biosynthesis and clearing
    of scaly lesions in essential fatty acid deficiency. J. Lipid
    Res. _13_, 458 (1972).
31. ZÖLLNER, N.: Der Linolsäurebedarf des erwachsenen Menschen.
    Congresso internazionale sul valore biologico dell'olio di
    oliva 197o, pag. 28.
32. ZÖLLNER, N., WOLFRAM, G.: Cholesterinester im Plasma als
    Parameter der Linolsäureversorgung des Menschen. Z. ges.
    exp. Med. _146_, 89 (1968).
33. ZÖLLNER, N., WOLFRAM, G., LONDONG, W., KIRSCH, K.: Unter-
    suchungen über die Plasmalipoide des Neugeborenen, Säuglings
    und Kleinkindes. Klin. Wschr. _44_, 38o (1966).

DIE PARENTERALE ERNÄHRUNG IN DER POSTOPERATIVEN UND POSTTRAUMATISCHEN PHASE UNTER BESONDERER BERÜCKSICHTIGUNG DER PLASMALINOLSÄUREWERTE

Von J. Eckart, G. Wolfram und H. Schaaf

Die parenterale Ernährung stellt im Rahmen der modernen Intensivtherapie ein den Krankheitsverlauf oft entscheidend mitbeeinflussendes, bisweilen sogar lebensrettendes Behandlungsverfahren dar. Von verschiedenen Arbeitsgruppen wurde inzwischen gezeigt, daß Patienten auf intravenösem Wege über Monate, ja Jahre hinweg ausreichend ernährt werden können (BROVIAC u. SCRIBNER (9), COLLINS et al. (12), JACOBSON (31), JARNUM (32), JEEJEEBHOY et al. (33)). Diese Tatsache kann aber nicht darüber hinwegtäuschen, daß die parenterale Ernährung beispielsweise in der frühen postoperativen Phase, mehr aber noch bei einem speziellen Krankengut, wie bei polytraumatisierten oder septischen Patienten, häufig mit erheblichen klinischen Problemen verbunden ist. Diese lassen sich darauf zurückführen, daß es ausgelöst durch Operationen, Traumen oder septische Krankheitsbilder zu einer gesteigerten Lipolyse und Ketonkörperbildung kommt, daß Störungen des Kohlenhydratstoffwechsels in Form einer Hyperglykämie, Glucosurie sowie einer verminderten Glucosetoleranz und -verwertung auftreten und daß besonders bei Unfallpatienten vielfach ein massiver Proteinkatabolismus vorhanden ist. Die erwähnten Stoffwechselveränderungen haben dazu geführt, daß seit Jahren unverändert heftig diskutiert wird, ob Glucose gegebenenfalls mit Insulin oder ob Zuckeraustauschstoffe in Kombination mit Glucose als Kohlenhydrate im Rahmen einer vollständigen parenteralen Ernährung in dieser Phase verabfolgt werden sollen (AHNEFELD et al. (1), BICKEL u. HALMÁGYI (6), ECKART (14), FÖRSTER u. HOFFMANN (2o), GÖSCHKE u. LEUTENEGGER (23), HAIDER et al. (27), HULTMAN et al. (3o)), und inwieweit es überhaupt sinnvoll sei, unter den genannten Bedingungen Fett zu verabfolgen. Kompliziert wird die Beantwortung der Frage nach der Notwendigkeit einer frühzeitigen parenteralen Fettzufuhr in letzter Zeit noch dadurch, daß der vor allem posttraumatisch in verschiedenen Lipidfraktionen des Serums beobachtete Abfall der Linolsäure in seiner Aussagekraft und Wertigkeit bislang noch sehr unterschiedlich interpretiert wird (BEISBARTH u. SCHULTIS (4), BROST u. HALMÁGYI (7), ECKART (13), ECKART et al. (16), GRÜNERT (25), TROLL u. RITTMEYER (6o), WILMORE et al. (66), WOLFRAM et al. (69), ZUMTOBEL (74)), was sicherlich mit zu deutlich voneinander abweichenden therapeutischen Empfehlungen für die parenterale Ernährung nach Operationen, Traumen oder septischen Krankheitsbildern beiträgt.

Um über Beginn, Ausmaß und Dauer verschiedener postoperativer und posttraumatischer Stoffwechselstörungen eine weitergehende Information zu erhalten, haben wir bei stark unterernährten, operierten und polytraumatisierten, weitgehend parenteral ernährten Patienten einer operativen Intensivstation die Calorienzufuhr im Rahmen einer vollständigen parenteralen Ernährung täglich genau registriert, gleichzeitig Stickstoffbilanzen gemacht, die renale

Ausscheidung von Glucose, Fructose und Xylit bestimmt und täglich
mehrfache Blutzuckerbestimmungen durchgeführt. Außerdem wurden bei
einem Teil dieser Patienten Gesamtcholesterin, freies Cholesterin
und die Triglyceride im Serum bestimmt und die Verteilung der
Fettsäuren in den Cholesterinestern, Phosphatiden und Triglyceriden des Serums untersucht (WOLFRAM et al. (68)). Einen Überblick
über unsere Untersuchungsergebnisse geben die folgenden Abbildungen.

Beschäftigen wir uns zunächst mit den Möglichkeiten einer optimalen Kohlenhydratzufuhr im Rahmen einer vollständigen parenteralen Ernährung beim operierten oder traumatisierten Patienten.
Glucose besitzt zweifellos unter normalen Stoffwechselbedingungen
wegen ihrer hohen Umsatzkapazität und ihrer ubiquitären Verwertung gegenüber den Nicht-Glucosekohlenhydraten Fructose, Sorbit
und Xylit deutliche Vorteile. Die Kohlenhydratzufuhr sollte deshalb beim nicht-operierten und nicht-traumatisierten Patienten
auch weitgehend in Form von Glucose erfolgen. Zu prüfen war, ob
postoperativ oder posttraumatisch ebenfalls eine überwiegende
Glucosezufuhr, gegebenenfalls zusammen mit Insulin, angebracht
ist oder ob ein vorübergehend verabfolgtes Glucose-Fructose-
Xylit-Gemisch zu einer besseren Ausnutzung der angebotenen Kohlenhydrate führen würde. Die ersten drei Abbildungen stellen, von
oben nach unten, die Zufuhr in Form eines Aminosäurengemisches,
einer Kohlenhydratmischlösung aus Glucose, Fructose und Xylit im
Verhältnis 2:2:1 und einer Sojabohnenölemulsion dar. Darunter sind
die renalen Glucose-Fructose- und Xylitverluste in g/Tag, in
%/Tag und der im Untersuchungszeitraum verabreichten Dosis sowie
schließlich die Stickstoffbilanz eingetragen.

Abb. 1 zeigt das Resultat unserer Untersuchungen bei einem 38-
jährigen Mann, bei dem es nach Durchführung einer Choledochojejunostomie zu einer ausgedehnten Wunddehiscenz und zu einer schweren
Magen-Darm-Atonie gekommen war. 14 Tage nach dem Eingriff ließen
sich Zeichen einer posttraumatischen Stoffwechselstörung nicht
mehr nachweisen. Die Stickstoffbilanz war immer positiv. Die
Kohlenhydratverluste im Urin waren insgesamt gesehen niedrig.
Während der Beobachtungsperiode wurden o,6% Glucose, 3% Fructose
und 5% Xylit der verabfolgten Kohlenhydratmenge ausgeschieden. Bei
dem nächsten Patienten (Abb. 2), einem 62 Jahre alten Mann, wurde
eine Kardiaresektion durchgeführt. Während der ersten 5 Tage nach
dem Eingriff kam es zu einer deutlichen Glucosurie. Die renalen
Glucoseverluste übertrafen dabei erheblich die Ausscheidung von
Fructose und Xylit. Im weiteren postoperativen Verlauf wurde dann
immer mehr Xylit als Glucose und Fructose ausgeschieden, eine
Beobachtung, die sich bei nahezu allen von uns untersuchten Patienten machen ließ, und die sich mit entsprechenden Ergebnissen
anderer Arbeitsgruppen deckt (AHNEFELD et al. (1), BICKEL et al.
(5), LEUTENEGGER et al. (38)). Während der 1otägigen Infusionsperiode betrug die Kohlenhydratausscheidung für Fructose 3,9%,
für Glucose wegen der anfänglich relativ großen renalen Verluste
9,3% und für Xylit 11,5% der verabfolgten Menge. Die Stickstoffbilanz war im Beobachtungszeitraum zunächst negativ, später positiv. Der nahezu isocalorische Ersatz von 1ooo Kohlenhydratcalorien
durch Fett führte zu keiner Änderung im günstigen Verhalten der
Stickstoffbilanz. Abb. 3 aus unserem Krankengut zeigt besonders
typisch das Verhalten der Kohlenhydratverwertung nach einem

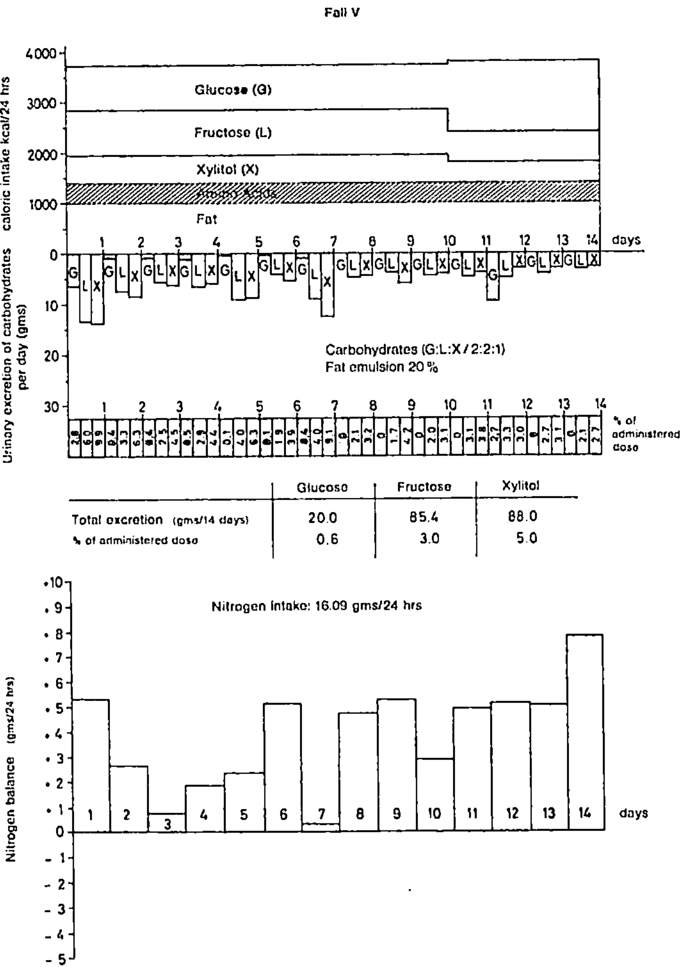

	Glucose	Fructose	Xylitol
Total excretion (gms/14 days)	20.0	85.4	88.0
% of administered dose	0.6	3.0	5.0

Abb. 1. Calorienzufuhr, renale Kohlenhydratverluste und Stickstoffbilanz während vollständiger parenteraler Ernährung (TPN).
Pat. W.H., männlich, 38 Jahre
Diagnose: Choledochojejunostomie, Wunddehiscenz, Magen-Darm-Atonie
Therapie: Sekundärnaht, TPN

größeren chirurgischen Eingriff. Bei diesem 25jährigen Mann war
nach Pankreaticojejunostomie und Pyloroplastik nur kurzfristig
eine mäßige Glucoseausscheidung nachweisbar. Fructose wurde während der 12tägigen Infusionsperiode nur in geringen Mengen ausgeschieden. Die Xylitausscheidung war insgesamt gesehen gering, lag
aber mit 6,4% der verabfolgten Dosis deutlich über der von Fructose und Glucose. Die Stickstoffbilanz war bei diesem Patienten
trotz einer Zufuhr von ca. 45 Calorien/kg Körpergewicht/Tag immer
negativ. Durch die parenterale Zufuhr einer Sojabohnenölemulsion
anstelle einer Kohlenhydratmischlösung wurden die renalen Stickstoffverluste nicht beeinflußt.

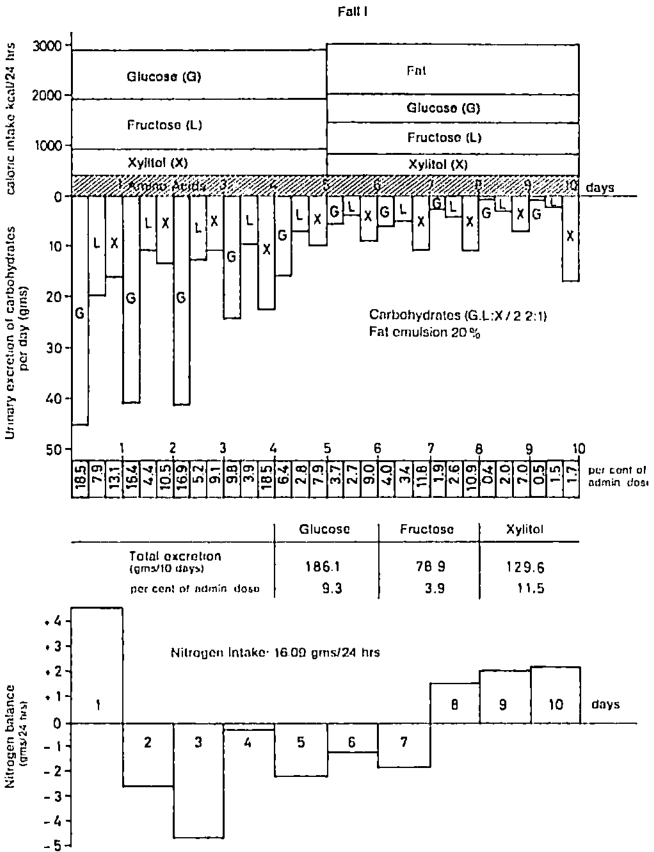

	Glucose	Fructose	Xylitol
Total excretion (gms/10 days)	186.1	78 9	129.6
per cent of admin dose	9.3	3.9	11.5

*Abb. 2. Calorienzufuhr, renale Kohlenhydratverluste und Stickstoff-
bilanz während vollständiger parenteraler Ernährung (TPN).
Pat. A.N., männlich, 62 Jahre
Diagnose: Kardiacarcinom
Therapie: Kardiaresektion, TPN*

Die Linolsäure ist für den Menschen die wichtigste essentielle
Fettsäure. Der tägliche Bedarf des gesunden Menschen liegt bei
ca. 7 g und wird, da die Linolsäure in Nahrungsmitteln tierischer
und pflanzlicher Herkunft weit verbreitet ist, in der Regel durch
die normale Nahrungsaufnahme gedeckt (WOLFRAM (67)). Ein manifes-
ter Mangel an essentiellen Fettsäuren ist sehr selten. Er wurde
zuerst bei Kindern unter einer extrem niedrigen oralen Linolsäurezufuhr, inzwischen aber auch bei Erwachsenen und Kindern während
einer längerdauernden fettfreien parenteralen Ernährung beobachtet.
In der letzten Zeit wurde außerdem von verschiedenen Arbeitsgruppen über Frühsymptome eines Linolsäuremangels, d.h. über einen
Linolsäureabfall in den Lipidfraktionen des Serums bzw. über entsprechende Veränderungen in den Erythrocytenphospholipiden unter
den genannten Bedingungen berichtet (CALDWELL u. JONSSON (1o),
COLLINS et al. (12), FLEMING et al. (18), HANSEN et al. (28),
HELMKAMP et al. (29), JEEJEEBHOY et al. (34), MASHIMA et al. (42),

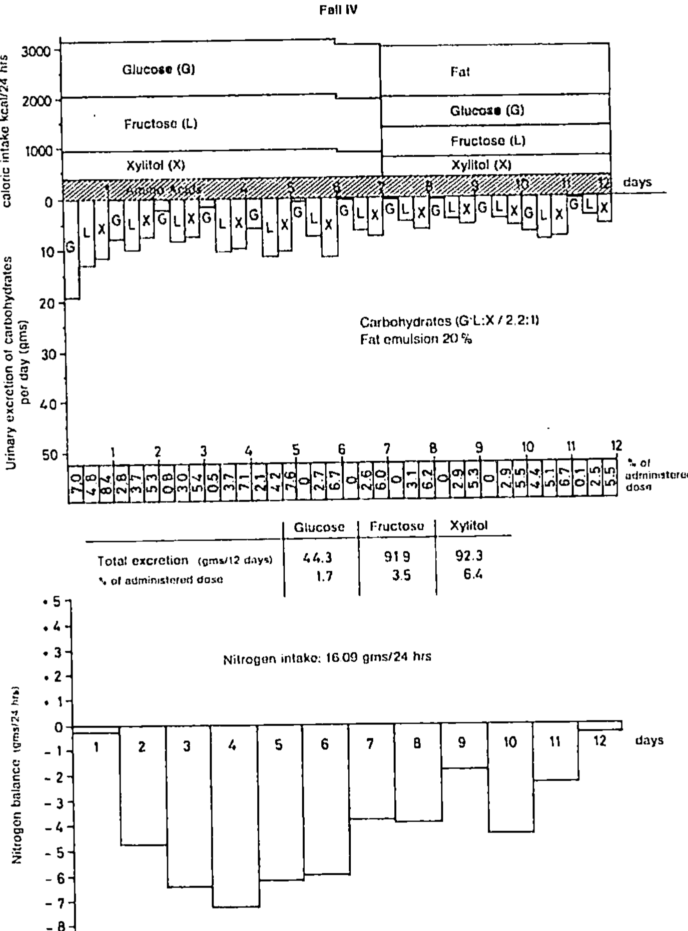

*Abb. 3. Calorienzufuhr, renale Kohlenhydratverluste und Stickstoff-
bilanz während vollständiger parenteraler Ernährung (TPN).
Pat. S.Sch., männlich, 25 Jahre
Diagnose: Pankreaspseudocyste
Therapie: Pankreaticojejunostomie, Pyloroplastik, TPN*

PAULSRUD et al. (46), PENSLER et al. (47), PRESS et al. (48),
RICHARDSON u. SGOUTAS (49), RIELLA et al. (5o), SGOUTAS u. JONES
(55), WHITE et al. (64), WIESE et al. (65), WILMORE et al. (66)).
Andere Autoren haben mitgeteilt, daß es auch nach ausgedehnten
operativen Eingriffen, nach schweren Unfällen oder Verbrennungen
zu einem schnellen Abfall der Linolsäure in den Lipidfraktionen
des Serums, zu einem Auftreten der normalerweise nicht nachweisbaren Eikosatrienfettsäure sowie zur Änderung in der Fettsäuren-
zusammensetzung der Erythrocytenphospholipide kommt (ECKART (15),
ECKART et al. (16), HELMKAMP et al. (29), LOHNINGER et al. (39,
4o), TROLL u. RITTMEYER (6o), TROLL et al. (61), WILMORE et al.
(66), WOLFRAM et al. (69)); hieraus wird z.T. die Notwendigkeit
zur frühzeitigen Linolsäurezufuhr bei Patienten mit posttraumatischer Katabolie abgeleitet bzw. deren Substitution empfohlen

(LOHNINGER et al. (4o), TROLL u. BESSERT (59), TROLL u. RITTMEYER
(6o), WILMORE et al. (66)). Da über das Verhalten der essentiellen
Fettsäuren nach geplanten mittelschweren chirurgischen Eingriffen
bislang nichts bekannt war, haben WOLFRAM et al. (67) zunächst
bei neun Männern vor und während einer Magenoperation sowie 3 und
6 Tage danach die Cholesterin- und Triglyceridspiegel im Serum
bestimmt und das Fettsäuremuster der Cholesterinester untersucht.
Bei allen Patienten kam es als Folge der postoperativen unzureichenden Calorienzufuhr zu einem Absinken der Cholesterin- und
Triglyceridspiegel, während sich die prozentuale Verteilung der
essentiellen Fettsäuren in den Cholesterinestern des Serums im
Untersuchungszeitraum kaum änderte. Der Anteil der Linolsäure
fiel gering ab, der Arachidonsäureanteil stieg vorübergehend
wenig an. Ein Anstieg der Eikosatrienfettsäure konnte bei keinem
dieser Patienten beobachtet werden. Obwohl durch das Absinken der
Gesamtcholesterinkonzentration im Serum der absolute Linolsäuregehalt in den Cholesterinestern deutlicher abgefallen war, als es
Abb. 4 erkennen läßt, konnten bei keinem Patienten die biochemischen Zeichen eines Linolsäuremangels nachgewiesen werden.

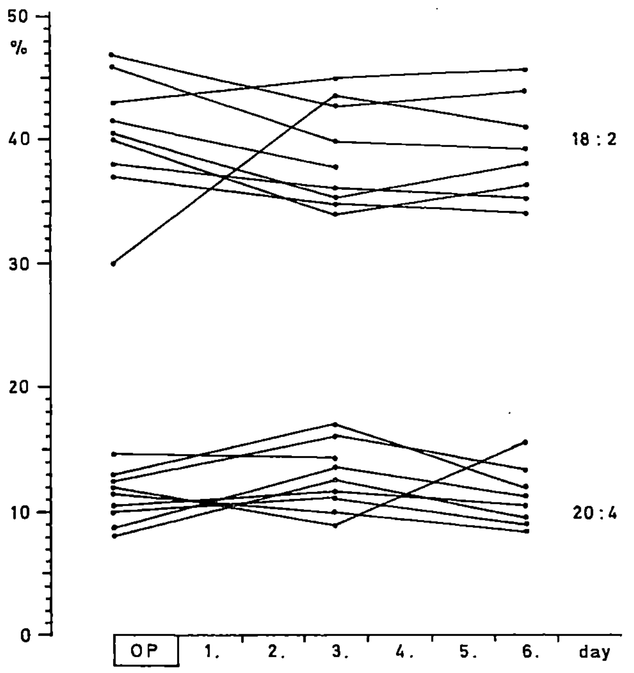

Abb. 4. Linolsäure (18:2) und Arachidonsäure (2o:4) in den Choles-
terinestern des Serums vor, 3 und 6 Tage nach elektiven operativen
Eingriffen (n = 9). Die Calorienzufuhr betrug im Durchschnitt
4oo kcal/Tag. Fett wurde während dieser Periode nicht gegeben.

Bei unseren Untersuchungen über das Verhalten der Linolsäure in
den Lipidfraktionen des Serums bei Patienten einer operativen
Intensivpflegestation wurden Gesamtcholesterin, freies Cholesterin,
Triglyceride und Phosphatide bestimmt. Die Cholesterinester, Triglyceride und Phosphatide des Serums wurden säulenchromatographisch

getrennt, und die in ihnen veresterten Fettsäuren nach Umesterung
als Fettsäuremethylester gaschromatographisch untersucht (WOLFRAM
et al. (68)).

In den Abb. 5-11 sind, von oben nach unten, der prozentuale Anteil
der Linolsäure in den Cholesterinestern des Serums, die Calorienzufuhr und die Stickstoffbilanz dargestellt. Einige Abbildungen
zeigen zusätzlich die Zuckerausscheidung im Urin – dabei wurden
die Glucoseverluste zur besseren Übersicht der zusammengefaßten
Fructose- und Xylitausscheidung gegenübergestellt – und die mittlere tägliche Blutzuckerkonzentration. Da ein von der Norm abwei-
chendes Verhalten der Linolsäure, vor allem bei Kranken in stark
reduziertem Ernährungszustand zu erwarten war, begannen wir unsere
Untersuchungen bei zwei deutlich untergewichtigten Patienten. Der
erste Patient (Abb. 5), ein 43 kg schwerer, 1,72 m großer Mann,
wurde wegen einer Pankreaspseudocyste operiert. Parenteral wurden
dem Patienten ca. 60 Calorien/kg Körpergewicht/Tag verabfolgt. Die
Stickstoffbilanz war unter diesem Ernährungsregime während des
26tägigen Beobachtungszeitraumes praktisch immer positiv. Vor
Beginn der intravenösen Fettzufuhr war der Linolsäureanteil in den
Cholesterinestern des Serums deutlich vermindert. Nach der 1wöchi-
gen Zufuhr von etwas mehr als 25 g Linolsäure/Tag in Form einer
Sojabohnenölemulsion war der Prozentsatz der Linolsäure deutlich
angestiegen und lag jetzt im Normbereich. Das Absetzen der Fettzufuhr führte sehr schnell wieder zum Absinken des Linolsäureanteils auf den stark erniedrigten Ausgangswert.

Bei dem zweiten Kranken (Abb. 6), einem 37 kg schweren Mann, war
der Linolsäureanteil in den Cholesterinestern ebenfalls stark
herabgesetzt. Die Zufuhr von ca. 1o und anschließend 25 g Linol-
säure/Tag führte zu einer Zunahme, die Unterbrechung der intravenösen Fettverabreichung zu einer erneuten Abnahme des Linolsäureanteils in den Cholesterinestern des Serums. Trotz eines
sicherlich ausreichend hohen Calorienangebotes von über 6o Calo-
rien/kg Körpergewicht/Tag war es bei diesem Patienten nicht möglich, eine ausgeglichene positive Stickstoffbilanz zu erzielen.
Erst die zusätzliche Verabfolgung von 9o mg Zinkaspartat/Tag be-
wirkte, daß im weiteren Beobachtungszeitraum eine gleichmäßig
stark positive Stickstoffbilanz zu erzielen war. Abb. 7 zeigt die
Untersuchungsergebnisse bei einem 66jährigen Mann, der wegen eines
Magencarcinoms gastrektomiert wurde. Auch hier fällt unter der
fettfreien parenteralen Ernährung der Linolsäureanteil in den
Cholesterinestern des Serums schnell ab. Die Blutzuckerwerte sind
am Operationstag und an dem darauffolgenden Tag zunächst deutlich
erhöht, zeigen dann aber schnell Normalisierungstendenz. Die renalen Glucoseverluste sind nur am Operationstag hoch, im weiteren
Beobachtungszeitraum geht die renale Glucoseausscheidung deutlich
zurück; Fructose, vor allem aber Xylit, werden weiterhin in einer
Gesamtmenge bis zu 25 g/Tag ausgeschieden. Die Stickstoffbilanz
ist bei einem Calorienangebot von 3ooo Calorien/Tag immer leicht
negativ.

Ein völlig anderes Stoffwechselverhalten findet sich bei einem
31jährigen Mann nach einem Polytrauma (Abb. 8). Der Linolsäureanteil in den Cholesterinestern des Serums ist unter einer fettfreien parenteralen Ernährung während des gesamten hier darge-
stellten Zeitraumes deutlich reduziert. Die Stickstoffbilanz ist

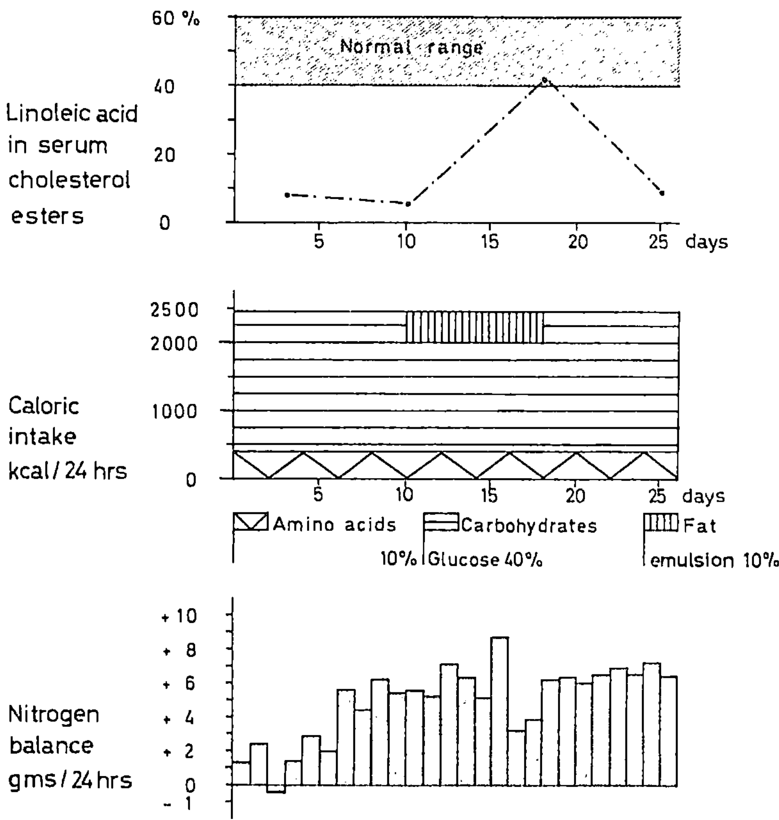

*Abb. 5. Linolsäure in den Cholesterinestern des Serums, Calorien-
zufuhr und Stickstoffbilanz während vollständiger parenteraler
Ernährung (TPN).
Pat. K.B., männlich, 37 Jahre
        Körpergewicht: 5. Dez. 1974:   43 kg
        Körpergewicht: 31. Dez. 1974:   48 kg
Diagnose: Pankreaspseudocyste, Kachexie
Therapie: Pankreasteilresektion, Splenektomie, Pankreaticojejunos-
tomie, TPN*

vom Unfalltag an z.T. stark negativ. Die Blutzuckerkonzentration,
die renale Kohlenhydrat- und vor allem die Glucoseausscheidung
sind trotz der Verabfolgung von nicht gerade geringen Altinsulin-
dosen immer im stark pathologischen Bereich. Die Kohlenhydratver-
wertungsstörung bei diesem Patienten und bei anderen von uns beobachteten Fällen hat uns gezeigt, daß selbst bei ausschließlicher
Zufuhr von Kohlenhydratmischlösungen, speziell bei der parenteralen Ernährung von Unfallpatienten, häufig noch wesentlich höhere
als die hier genannten Insulindosen zur Normalisierung der Blutzuckerwerte und zur Vermeidung renaler Glucoseverluste verabfolgt
werden müssen. In Abb. 9 sind die Untersuchungsergebnisse zusammengefaßt, die wir bei einem 32jährigen Mann erhoben haben. Der
Patient wurde ebenfalls wegen eines schweren Polytraumas auf

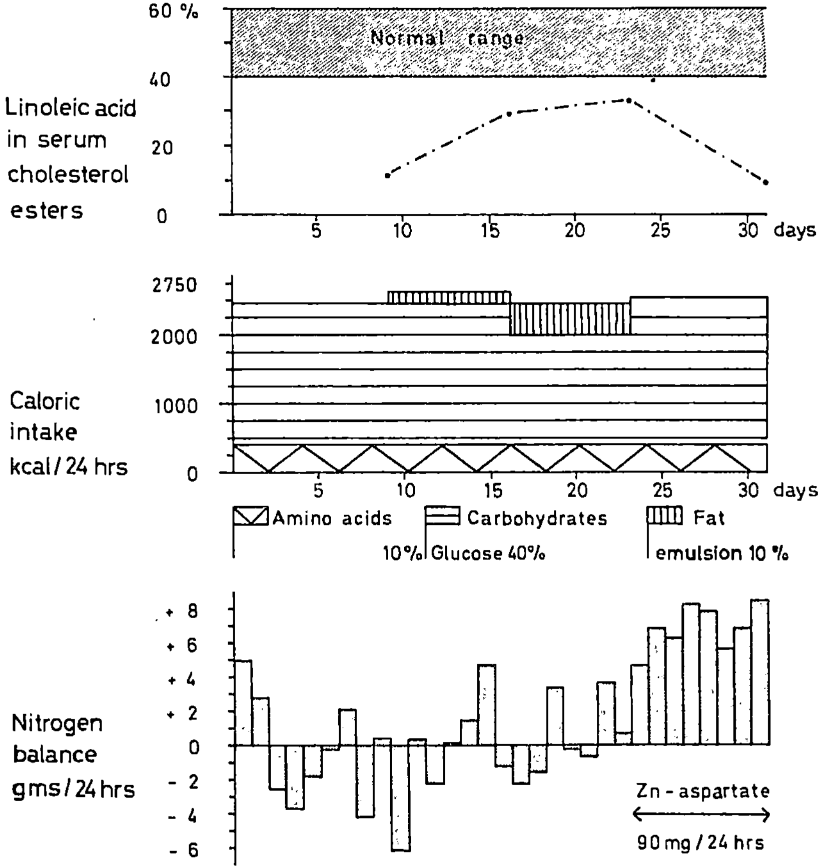

Abb. 6. Linolsäure in den Cholesterinestern des Serums, Calorien-
zufuhr und Stickstoffbilanz während vollständiger parenteraler
Ernährung (TPN).
Pat. H.G., männlich, 37 Jahre
   Körpergewicht: 11. Nov. 1974: 37 kg
   Körpergewicht: 2o. Dez. 1974: 45 kg
Diagnose: Abflußbehinderung im Bereich einer Choledochoduodenos-
   tomie, multiple Darmfisteln, Malabsorption
Therapie: Laparotomie, Revision der Choledochoduodenostomie, TPN

unserer Intensivstation aufgenommen. Am Aufnahmetag wurde er wegen
einer Zwerchfellruptur zusätzlich thoracotomiert, 8 Tage später
wegen einer Darmperforation außerdem laparotomiert. Auch bei diesem Patienten blieb die Stickstoffbilanz während der 4wöchigen
Beobachtungszeit immer stark negativ. Durch die parenterale Zufuhr
von Zink konnte keine Verbesserung der Stickstoffbilanz erzielt
werden. Der Linolsäureanteil in den Cholesterinestern des Serums
fiel auch bei diesem Patienten schnell auf erheblich verminderte
Werte ab. Unter der Zufuhr von nicht ganz 1o g Linolsäure/Tag kam
es zu einer langsamen Zunahme, nach Gabe von 24,8 g Linolsäure/
Tag praktisch zu einer Normalisierung des Linolsäureanteils in den
Cholesterinestern des Serums.

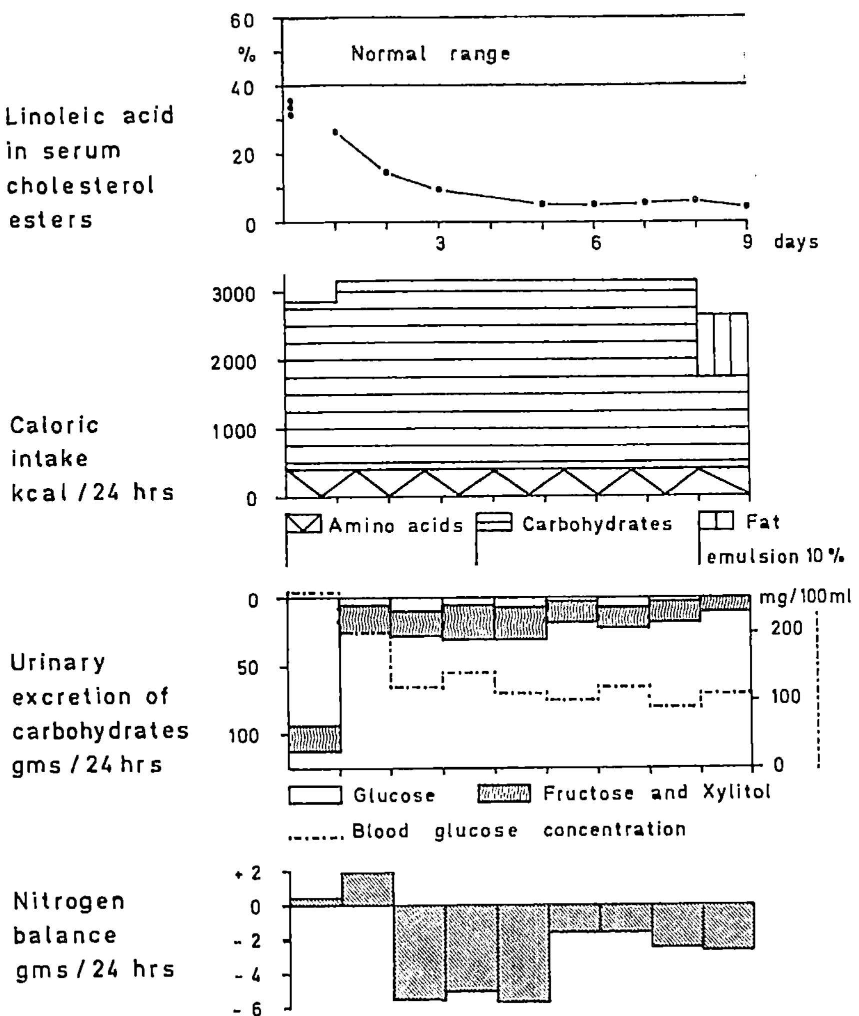

*Abb. 7. Linolsäure in den Cholesterinestern des Serums, Calorien-
zufuhr, renale Kohlenhydratverluste, Blutglucosekonzentration und
Stickstoffbilanz während vollständiger parenteraler Ernährung (TPN).
Pat. J.N., männlich, 66 Jahre
Diagnose: Magencarcinom
Therapie: Gastrektomie, TPN*

Bei dem folgenden Patienten (Abb. 1o), der nach einem schweren
Unfall zunächst rein parenteral, dann z.T. über einen Cavakatheter,
z.T. durch eine Magensonde ernährt wurde, ist die Stickstoffbilanz
fast 3 Wochen lang stark negativ, dann erst kommt es zu einer annähernd ausgeglichenen Bilanz. Besonders bemerkenswert scheint in
diesem Fall das Verhalten der Linolsäure in den Cholesterinestern
des Serums zu sein. In den ersten 8 Tagen nach dem Unfall fällt
der Linolsäureanteil in den Cholesterinestern des Serums stark ab,
obwohl täglich ca. 25 g Linolsäure in Form einer 1o%igen Sojabohnenölemulsion verabfolgt wurden. Unter der kontinuierlichen

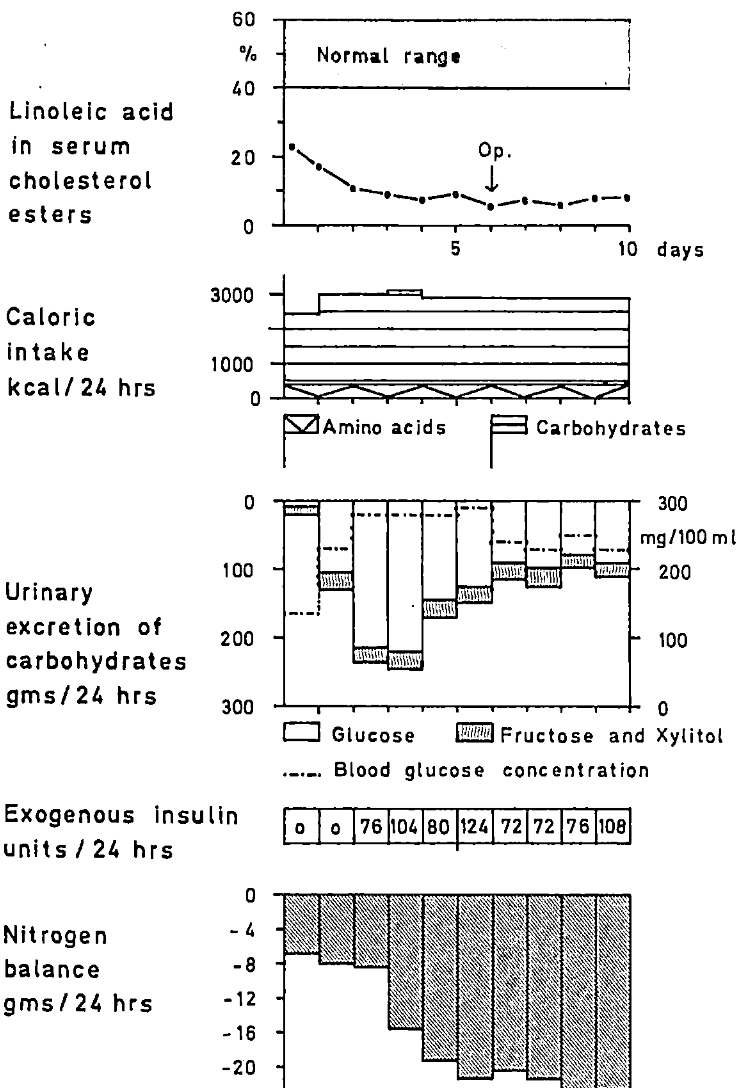

*Abb. 8. Linolsäure in den Cholesterinestern des Serums, Calorien-
zufuhr, renale Kohlenhydratverluste, Blutglucosekonzentration,
Insulinzufuhr und Stickstoffbilanz während vollständiger parente-
raler Ernährung (TPN).
Pat. J.Sch., männlich, 31 Jahre
Diagnose: Commotio cerebi, beiderseitige Rippenfrakturen, Fraktur
        der Tibia und eines Vorderarms, Aspirationspneumonie
Therapie: Künstliche Beatmung, explorative Laparotomie, Osteo-
        synthese (Op.), TPN*

Zufuhr der gleichen Fettmenge erreicht der Prozentwert der Linolsäure in den Cholesterinestern dann den Normbereich, um nach Absetzen der parenteralen Fettzufuhr wiederum abzusinken. Erst die
erneute Verabfolgung einer jetzt allerdings geringeren Linolsäure-
menge führt im weiteren Verlauf zu einem Wiederanstieg des

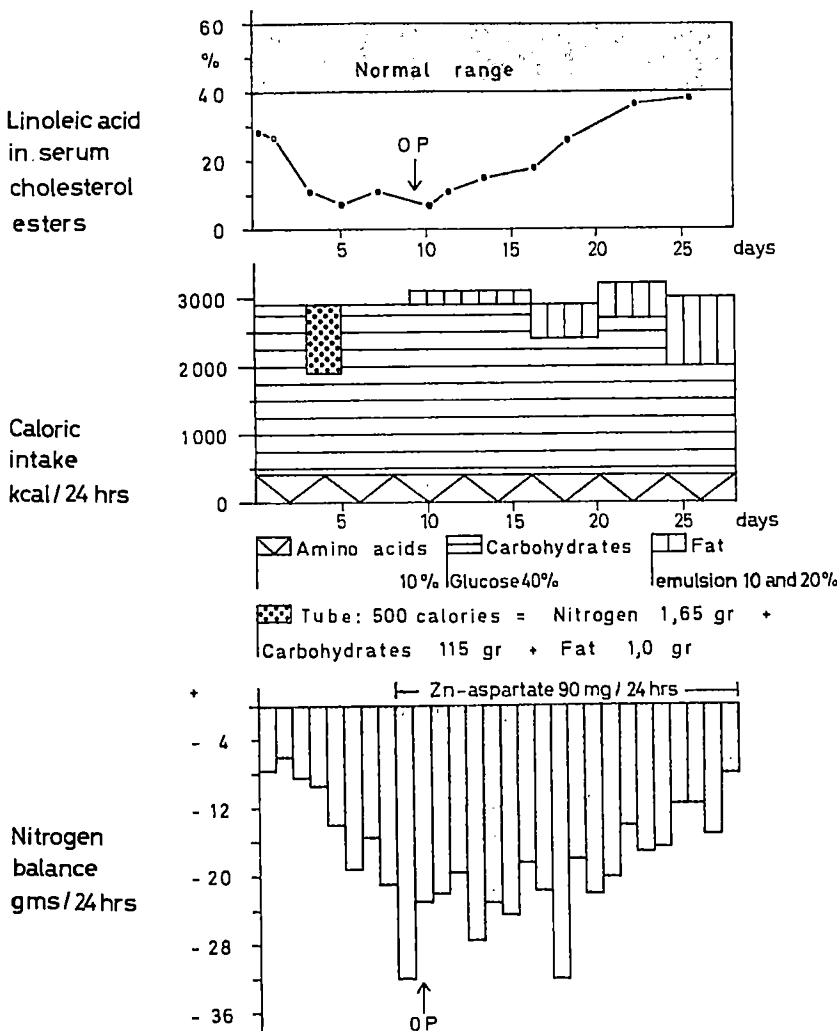

Abb. 9. Linolsäure in den Cholesterinestern des Serums, Calorien-zufuhr und Stickstoffbilanz während vollständiger parenteraler Ernährung (TPN).
Pat. K.Sch., männlich, 32 Jahre ·
Diagnose: Rippenserienfrakturen links 1-1o, rechts 3-6; Hämato-pneumothorax, Zwerchfellruptur, Darmperforation, ab-dominale Abscesse
Therapie: Thoracotomie, Laparotomie, künstliche Beatmung, TPN

Linolsäureanteils. Ein letztes Beispiel aus unserem Patientengut (Abb. 11) zeigt nochmals, diesmal bei einer 18jährigen Patientin, den schnellen Abfall des Linolsäureanteils in den Cholesterin-estern des Serums nach einem Unfall. Unter der 1wöchigen Verab-folgung von knapp 5o g Linolsäure/Tag normalisiert sich der Linol-säureanteil in den Cholesterinestern des Serums weitgehend, um nach Unterbrechung der intravenösen Fettzufuhr schnell wieder auf

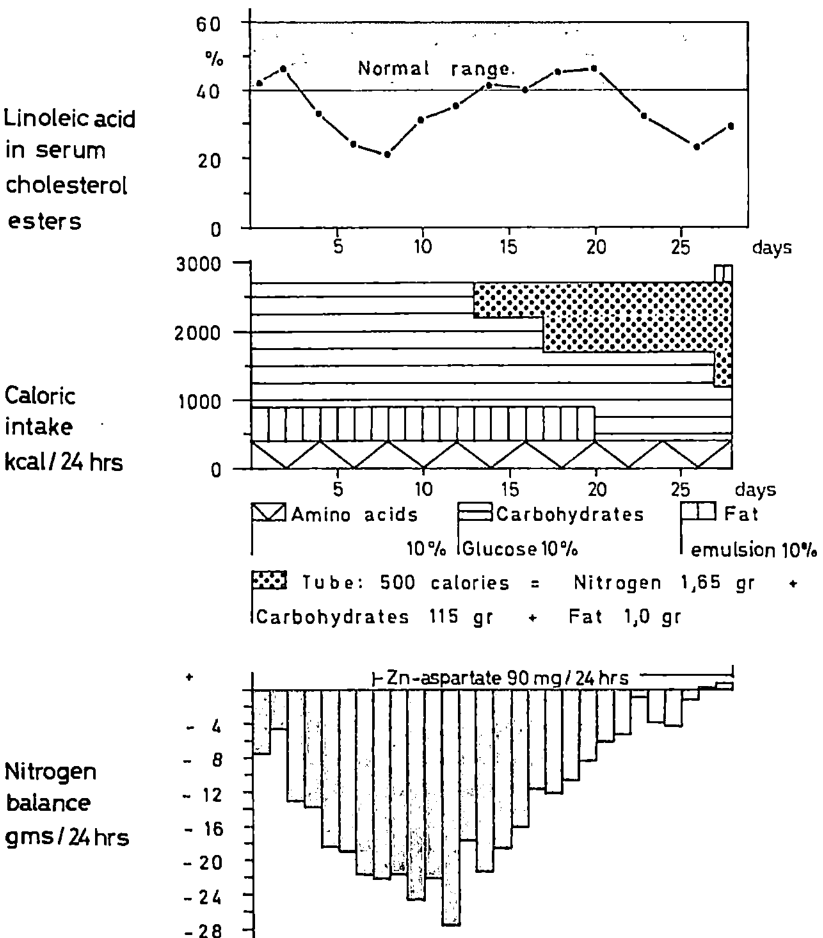

Abb. 10. Linolsäure in den Cholesterinestern des Serums, Calorien-zufuhr und Stickstoffbilanz während parenteraler und enteraler Ernährung.
Pat. R.B., männlich, 19 Jahre
Diagnose: Schweres Schädelhirntrauma, Kontusion der Lunge und des Herzens
Therapie: Künstliche Beatmung, Beginn mit TPN, dann kombinierte intravenöse und Sondenernährung

den stark erniedrigten Ausgangswert vor der intravenösen Fettgabe abzufallen. Die Stickstoffbilanz war während des gesamten Beobach-tungszeitraumes negativ. Nachdem sie ihren Tiefpunkt etwa in der Mitte der zweiten Behandlungswoche nach dem Unfall überschritten hatte, verschlechterte sie sich erneut unter einer calorisch sicherlich unzureichenden Sondenkost. Wegen einer akuten Pankrea-titis mußte die Patientin dann wieder voll parenteral ernährt werden. Auch in dieser Periode blieb die Stickstoffbilanz negativ, allerdings waren die Stickstoffverluste geringer als in der ersten Phase nach dem Unfall. In den ersten 9 Behandlungstagen wurden bei

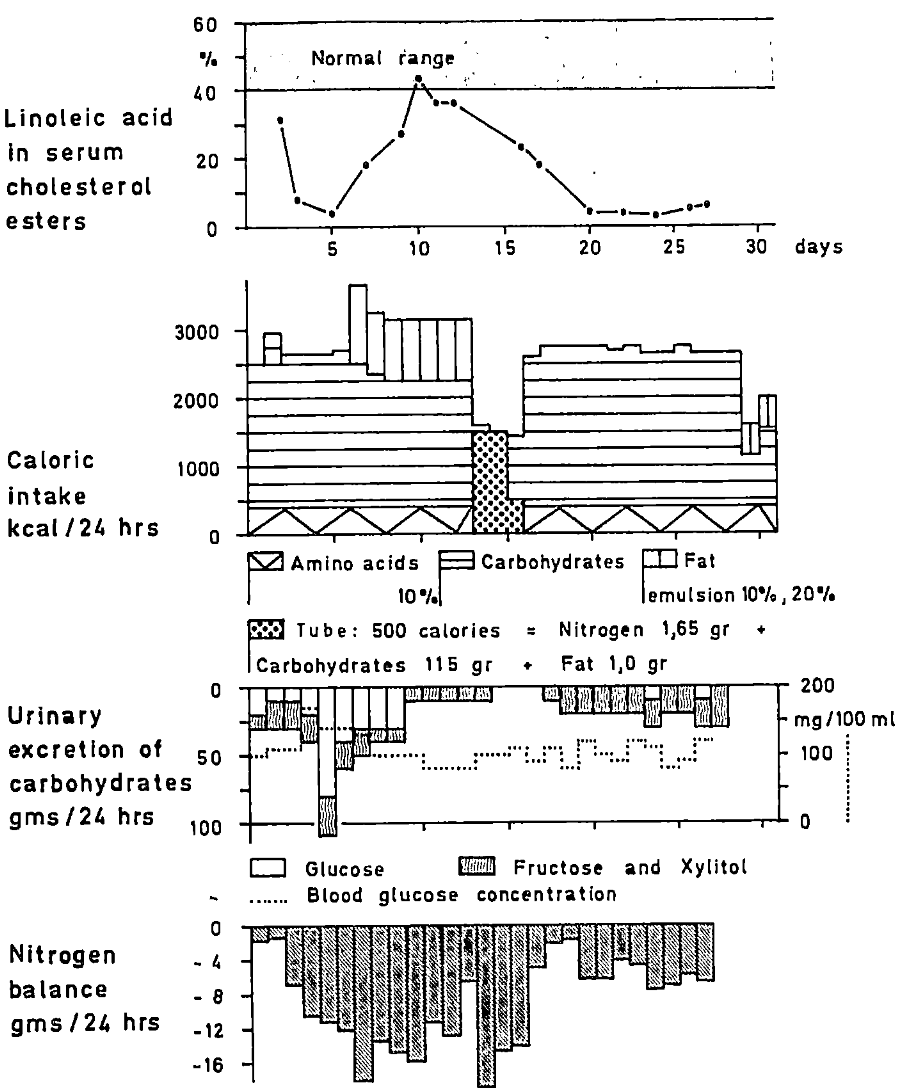

*Abb. 11. Linolsäure in den Cholesterinestern des Serums, Calorien-
zufuhr, renale Kohlenhydratverluste, Blutglucosekonzentration und
Stickstoffbilanz während parenteraler und enteraler Ernährung.
Pat. B.W., weiblich, 18 Jahre
Diagnose: Ausgedehnte Rippenfrakturen, Schlüsselbein- und Schulter-
          blatt- sowie Beckenfraktur, Pankreatitis
Therapie: Künstliche Beatmung (19 Tage), TPN*

mittleren Blutzuckerkonzentrationen bis zu 17o mg/1oo ml bis zu
8o g Glucose/Tag, in der Folge aber kaum noch Glucose im Urin ausgeschieden. Die renalen Fructose- und Xylitverluste waren während
der Kontrollperiode nie sehr hoch. Sie lagen praktisch immer unter
25 g/Tag, dabei wurde aber ständig deutlich mehr Xylit als Fructose
ausgeschieden.

Im Rahmen dieses Referates ist es leider nur möglich, auf wenige
Teilaspekte der parenteralen Ernährung etwas näher einzugehen.
Unsere Untersuchungen haben gezeigt, daß es in der Regel ohne
besondere Schwierigkeiten möglich ist, bei Patienten in stark
reduziertem Ernährungszustand oder während der parenteralen Langzeiternährung, beispielsweise von Kranken mit intestinalen Fisteln,
eine ausgeglichene oder sogar positive Stickstoffbilanz zu erzielen. Speziell bei den unterernährten Patienten sind wir bei der
Calorienzufuhr davon ausgegangen, daß hier nicht nur der tägliche
Akutbedarf zu decken, sondern gleichzeitig ein Mangelzustand zu
beheben war, und deshalb haben wir bis zu 6o Calorien/kg Körper-
gewicht/Tag parenteral verabfolgt. Da bei dem hier angesprochenen
Krankengut die normalen Fettdepots häufig weitgehend aufgezehrt
sind, wurde als Calorienträger neben Kohlenhydraten auch Fett
verabfolgt, um jede Einseitigkeit im Ernährungsregime zu vermeiden, um gleichzeitig essentielle Fettsäuren zuzuführen und um die
mit der Zufuhr hochprozentiger Kohlenhydratlösungen verbundenen
Probleme zu vermindern, zumal auch die Untersuchungen anderer
Arbeitsgruppen in letzter Zeit wieder bestätigt haben, daß mit
einer kombinierten Kohlenhydrat-Fett-Zufuhr durchaus positive
Stickstoffbilanzen zu erzielen sind (BROVIAC et al. (8), GAZZANIGA
et al. (21), JEEJEEBHOY et al. (33, 34), SANDERSON et al. (51),
WILMORE et al. (66), YEO et al. (72), ZOHRAB et al. (73), ZUMTOBEL
(74)).

Die weitgehend calorienabhängige, eiweißsparende Wirkung der
Fette ist der proteinsparenden Wirkung der Kohlenhydrate unter-
legen. Das ist darauf zurückzuführen, daß bei unzureichender oder
fehlender Kohlenhydratzufuhr Glucose aus Proteinen, allerdings
auf sehr unökonomische Weise gebildet wird, während nur 1/5-1/1o
des Kohlenhydratbedarfes aus dem bei der Lipolyse freiwerdenden
Glycerinanteil entstehen kann (BÄSSLER (2), LONG et al. (41),
MUNRO (43)). Aus dem genannten Grund wurde von uns im Rahmen einer
längerfristigen parenteralen Ernährung nie mehr als maximal 4o%
der Nicht-Eiweißcalorien in Form einer Sojabohnenölemulsion verabfolgt.

Die stark negativen Stickstoffbilanzen polytraumatisierter Patienten aus unserem Krankengut haben gezeigt, daß wir mit unseren Maßnahmen nicht in der Lage waren, diese doch erheblichen Stickstoffverluste deutlicher zu reduzieren. Die Frage, die sich uns hierbei
stellt, ist, ob eine weitere Erhöhung der Calorienzufuhr, ein
Mehrangebot an Aminosäuren oder eine Kombination von beiden Maßnahmen die Stickstoffbilanz entscheidend zu verbessern vermögen
oder ob möglicherweise nur durch eine medikamentöse Beeinflussung
der den posttraumatischen Stoffwechselveränderungen zugrunde lie-
genden hormonellen Regulationsmechanismen eine wirkliche Verbesserung zu erzielen sein wird. Hierfür spricht die Beobachtung von
LAVER (36), daß die Glucosetoleranz polytraumatisierter Patienten
durch Verabfolgung von α-Receptoren-Blockern zu verbessern ist,
während STREMMEL (58) beim Menschen und im Tierexperiment intraoperativ durch Blockierung der α-Receptoren mit Phentolamin zwar
die Hemmung der Insulinsekretion, nicht aber den Blutzuckeranstieg
nach Glucosebelastung verhindern konnte.

Ob eine weitere Steigerung des Calorienangebotes die starken
Stickstoffverluste nach einem Trauma wesentlich herabsetzt, erscheint zweifelhaft, da KINNEY et al. (35) festgestellt haben,

daß der Umsatz eines Patienten in den ersten 3 Wochen nach dem
Unfall nur um 1o-3o% über dem normalen Ruheumsatz eines Erwachsenen
von 9oo ± 1oo Calorien/qm Körperoberfläche/Tag liegt. Da unsere
schweren Unfallpatienten meist sediert und beatmet waren, ist es
kaum vorstellbar, daß eine erhebliche Diskrepanz zwischen Calorienangebot und -verbrauch Ursache der großen Stickstoffverluste
sein soll. Möglicherweise läßt sich in Zukunft eine gewisse Verbesserung der Stickstoffbilanz durch eine Erhöhung der Stickstoffzufuhr erreichen, da wir bisher in der Regel nicht mehr als 15%
der insgesamt zugeführten Calorien in Form eines L-Aminosäuren-
gemisches bzw. nicht mehr als 1,5 g Aminosäuren/kg Körpergewicht/
Tag verabfolgt haben, während WRETLIND (71) unter gleichen Voraussetzungen empfiehlt, 2 g Aminosäuren/kg Körpergewicht/Tag zu verabreichen. Da aber gerade bei polytraumatisierten Beatmungspatienten der Flüssigkeitszufuhr, wegen der großen Gefahr einer Über-
wässerung, Grenzen gesetzt sind, ist jede Steigerung der Infusions-
menge zur Erhöhung der Calorien- oder Aminosäurenzufuhr nicht un-
problematisch (CLOEREN et al. (11), FLEMING u. BOWEN (17), GIGON
et al. (22), SLADEN et al. (56)).

Auf eine Diskussion der Frage, ob die Kohlenhydratzufuhr postoperativ und posttraumatisch in Form einer Kohlenhydratmischlösung oder nur als Glucose erfolgen soll, muß aus Zeitmangel ver-
zichtet werden (ECKART (14, 15)). Aufgrund unserer eigenen Befunde,
einer objektiven Analyse der sehr unterschiedlichen Ergebnisse und
Ansichten im Schrifttum (AHNEFELD et al. (1), BICKEL u. HALMÁGYI
(6), ECKART (14), FÖRSTER u. HOFFMANN (2o), GÖSCHKE u. LEUTEN-
EGGER (23), HAIDER et al. (27), HULTMAN et al. (3o)) und der
Kenntnis, daß auch Arbeitsgruppen, die bisher ausschließlich
Glucose in der postoperativen Infusionstherapie und zur Ernährung
von Intensivpatienten verabfolgt haben, feststellen konnten, daß
speziell beim zuletzt angesprochenen Krankengut die Glucoseverwertung und -toleranz günstiger sind, wenn Kohlenhydratgemische
aus Glucose und Nicht-Glucosekohlenhydraten verwendet werden
(GÖSCHKE u. LEUTENEGGER (23), GÖSCHKE et al. (24), LEUTENEGGER
(37), LEUTENEGGER et al. (38)), halten wir bei der Zufuhr von
Kohlenhydraten zur parenteralen Ernährung operierter oder traumatisierter Patienten folgendes Vorgehen für angebracht:

1. Zunächst ausschließliche Verabfolgung von Kohlenhydratmischlösungen der genannten oder einer ähnlichen Zusammensetzung in
einer zur Deckung des Energiebedarfes notwendigen Dosierung bis
zum Abklingen der Glucoseverwertungsstörung, d.h. in der Regel
in den ersten 3-5 Tagen nach einem größeren operativen Eingriff,
nach einem schweren Trauma allerdings in Ausnahmefällen auch
länger.
2. Anschließend zunehmender Ersatz der Kohlenhydratkombination
durch Glucose. Den Kohlenhydratanteil bei längerdauernder parenteraler Ernährung nur in Form von Kohlenhydratgemischen zuzuführen,
halten wir nicht für richtig, da nach Abklingen der für den posttraumatischen Stoffwechsel typischen Veränderungen die Glucose
deutlich besser als die Zuckeraustauschstoffe verwertet wird.
3. Insulin sollte nur dann zugeführt werden, wenn es trotz Verabreichung von Kohlenhydratmischlösungen zu schweren Hyperglykämien
mit entsprechenden Wasser- und Elektrolytverlusten kommt.

Nach ausgedehnten chirurgischen Eingriffen, vor allem aber bei
polytraumatisierten Patienten und bei Kranken in sehr schlechtem
Ernährungszustand konnten wir eine deutliche Verminderung des
Linolsäureanteils in den Triglyceriden, Phosphatiden und Cholesterinestern des Serums feststellen. Vor allem bei den Unfallpatienten erfolgte der Abfall des Linolsäureanteils in den genannten
Lipidfraktionen sehr schnell und häufig auf Werte unter 1o% aller
Fettsäuren. Bei einem Teil der Patienten konnte gleichzeitig mit
der Verminderung des Linolsäureanteils ein Anstieg der Eikosatriensäure, aber keine Änderung im Arachidonsäureanteil nachgewiesen werden. Diese Befunde stimmen weitgehend überein mit den
Untersuchungsergebnissen von LOHNINGER et al. (39, 4o), TROLL u.
RITTMEYER (6o), TROLL et al. (61) sowie WILMORE et al. (66), wei-
chen aber von den Ergebnissen ab, die WOLFRAM et al. (68) bei
Patienten gefunden haben, bei denen in der Mehrzahl eine selektive Vagotomie mit Pyloroplastik durchgeführt wurde, da entsprechende Veränderungen nach diesen mittelschweren chirurgischen
Eingriffen nicht nachweisbar waren. Die Ursache des raschen Ab-
falles des Linolsäureanteiles in den Lipidfraktionen des Serums
ist bisher nicht bekannt. Da sich alle von uns untersuchten polytraumatisierten Patienten in einem guten Ernährungszustand befanden und bis zum Unfallereignis normal gegessen hatten, darf
ein zum Zeitpunkt der Krankenhausaufnahme präexistenter Linolsäuremangel ausgeschlossen werden.

Veränderungen im Fettstoffwechsel, gekennzeichnet u.a. durch eine
gesteigerte Lipolyse, gehören mit zu den typischen Folgeerschei-
nungen nach einem Trauma (SCHULTIS u. BEISBARTH (52)). Eine Main-
zer Arbeitsgruppe hat nun bei Patienten nach Operationen am Magen-
Darm-Trakt und bei Intensivpflegepatienten mit einer neu entwickelten gaschromatographischen Methode die sog. Nicht-Esterfett-
säuren selektiv und nach Einzelfettsäuren differenziert quantitativ gemessen (GRÜNERT (25), GRÜNERT et al. (26), OLBERMANN u.
GRÜNERT (44), OLBERMANN et al. (45)). Bei dem genannten Krankengut wurde eine alle Fettsäuren, d.h. auch die Linolsäure, gleichermaßen betreffende Lipolyse aus den über 6oo g Linolsäure enthal-
tenden Fettdepots des Menschen nachgewiesen. Aus diesen Befunden,
die eine bisher nicht bestrittene Mobilisierung auch der Linolsäure aus körpereigenen Fettreserven nach einem chirurgischen
Eingriff oder einem Trauma belegen, hat die genannte Arbeitsgruppe
im Hinblick auf eine parenterale Fettzufuhr die Folgerung gezogen,
daß die - ich zitiere wörtlich - "in vielen Aspekten problemati-
sche Infusion von Fettemulsionen zur Vermeidung einer scheinbaren
Mangelversorgung des Organismus mit essentiellen Fettsäuren nicht
gerechtfertigt sei".

Bei stoffwechselgesunden Versuchspersonen führt die Zufuhr von
Glucose, Fructose und Xylit zu einem schnellen Abfall der freien
Fettsäuren im Serum. Bei der Hungerketose der Ratte besteht kein
signifikanter Unterschied im Ausmaße der antiketogenen Wirkung
zwischen den genannten Verbindungen (FÖRSTER u. HOFFMANN (2o),
FÖRSTER et al. (19), WAGNER u. BÄSSLER (62)). Anders liegen die
Verhältnisse in der posttraumatischen Phase. Hier verhindern u.a.
die durch eine ausgeprägte Lipolyse vermehrt freigesetzten Fettsäuren die Verwertung der meist in erhöhter Konzentration vorhandenen Glucose (STREMMEL (57)). Während jede zusätzliche Verabfolgung von Glucose in dieser Phase nur zu einer Zunahme der Hy-

perglykämie, nicht aber zu einer Beeinflussung des Fettstoffwechsels führt, ist unter der parenteralen Verabfolgung von Nicht-Glucosekohlenhydraten zwar auch nur eine geringe Lipolysehemmung, aber ein weitgehend insulinunabhängiges deutliches Absinken der unveresterten Fettsäuren und Ketonkörper im Blut traumatisierter Patienten nachweisbar (BÄSSLER u. BRINKROLF (3), FÖRSTER u. HOFF-MANN (2o), FÖRSTER et al. (19), SCHULTIS u. GESER (53, 54)).

Da unter der parenteralen Verabfolgung von Nicht-Glucosekohlenhydraten zwar nur eine geringe Lipolysehemmung, aber ein deutliches Absinken der unveresterten Fettsäuren und Ketonkörper im Blut traumatischer Patienten nachweisbar ist und ein Anstieg der Triglyceride fehlt, ist anzunehmen, daß es zu einer gesteigerten Verbrennung der freigesetzten Fettsäuren unter dem Einfluß der Zuckeraustauschstoffe kommt (AHNEFELD et al. (1)), so daß der Leber die zur Aufrechterhaltung des normalen Linolsäureanteils in den Lipidfraktionen des Serums benötigte Menge an Linolsäure möglicherweise nicht in ausreichender Menge zur Verfügung steht.

Ein Abfall des Linolsäureanteils in den verschiedenen Lipidfraktionen wurde bisher von verschiedenen Arbeitsgruppen unter einer weitgehend linolsäurefreien Diät beobachtet (TROLL et al. (61), WENE et al. (63), WOLFRAM (67), WOLFRAM u. ZÖLLNER (7o)). Während WENE et al. (63) bei ihren freiwilligen Versuchspersonen einen sehr schnellen Abfall des Linolsäureanteils in den verschiedenen Lipidfraktionen beobachten konnten, kam es bei den Untersuchungen von TROLL et al. (61) sowie von WOLFRAM und ZÖLLNER (7o) zu einer im Vergleich zu Unfallpatienten langsamen Abnahme des Linolsäureanteils in den einzelnen Lipidfraktionen. Abb. 12, die der Arbeit von WOLFRAM (67) entnommen ist, zeigt, daß nach einer extrem geringen Linolsäurezufuhr der Linolsäureanteil in den Cholesterinestern des Serums bei gesunden Versuchspersonen nach 14 Tagen um ca. 1o% unter den Ausgangswert abgesunken war, während bei unseren Patienten in der Regel ein wesentlich schnellerer Abfall eintrat. Hieraus darf gefolgert werden, daß auch ein fehlendes Linolsäureangebot in der Nahrung nicht alleinige Ursache der geschilderten Veränderungen sein kann. Gegen eine ungenügende Linolsäurezufuhr spricht unserer Meinung nach auch der Abfall des Linolsäureanteils in den Cholesterinestern des Serums, den wir bei einem der hier gezeigten Patienten unter der Zufuhr von ca. 25 g Linolsäure/Tag in den ersten 8 Tagen nach einem Unfall beobachten konnten (Abb. 1o). Da es unter dem gleichen Linolsäureangebot bei diesem Patienten in der Folgezeit zu einer Normalisierung des Prozentwertes der Linolsäure kam, ist anzunehmen, daß das Linolsäureangebot bedarfdeckend war, wenn man nicht unterstellen will, daß die Leber in der Frühphase nach einem Trauma nicht in der Lage ist, trotz einer ausreichenden Linolsäurezufuhr einen normalen Linolsäureanteil in den Lipidfraktionen des Serums aufrechtzuerhalten.

Wenn ein vorbestehender Linolsäuremangel, eine fehlende Freisetzung von Linolsäure aus den Fettdepots des Organismus, ein unzureichendes Linolsäureangebot in der Nahrung für den Abfall des Linolsäureanteils in den Lipidfraktionen des Serums nicht verantwortlich sind und ein Hinweis dafür, daß sich die Umsatzraten der essentiellen und nicht-essentiellen Fettsäuren deutlich voneinander unterscheiden, ebenfalls fehlt (LOHNINGER et al. (4o), WOLFRAM et al. (68)) müssen andere, bisher noch unbekannte Stoffwechselschritte die gesteigerte Elimination der Linolsäure aus

den Lipidfraktionen des Serums bzw. deren unzureichenden Einbau
in diese verursachen.

Am Ende dieses Referates fassen wir noch einmal stichpunktartig
unsere Meinung zur Verabfolgung von Fettemulsionen im Rahmen
einer vollständigen parenteralen Ernährung zusammen.

1. Die Zufuhr von Fettemulsionen kann durch eine Steigerung des
Calorienangebotes zur Gewichtszunahme und auch zur Verbesserung
der Stickstoffbilanz führen.

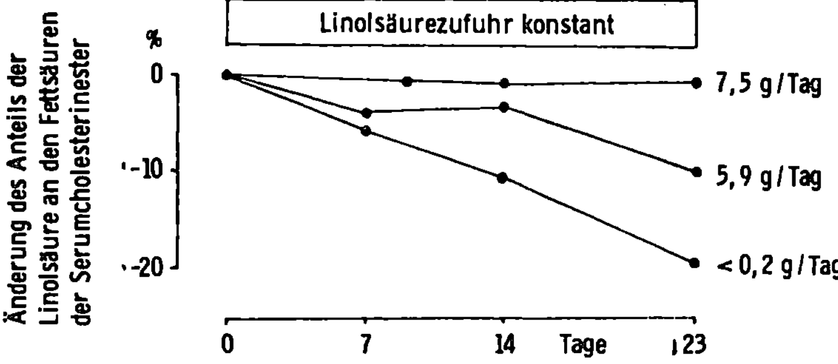

*Abb. 12. Die Änderungen des Anteils der Linolsäure an den Fett-
säuren der Serumcholesterinester in Abhängigkeit von der oralen
Linolsäurezufuhr mit einer Formeldiät beim Erwachsenen. Der Linolsäureanteil vor Beginn des Versuchs wurde gleich Null gesetzt,
die Ordinate gibt die Differenz zu dem jeweils erreichten Wert
des Linolsäureanteils in den Fettsäuren der Serumcholesterinester*

2. Die Indikation zur Verabfolgung von Fettemulsionen im Rahmen
einer vollständigen parenteralen Ernährung ist besonders dann
gegeben, wenn speziell bei Patienten einer Intensivpflegestation
ein ausreichendes Nährstoffangebot, aber nur eine begrenzte Flüssigkeitszufuhr erfolgen soll oder bei einem hohen Energiebedarf
die Verabfolgung osmotisch wirksamer hochkonzentrierter Kohlenhydratlösungen beschränkt werden muß.
3. Fettemulsionen sind auch dann zu verabreichen, wenn ein Mangel
an essentiellen Fettsäuren verhindert oder beseitigt werden soll.
Unbeantwortet muß allerdings zur Zeit noch bleiben, ob der posttraumatisch beobachtete Abfall der Linolsäure in den Gesamtlipiden
bzw. den Cholesterinestern des Serums eine Indikation zur parenteralen Fettzufuhr darstellt.
4. Unter Berücksichtigung der heute gültigen Kontraindikationen
für die Verabfolgung von Fettemulsionen – hierzu gehören Hyper-
triglyceridämien, schwere Gerinnungsstörungen und Schockzustände –
erscheint uns die intravenöse Fettzufuhr jedoch besonders sinnvoll
zu sein beim Vorliegen hyperkataboler Zustände, z.B. bei Schwerverbrannten nach Abklingen der Schockphase, bei Patienten im
schlechten Ernährungszustand oder bei der Notwendigkeit zur langfristigen parenteralen Ernährung.

Zusammenfassung

Ausgelöst durch Operationen, Traumen oder septische Krankheitsbilder kommt es zu einer gesteigerten Lipolyse und Ketonkörperbildung, zu Störungen des Kohlenhydratstoffwechsels in Form einer Hyperglykämie, Glucosurie sowie einer verminderten Glucosetoleranz und -verwertung und, besonders nach schweren Unfällen, zu einer anhaltenden massiven Proteinkatabolie.

Auf Grund eigener Untersuchungen wird zu den Fragen Stellung genommen, ob Glucose gegebenenfalls mit Insulin oder ob Zuckeraustauschstoffe unter den erwähnten Stoffwechselbedingungen parenteral verabfolgt werden sollten und inwieweit es angebracht ist, Fettemulsionen als Calorienträger und zur Substitution essentieller Fettsäuren zuzuführen. Folgendes Vorgehen wird empfohlen:

1. Postoperativ, posttraumatisch oder beim septischen Patienten zunächst ausschließliche Verabfolgung von Kohlenhydratmischlösungen in einer zur Deckung des Energiebedarfs notwendigen Dosierung bis zum Abklingen der Glucoseverwertungsstörungen.

2. Nach Abklingen des Postaggressionsstoffwechsels zunehmender Ersatz der Kohlenhydratkombinationslösungen durch Glucose, da deren Verwertung dann deutlich besser ist als die der Zuckeraustauschstoffe.

3. Insulin sollte nur dann zugeführt werden, wenn es trotz Verabreichung von Kohlenhydratmischlösungen zu schweren Glucoseverwertungsstörungen mit entsprechenden Wasser- und Elektrolytverlusten kommt.

4. Fettemulsionen sind im Rahmen einer vollständigen parenteralen Ernährung erst nach Abklingen der typischen Stoffwechselveränderungen des Postaggressionsstoffwechsels zu verabfolgen. Eine Ausnahme von dieser Regel sollte gemacht werden: Bei Patienten in sehr schlechtem Ernährungszustand und auch beim Vorliegen eines hyperkatabolen Stoffwechsels, z.B. beim Schwerverbrannten nach Abklingen der Schockphase, aber auch dann, wenn bei hohem Energiebedarf die Verabfolgung hochkonzentrierter Kohlenhydratlösungen wegen schwer beherrschbarer Nebenwirkungen beschränkt werden muß.

5. Fettemulsionen sind auch dann zu verabreichen, wenn ein Mangel an essentiellen Fettsäuren verhindert oder beseitigt werden soll. Der speziell nach schweren Traumen beobachtete Abfall der Linolsäure in den Gesamtlipiden bzw. der Cholesterinestern des Serums, stellt nach dem derzeitigen Wissen keine Indikation zur parenteralen Fettzufuhr dar.

Literatur

1. AHNEFELD, F.W., BÄSSLER, K.H. und Mitarbeiter: Suitability of Non-Glucose-Carbohydrates for parenteral nutrition. Europ. J. Intensive Care Medicine 1, 1o5 (1975).
2. BÄSSLER, K.H.: Funktion der Kohlenhydrate in der Ernährung. In: Bilanzierte Ernährung in der Therapie (K. LANG, W. FEKL und G. BERG, Hrsg.), S. 31, Stuttgart: Thieme 1971.
3. BÄSSLER, K._., BRINKROLF, H.: Die Rolle von Oxalacetat bei der gesteigerten Ketogenese und beim antiketogenen Effekt. Z. ges. exp. Med. 156, 52 (1971).

4. BEISBARTH, H., SCHULTIS, K.: Effizienz parenteral verabreichter
   Fettemulsionen. Infusionstherapie 3, 24 (1976).
5. BICKEL, H., BÜNTE, H., COATS, D.A., MISCH, P., RAUFFER, L.von,
   SCRANOWITZ, P., WOPFNER, F.: Die Verwertung parenteral verabreichter Kohlenhydrate in der postoperativen Phase. Dtsch. med.
   Wschr. 98, 8o9 (1973).
6. BICKEL, H., HALMÁGYI, M.: Bedarf und Verwertung von Kohlenhydraten und Alkohol. In: Infusionstherapie II: Parenterale
   Ernährung (F.W. AHNEFELD, C. BURRI, W. DICK und M. HALMÁGYI,
   Hrsg.), S. 72. Berlin-Heidelberg-New York: Springer 1975.
7. BROST, E., HALMÁGYI, M.: Zur Frage der Notwendigkeit parenteraler Fettzufuhr bei Traumatisierten. In: Grundlagen und
   Praxis der parenteralen Ernährung (K.L.HELLER, K. SCHULTIS
   und B. WEINHEIMER, Hrsg.), S. 91. Stuttgart: Thieme 1974.
8. BROVIAC, J.W., RIELLA, M.C., SCRIBNER, B.H.: The role of
   Intralipid in prolonged parenteral nutrition I. As a caloric
   substitute for glucose. Amer. J. clin. Nutr. 29, 255 (1976).
9. BROVIAC, J.W., SCRIBNER, B.H.: Prolonged parenteral nutrition
   in the home. Surg. Gynec. Obstet. 139, 24 (1974).
1o. CALDWELL, M.D., JONSSON, H.T.: Essential fatty acid deficiency
   in an infant receiving prolonged parenteral alimentation.
   J. Pediat. 81, 894 (1972).
11. CLOEREN, S., GIGON, J.P., HASSE, J., PUSTERLA, C., ALLGÖWER,M.:
   Intensivtherapie bei Patienten mit Rippenserienfrakturen und
   Polytrauma. Thoraxchirurgie 2o, 1 (1972).
12. COLLINS, F.D., SINCLAIR, A.J., ROYLE, J.P., COATS, D.A., MAY-
   NARD, A.T., LEONARD, R.F.: Plasma lipids in human linoleic
   acid deficiency. Nutr. Metabol. 13, 15o (1971).
13. ECKART, J.: Zur Verwertung von Fettemulsionen in der parenteralen Ernährung des Menschen. Infusionstherapie 1, 521 (1973/
   74).
14. ECKART, J.: Neue Aspekte der parenteralen Ernährung in der
   Intensivbehandlung. Anaesth, Inform. 16, 191 (1975).
15. ECKART, J.: Fat and carbohydrates in parenteral nutrition.
   Med. Mitt. (Melsungen) 1976 (im Druck).
16. ECKART, J., SCHAAF, H., MÜLLER-WECKER, H., TEMPEL, G., WOLFRAM,
   G.: Metabolism of fat emulsions in the postoperative and posttraumatic period. Int. Symp. Intensive Therapy, Rom 1975 (im
   Druck).
17. FLEMING, W.H., BOWEN, J.C.: The use of diuretics in the treatment of early wet lung syndrome. Ann. Surg. 175, 5o5 (1972).
18. FLEMING, C.R., HODGES, R.E., SMITH, L.M., HURLEY, L.S.: Essential fatty acid, copper, zinc and tocopherol deficiencies
   during total parenteral nutrition. Abstracts, S. 235. Kyoto:
   X. Int. Congr. Nutrition 1975.
19. FÖRSTER, H., HASLBECK, M., MEHNERT, H.: Zur Bedeutung der
   Kohlenhydrate in der parenteralen Ernährung. Infusionstherapie
   1, 199 (1973/74).
2o. FÖRSTER, H., HOFFMANN, H.: Biochemische Überlegungen zur Verwendung der Kohlenhydrate in der parenteralen Ernährung. Infusionstherapie 1, 265 (1973/74).
21. GAZZANIGA, A.B., BARTLETT, R.H., SHOBE, J.B.: Nitrogen balance
   in patients receiving either fat or carbohydrate for total
   intravenous nutrition. Ann. Surg. 182, 163 (1975).
22. GIGON, J.P., GEERING, P., EVARD, J.P., ENDERLIN, E.: Beziehungen
   zwischen postoperativem Wasserhaushalt und Lungenfunktion. In:
   Intensivtherapie bei Kreislaufversagen (S. EFFERT und K. WIEMERS,
   Hrsg), S. 36. Berlin-Heidelberg-New York: Springer 197o.

23. GÖSCHKE, H., LEUTENEGGER, A.: Vor- und Nachteile der parenteralen Hyperalimentation. In: Infusionstherapie II. Parenterale Ernährung (F.W.AHNEFELD, C. BURRI, W. DICK und M. HALMÁGYI, Hrsg.), S. 141. Berlin-Heidelberg-New York: Springer 1975.

24. GÖSCHKE, H., LEUTENEGGER, A., GRUBER, U.F.: Postoperative parenterale Ernährung. Nutr. Metabol. 18, Suppl. 1, 197 (1975).

25. GRÜNERT, A.: Untersuchungen zur Frage der Notwendigkeit parenteraler Fettzufuhr. Ernährungs-Umschau 23, 179 (1976).

26. GRÜNERT, A., OLBERMANN, M., BÄSSLER, K.H.: Die endogene Versorgung des Organismus mit Fettsäuren aus den Energiedepots bei Intensivpflegepatienten. Ernährungs-Umschau 23, 178 (1976).

27. HAIDER, W., LACKNER, F., TONCZAR, L.: Verabreichung hochprozentiger Glucose mit großen Insulindosen im Rahmen einer frühzeitigen totalen parenteralen Ernährung bei Patienten mit schockbedingtem übersteigertem Calorienbedarf. Anaesthesist 24, 289 (1975).

28. HANSEN, A.E., HAGGARD, M.E., BOELSCHE, A.N., ADAM, D.J.D., WIESE, H.F.: Essential fatty acids in infants nutrition. J. Nutr. 66, 565 (1958).

29. HELMKAMP, G.M., WILMORE, D.W., JOHNSON, A.A., PRUITT, B.A.: Essential fatty acid deficiency in red cells after thermal injury: Correction with intravenous fat therapy. Amer. J. clin. Nutr. 26, 1331 (1973).

3o. HULTMAN, E., BERGSTRÖM, J., SON NILSON, L.H.: Normal carbohydrate metabolism and carbohydrate metabolism in trauma. In: Metabolic response to trauma (E. VINNARS, Hrsg.), S. 28. Acta anaesth. scand. Suppl. 55 (1974).

31. JACOBSON, S.: Complete parenteral nutrition in man for seven months. In: Fortschritte der parenteralen Ernährung (G. BERG, Hrsg.), S. 6. Stuttgart: Thieme 197o.

32. JARNUM, M.D.S.: Parenteral nutrition in the short-bowel syndrome. Infusionstherapie, Sonderheft 2, 53 (1973).

33. JEEJEEBHOY, K.N., ANDERSON, G.H., NAKHOODA, A.F., GREENBERG, G.R., SANDERSON, J., MARLISS, E.B.: Metabolic studies in total parenteral nutrition with lipid in man. Comparison with glucose. J. clin. Invest. 57, 125 (1976).

34. JEEJEEBHOY, K.N., ZOHRAB, W.J., LANGER, B., PHILLIPS, M.J., KUKSIS, A., ANDERSON, G.H.: Total parenteral nutrition at home for 23 months, without complication and with good rehabilitation. Gastroenterology 65, 811 (1973).

35. KINNEY, J.M., DUKE, J.H., LONG, C.L., GUMP, F.E.: Tissue fuel and weight loss after injury. J. clin. Path. 23 Suppl. (Roy. Coll. Path.) 4, 65 (197o).

36. LAVER, M.B.: Diskussionsbeitrag. In: Aspekte moderner Intensivpflege. München: 93 Tagg. Dtsch. Ges. Chir. 1976.

37. LEUTENEGGER, A.F.: Probleme der parenteralen Ernährung in der Intensivpflege. München: 93 Tagg. Dtsch. Ges. Chir. 1976.

38. LEUTENEGGER, A.F., GÖSCHKE, H., STUTZ, K., MANNHART, H.: Zur Wahl der Kohlenhydrate in der postoperativen Infusionstherapie. Schweiz. Rundschau Med. (Praxis) 64, 1639 (1975).

39. LOHNINGER, A., TÖLLE, W., WEIGL, K., ZEKERT, F., BLÜMEL, G.: Gaschromatographische Untersuchungen der Linolsäure im Serum polytraumatisierter Patienten. Med. Welt 26, 319 (1975).

4o. LOHNINGER, A., WEIGL, K., HEINKELMANN, W., ZEKERT, F., BLÜMEL, G.: Fettsäuremuster der Lipidfraktionen im Blut. (1. Teil: Polytraumatisierte Patienten). Med. Welt 27, 87o (1976).

41. LONG, J.M., WILMORE, D.W., MASON, A.D., PRUITT, B.A.: Comparison of carbohydrate and fat as caloric sources for intravenous feeding. Abstracts, S. 227. Kyoto: X. Int. Congr. Nutrition 1975.
42. MASHIMA, Y., GUHJI, M., AOKI, Y., ADACHI, H.: Dose requirement of fat emulsion as a source of essential fatty acid in parenteral nutrition. Abstracts, S. 228. Kyoto: X. Int. Congr. Nutrition 1975.
43. MUNRO, H.N.: Carbohydrate and fat as factors in protein utilization and metabolism. Physiol. Rev. $\underline{31}$, 449 (1951).
44. OLBERMANN, M., GRÜNERT, A.: Selektive, quantitative Bestimmung der einzelnen endogen freigesetzten Nichtester-Fettsäuren im Serum chirurgischer Patienten. Infusionstherapie (im Druck).
45. OLBERMANN, M., GRÜNERT, A., BÄSSLER, K.H.: Die endogene Versorgung des Organismus mit Fettsäuren aus den Energiedepots bei chirurgischen Patienten. Ernährungs-Umschau $\underline{23}$, 178 (1976).
46. PAULSRUD, J.R., PENSLER, L., WHITTEN, C.F., STEWART, S., HOLMAN, R.T.: Essential fatty acid deficiency in infants induced by fat free intravenous feeding. Amer. J. clin. Nutr. $\underline{25}$, 897 (1972).
47. PENSLER, L., WHITTEN, C., PAULSRUD, J., HOLMAN, R.: Serum fatty changes during fat-free intravenous therapy. J. Pediat. $\underline{78}$, 1o67 (1971).
48. PRESS, M., HARTOP, P.J., PROTTEY, C.: Correction of essential fatty acid deficiency in man by the cutaneous application of sunflower-seed oil. Lancet 1974 $\underline{I}$, 597.
49. RICHARDSON, T.J., SGOUTAS, D.: Essential fatty acid deficiency in four adult patients during total parenteral nutrition. Amer. J. clin. Nutr. $\underline{28}$, 258 (1975).
5o. RIELLA, M.C., BROVIAC, J.W., WELLS, M., SCRIBNER, B.H.: Essential fatty acid deficiency in human adults during total parenteral nutrition. Ann. intern. Med. $\underline{83}$, 786 (1975).
51. SANDERSON, J., KUKSIS, A., JEEJEEBHOY, K.N.: Peripheral parenteral nutrition with lipid providing 83 % of calories. Gastroenterology $\underline{64}$, 796 (1973).
52. SCHULTIS, K., BEISBARTH, H.: Pathobiochemie des Postaggressionsstoffwechsels. In: Infusionstherapie II. Parenterale Ernährung (F.W. AHNEFELD, C. BURRI, W. DICK und M. HALMAGYI, Hrsg.), S. 35. Berlin-Heidelberg-New York: Springer 1975.
53. SCHULTIS, K., GESER, C.A.: Klinische Untersuchungen über die Anwendung von Kohlenhydraten bei Streßzuständen. In: Kohlenhydrate in der dringlichen Infusionstherapie (K. LANG, R. FREY und M. HALMAGYI, Hrsg.), S. 3o. Berlin-Heidelberg-New York: Springer 1968.
54. SCHULTIS, K., GESER, C.A.: Observations on the anticatabolic effect of xylitol in the posttraumatic phase. In: Pentoses and Pentitols (B.L. HORECKER, K. LANG und Y. TAKAGI, Hrsg.), S. 379. Berlin-Heidelberg-New York: Springer 1969.
55. SGOUTAS, D., JONES, R.: The effect of intravenous hyperalimentation on erythrocyte lipids. Proc. Soc. exp. Biol. (N.Y.) $\underline{145}$, 614 (1974).
56. SLADEN, A., LAVER, M.B., PONTOPPIDAN, H.: Pulmonary complications and water retention in prolonged mechanical ventilation. New Engl. J. Med. $\underline{279}$, 448 (1968).
57. STREMMEL, W.: Zur Pathogenese der Kohlenhydratstoffwechselstörung nach operativen Eingriffen. Infusionstherapie $\underline{1}$, 294 (1973/74).

58. STREMMEL, W.: Der Einfluß von Alpha-Rezeptorenblockern auf die glucosestimulierte Insulinsekretion während Narkose und Operation. Infusionstherapie 1, 3o7 (1973/74).
59. TROLL, U., BESSERT, J.: Untersuchungen zum Linolsäurebedarf bei schwerer Katabolie. Med. Mitt. (Melsungen) 48, Suppl. III, 131 (1974).
6o. TROLL, U., RITTMEYER, P.: Veränderungen im Fettsäuremuster der Serumgesamtlipide bei Katabolie. Infusionstherapie 1, 23o (1973/74).
61. TROLL, U., RITTMEYER, P., SCHRADER, U., WERNER, U.: Gegenüberstellung der Fettsäuremuster der Gesamtlipide des menschlichen Serums bei extrem fettarmer Kost des Gesunden und bei Patienten im Postaggressionsstoffwechsel. Med. Mitt. (Melsungen) 48, Suppl. III, 95 (1974).
62. WAGNER, G., BÄSSLER, K.H.: Gibt es Unterschiede in der anti-ketogenen Wirkung gebräuchlicher Zucker und Polyalkohole? Med. u. Ernähr. 12, 53 (1971).
63. WENE, J.D., CONNOR, W.E., DENBESTEN, L.: The developement of essential fatty acid deficiency in healthy man fed fatfree diets intravenously and orally. J. clin. Invest. 56, 127 (1975).
64. WHITE, H.B., TURNER, M.D., TURNER, A.C., MILLER, R.C.: Blood lipid alterations in infants receiving intravenous fat-free alimentation. J. Pediat. 83, 3o5 (1973).
65. WIESE, H.F., HANSEN, A.E., ADAM, D.J.D.: Essential fatty acids in infant nutrition. J. Nutr. 66, 345 (1958).
66. WILMORE, D.W., MOYLAN, J.A., HELMKAMP, G.M., PRUITT, B.A.: Clinical evaluation of a 1o% intravenous fat emulsion for parenteral nutrition in thermal injured patients. Ann. surg. 178, 5o3 (1973).
67. WOLFRAM, G.: Die Bedeutung der essentiellen Fettsäuren in der parenteralen Ernährung. In: Grundlagen und Praxis der parenteralen Ernährung. (K.L.HELLER, K. SCHULTIS und B. WEINHEIMER, Hrsg.), S. 96. Stuttgart: Thieme 1974.
68. WOLFRAM, G., DOENICKE, A., ZÖLLNER, N.: Die essentiellen Fettsäuren in den Cholesterinestern des Serums vor und in den Tagen nach einer Magenoperation. Infusionstherapie 1, 537 (1973/74).
69. WOLFRAM, G., ECKART, J., ZÖLLNER.: Linolsäureabfall in den Lipidfraktionen des Serums bei akuten schweren Krankheiten. Verh. dtsch. Ges. inn. Med. 1976 (im Druck).
7o. WOLFRAM, G., ZÖLLNER, N.: Der Linolsäurebedarf des Menschen. In: Wiss. Veröffentlg. dtsch. Ges. Ernährung (N. ZÖLLNER, Hrsg.), Bd. XXII, S. 51. Darmstadt: Steinkopff 1971.
71. WRETLIND, A.: Assessment of patients requirements. In: Parenteral Nutrition in Acute Metabolic Illness (H.A.LEE, Hrsg.), S. 353. London-New York: Academic Press 1974.
72. YEO, M.T., GAZZANIGA, A.B., BARTLETT, R.H., SHOBE, J.B.: Total intravenous nutrition. Arch. Surg. 1o6, 792 (1973).
73. ZOHRAB, W.J., MC HATTIE, J.D., JEEJEEBHOY, K.N.: Total parenteral alimentation with lipid. Gastroenterology 64, 583 (1973).
74. ZUMTOBEL, V.: Indikationen für eine parenterale Fettgabe in der Chirurgie. Infusionstherapie 1, 531 (1973/74).

UNTERSUCHUNGEN ÜBER POLYENSÄUREVERÄNDERUNGEN BEI POLYTRAUMATISIERTEN PATIENTEN

Von G. Tempel, A. Lohninger, S. Jelen und G. Blümel

Der Begriff "Polytrauma" ist nicht eindeutig definiert. Im klinischen Sprachgebrauch versteht man darunter das gleichzeitige Vorliegen schwerer Verletzungen verschiedener Körperregionen bzw. mehrerer Organe, die zu einer Beeinträchtigung vitaler Funktionen, wie Bewußtsein, Atmung, Kreislauf und Stoffwechsel, führen können. Das pathophysiologische Geschehen ist dabei so vielgestaltig und hängt u.a. von Beginn und Art der Therapie ab, so daß auch von daher keine eindeutige Definition gegeben werden kann. In allen Fällen handelt es sich jedoch um Patienten, die einer Intensivbehandlung, d.h. einer exakten Kontrolle der Bewußtseinslage und einer Überwachung der Therapie des Kreislaufs und der Atmung sowie einer parenteralen Ernährung bedürfen. Bei einer so definierten Patientengruppe haben wir im Rahmen von Stoffwechseluntersuchungen Fettsäureveränderungen im Blut untersucht.

Methodik

Die Lipide wurden mit Folchschem-Gemisch über 24 Std unter Stickstoffatmosphäre extrahiert. Anschließend erfolgte nach der Methode von Folch die Abtrennung der Proteine (7). Nach der Fraktionierung in Phospholipide und Triglyceride auf vorgereinigten Dünnschichtchromatographieplatten wurden die vorhandenen Fettsäuren mit Bortrifluorid (2o%ig in Methanol) umgeestert und gaschromatografisch als Methylester bestimmt.

Statistik

In den folgenden Abbildungen sind von 62 Kontrollpersonen die Mittelwerte mit Vertrauensbereich (für eine Einzelstichprobe) angegeben. Für das 5%-Signifikanzniveau berechnen sich die Vertrauensgrenzen aus Mittelwert ± 1,96 · Standardabweichung.

Der statistische Vergleich der Kontrollgruppen mit den erhobenen Werten der polytraumatisierten Patienten erfolgte mit dem Student-t-Test. Dieser Zweistichproben t-Test setzt normal verteilte Grundgesamtheiten voraus. Er ist jedoch gegenüber Abweichungen von der Normalverteilung für nicht zu kleine Stichprobenumfänge relativ unempfindlich (24). Eine Überprüfung der Ergebnisse des Student-t-Tests mit dem Rangtest von MANN, WHITNEY und WILCOXON, der für verteilungsunabhängige Stichproben herangezogen wird, ergab keine Korrektur der Ergebnisse des Student-t-Tests.

Material und Ergebnisse

Das Fettsäuremuster der Lipide ist weitgehend von Ernährungsge-
wohnheiten abhängig und wird außerdem von verschiedenen Erkrankungen und Stoffwechselstörungen beeinflußt. Die in der Literatur
Abb. 1 (3, 4, 1o, 13, 14, 15, 16, 23, 25, 26, 27, 28) angegebenen
Normalwerte für die Linolsäure zeigen so große Differenzen, daß
es notwendig erschien, für die eigene Untersuchungsreihe relevante
Kontrollwerte zu ermitteln. Die Untersuchungen wurden bei 62
Personen im Alter von 2o-4o Jahren durchgeführt. Die Resultate,
die schon an anderer Stelle publiziert worden sind (18), zeigen,
daß allein durch Bildung verschiedener Kontrollgruppen erhebliche
Unterschiede im Fettsäuremuster von Lipidfraktionen gefunden
werden. Inbezug auf die Linolsäure sind diese Unterschiede in
der gleichen Größenordnung, wie sie von SCHRADE et al. (27) zwischen Gesunden und Arteriosklerotikern sowie von KIRKEBY et al.
(15) zwischen Kontrollpersonen und Herzinfarktpatienten beschrieben wurden. In einer ersten Reihe wurden die genannten Untersuchungen bei 11 polytraumatisierten Patienten durchgeführt. Die
Blutentnahmen erfolgten unmittelbar nach der Krankenhausaufnahme,
nach 4 und 8 Std und dann in täglichen Abständen. Die Patienten
wurden parenteral mit L-Aminosäurenlösungen und Kohlenhydraten
in Form von Glucose und Fructose in einer Dosierung von 3o kcal/
kg Körpergewicht/Tag ernährt.

A U T O R	L I N O L S Ä U R E 18/2 ω6		
	P H L	T G L	F F S
Chlouverakis	---	---	6,3
Dole	---	---	14,5
Hallgreen	---	---	8,3
Jurand	25	14	---
Kirkeby	2o,7	13,6	---
Kirkeby	22,4	14,5	---
Kirkeby	21,4	14,9	---
Rothlin	---	---	7,8
Saifer	---	---	2o,o
Schrade	21,5	12,2	13,1
	2o,8	1o,9	12,4
Schrade	---	---	12,4
Shimoyama	26,5	16,2	---

*Abb. 1. In der Literatur angegebene Normalwerte der Linolsäure
(18/2 ω6) in Prozent*

1. Phospholipide

Abb. 2 zeigt die Mittelwerte des prozentualen Anteils der Linolsäure an den Phospholipidfettsäuren während des Beobachtungs-

zeitraumes. Es ist dabei bemerkenswert, daß bereits vom ersten
Abnahmetag an ein signifikant niedrigerer Veresterungsanteil der
Linolsäure gegenüber der Kontrollgruppe vorliegt. Vom dritten
Tag an ist eine weitere kontinuierliche Verminderung bis zum
sechsten Tag hin zu erkennen. Die Werte liegen an diesem Tag sogar
mitsamt ihren Standardfehlern außerhalb des Vertrauensbereiches
der Kontrollpersonen. Dies ist umso auffälliger, als der von uns
bei der Berechnung verwendete Kontrollwert relativ niedrig gegenüber den meisten Literaturangaben ist.

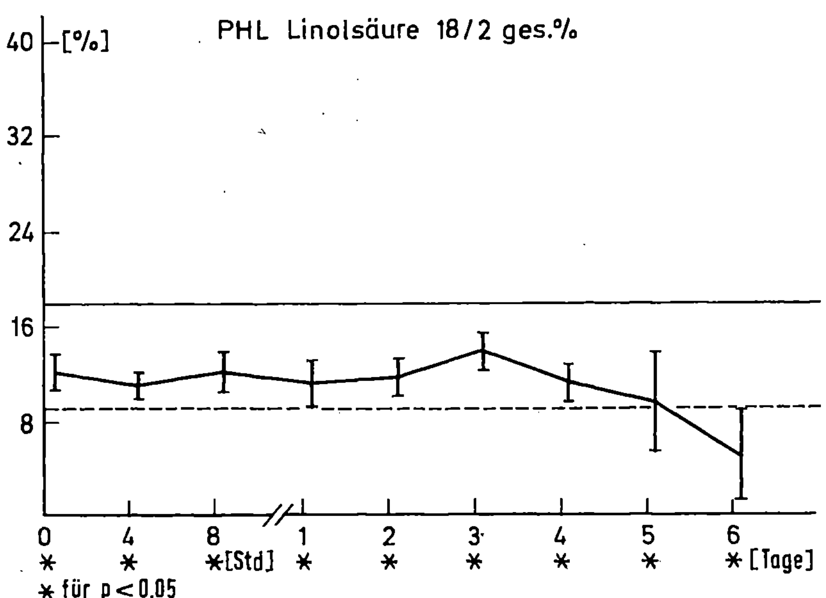

*Abb. 2. Mittelwerte mit Standardfehler des prozentualen Linol-
säureanteils an den Phospholipidfettsäuren gegenüber der Kontrollgruppe bei parenteraler Ernährung mit Kohlenhydraten als
Calorienträger*

Abb. 3 zeigt den Verlauf der Arachidonsäure, die bereits vom
fünften Tag an mit Standardfehler außerhalb des Vertrauensbereiches liegt.

2. Triglyceride

Der Anteil der Linolsäure an den veresterten Fettsäuren der Triglyceride (Abb. 4) zeigt in den ersten 8 Std des Beobachtungszeitraumes einen Anstieg. Von diesem Zeitpunkt an bis zum sechsten
Tag hin ist eine Tendenz zur Verminderung gegeben, die jedoch
nicht signifikant ist. Der Verlauf der Arachidonsäure (Abb. 5)
ist ähnlich, die Verminderung am vierten und fünften Tag ist
signifikant.

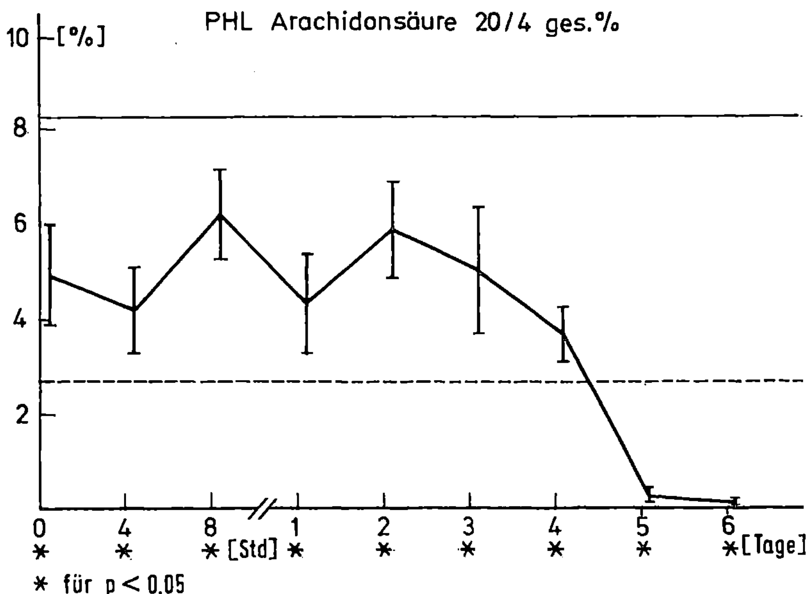

Abb. 3. *Mittelwerte mit Standardfehler des prozentualen Arachidonsäureanteils an den Phospholipidfettsäuren gegenüber der Kontrollgruppe bei parenteraler Ernährung mit Kohlenhydraten als Calorienträger*

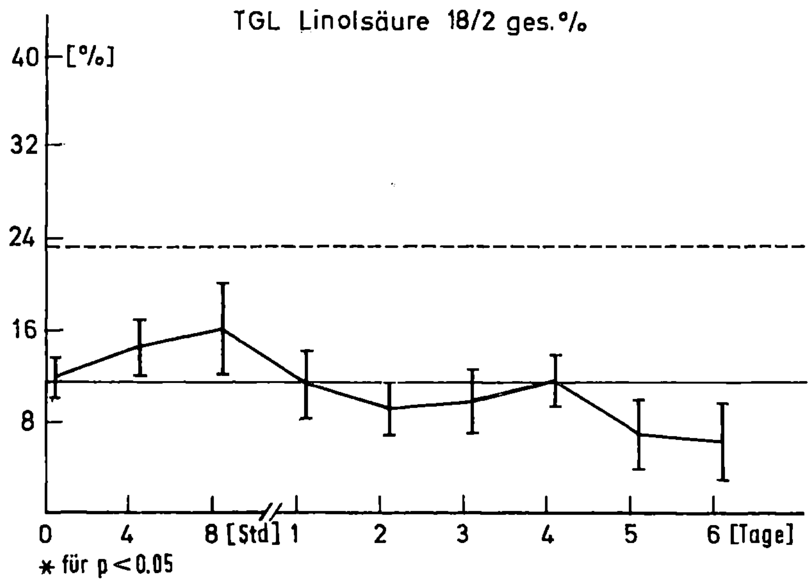

Abb. 4. *Mittelwerte mit Standardfehler des prozentualen Linolsäureanteils an den Triglyceridfettsäuren gegenüber der Kontrollgruppe bei parenteraler Ernährung mit Kohlenhydraten als Calorienträger*

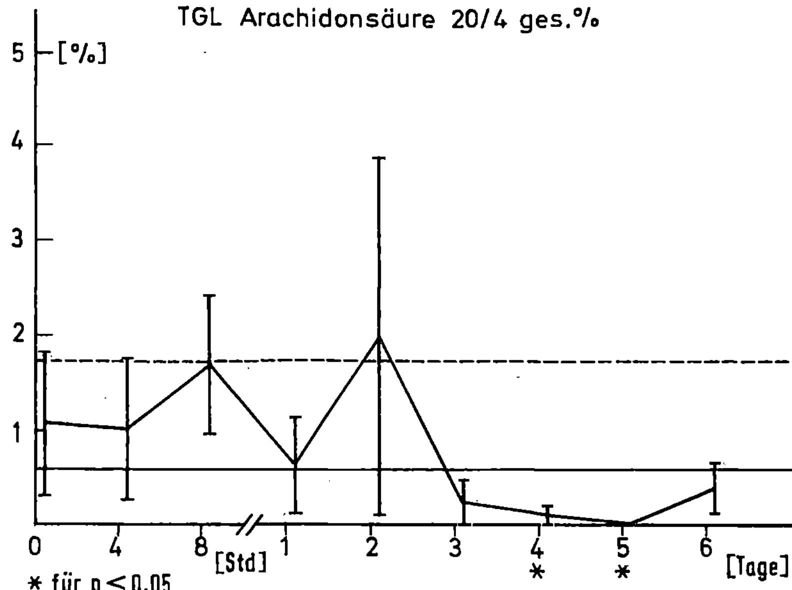

*Abb. 5. Mittelwert mit Standardfehler des prozentualen Arachidon-
säureanteils an den Triglyceridfettsäuren gegenüber der Kontrollgruppe bei parenteraler Ernährung mit Kohlenhydraten als Calorienträger*

Bei einem zweiten Kollektiv 13 polytraumatisierter Patienten
wurden über 1o Tage die gleichen Untersuchungen durchgeführt. Die
Patienten wurden parenteral mit L-Aminosäurenlösung - Vaminaco -
in einer Dosierung von o,24 g N/kg Körpergewicht/Tag und 3o kcal/
kg Körpergewicht/Tag ernährt. Als Calorienträger wurden Glucose,
Fructose und Fettemulsionen gegeben, wobei der Fettanteil zwischen
3o und 4o% der verabreichten Calorien lag. Die Blutentnahmen wurden
vom ersten posttraumatischen Tag an täglich durchgeführt.

In Abb. 6 sind die Mittelwerte des prozentualen Anteils der Linolsäure an den Phospholipidfettsäuren dargestellt. Ebenso wie bei
der ersten Patientengruppe ist auch bei diesem Kollektiv die
Linolsäure schon am ersten Tag der Kontrollgruppe gegenüber signifikant vermindert. Sie fällt jedoch nicht mehr weiter ab und
unterscheidet sich vom siebten Tag an nicht mehr signifikant von
den Werten der Kontrollgruppe. Die in Abb. 7 gezeigten Mittelwerte der Arachidonsäure liegen zwar von Beginn der Untersuchungs-
periode an signifikant unterhalb der Mittelwerte der Kontrollgruppe, im Unterschied zum ersten Patientenkollektiv jedoch zu
keinem Zeitpunkt außerhalb der Vertrauensgrenze.

In der Fraktion der Triglyceride wird die Linolsäure vom zweiten
Tag an signifikant erhöht gefunden (Abb. 8). Alle Werte liegen
aber bis zum 1o. Tag innerhalb des Vertrauensbereiches. Die Mittelwerte der Arachidonsäure (Abb. 9) sind in den ersten Tagen
erhöht, zeigen vom fünften Tag an fallende Tendenz, bleiben jedoch im Mittel deutlich oberhalb der Mittelwerte der Kontrollpersonen.

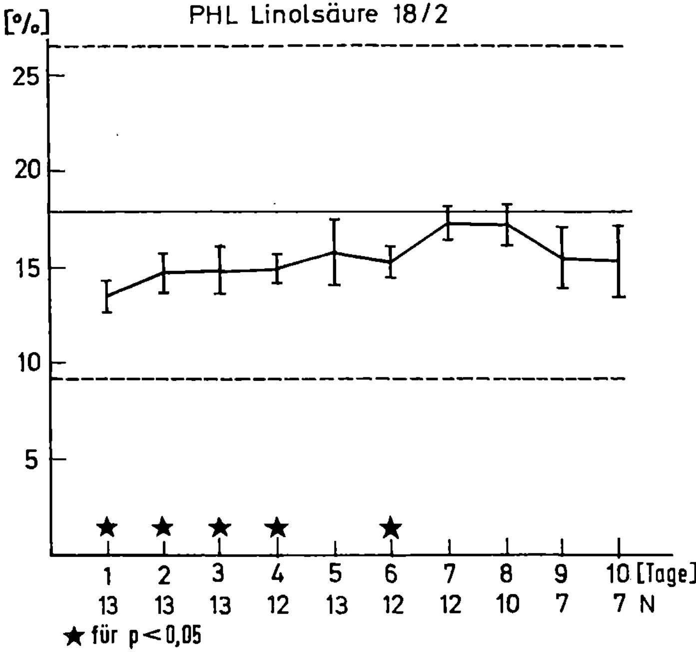

*Abb. 6. Mittelwerte mit Standardfehler des prozentualen Linolsäure-
anteils an den Phospholipidfettsäuren gegenüber der Kontrollgruppe
bei parenteraler Ernährung mit Kohlenhydraten und Fettemulsion
als Calorienträger*

Im Rahmen weiterer Stoffwechseluntersuchungen wurde ein drittes
Kollektiv polytraumatisierter Patienten gebildet. Diese Patientengruppe erhielt eine parenterale Ernährung in Form von L-Aminosäurenlösungen in einer Dosierung von o,24 g N/kg Körpergewicht/
Tag. Als Calorienträger wurden Glucose und Fructose in einer
Dosierung von 3o-4o kcal/kg Körpergewicht/Tag verabreicht. Bei
einem Patienten dieser Reihe, den wir nach dem Zufall ausgewählt
haben, wurde das Fettsäuremuster der Lipidfraktionen untersucht.
Diese Ergebnisse sind nahezu identisch mit denen, die bei der
ersten Patientengruppe gewonnen wurden. In Abb. 1o ist das Verhalten der Linolsäure in der Phospholipidfraktion dargestellt.
Der am ersten Tag gemessene Wert liegt knapp unterhalb des
Mittelwertes der Kontrollpersonen. In den folgenden Tagen kommt
es dann zu einem raschen Abfall, vom fünften Behandlungstag an
liegen die Linolsäurewerte außerhalb des Vertrauensbereiches der
Kontrollpersonen.

Diskussion

Der wesentlichste Befund dieser Untersuchungsreihe ist eine
deutliche Verminderung der essentiellen Fettsäuren in der Phospholipidfraktion in der frühen posttraumatischen Phase. Während

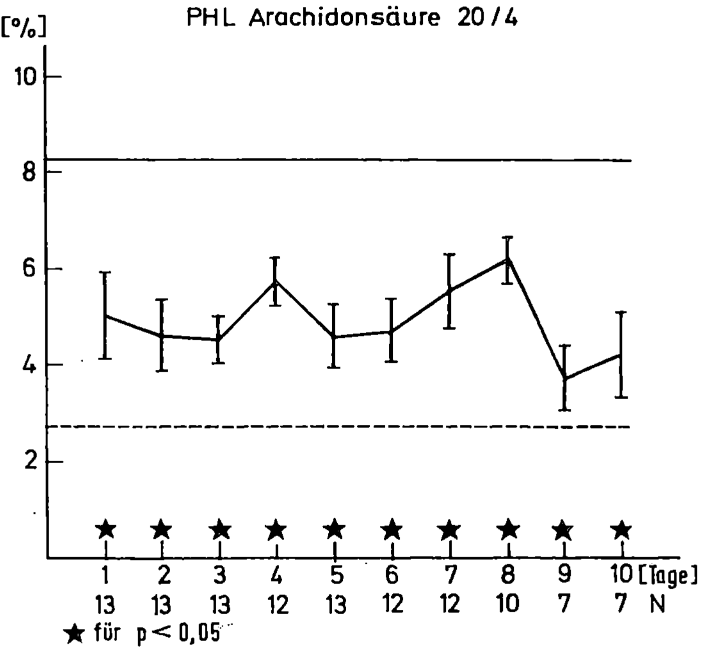

Abb. 7. Mittelwerte mit Standardfehler des prozentualen Arachidon-
säureanteils an den Phospholipidfettsäuren gegenüber der Kontroll-
gruppe bei parenteraler Ernährung mit Kohlenhydraten und Fett-
emulsion als Calorienträger

es bei der ersten Patientengruppe zu einer weiteren kontinuierlichen Verminderung der essentiellen Fettsäuren im Beobachtungszeitraum kommt, kann diese durch die Zufuhr von Fettemulsionen in der
Art, wie wir sie bei dem zweiten Patientenkollektiv durchgeführt
haben, abgefangen werden.

Mit den Methoden, die dem Kliniker zur Verfügung stehen, ist die
Frage nicht exakt zu beantworten, ob die Verminderung der essentiellen Fettsäuren eine Bedeutung für den Krankheitsverlauf beim
polytraumatisierten Patienten hat. So ist es uns auch nicht ge-
lungen beim Vergleich zweier Gruppen polytraumatisierter Patienten,
die im wesentlichen, von der parenteralen Ernährung abgesehen,
gleich behandelt wurden, einen Unterschied herauszuarbeiten. Wir
fanden z.B. keine Differenz in der Letalität, in der Häufigkeit
pulmonaler Komplikationen sowie im Auftreten von Ikterus, Niereninsuffizienz und Gerinnungsstörungen. Auch die Stickstoffbilanzen
sind in jedem Fall negativ.

Über die Bedeutung der essentiellen Fettsäuren für Membranaufbau
und Membranfunktion sowie als Precurser für die Prostaglandin-
synthese und die Rolle der Prostaglandine im posttraumatischen
Geschehen wurde in einer vorangegangenen Studie diskutiert (17).

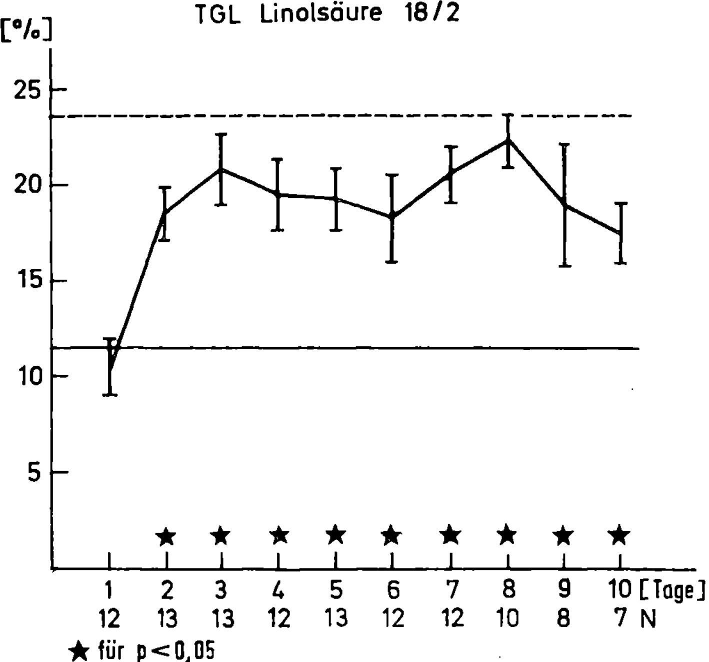

Abb. 8. Mittelwerte mit Standardfehler des prozentualen Linol-
säureanteils an den Triglyceridfettsäuren gegenüber der Kontroll-
gruppe bei parenteraler Ernährung mit Kohlenhydraten und Fett-
emulsionen als Calorienträger

Um den Einfluß der essentiellen Fettsäuren auf die Aminosäuren
des Serums zu untersuchen, verabreichten MELIN et al. gesunden
erwachsenen Männern 11 Tage lang eine Diät, die reich an gesättigten Fettsäuren war und nur wenig Polyensäuren enthielt, ge-
folgt von einer 21tägigen Diät, die reich an Polyensäuren war.
Bei den folgenden Untersuchungen wurde eine Erniedrigung des
Cholesterins, der Totallipide sowie von Leucin und Valin gefunden.
Prolin, Cystin, Arginin, 3-Methylhistidin und die Asparaginsäure
zeigten erhöhte Werte (9).

Bei Mangel an essentiellen Fettsäuren zeigen auch die Mitochondrien eine Änderung des Fettsäuremusters sowie eine schnellere
Schwellung, eine gestörte oxidative Phosphorylierung (1, 8) und
eine Veränderung der Aktivität der Cytochromoxidase (9).

MOORE et al. (2o) konnten in ihren Untersuchungen bei Mangel an
essentiellen Fettsäuren eine verminderte Stabilität der Lysosomen-
membran zeigen, die eine erhöhte Freisetzung von hydrolytischen
Aktivitäten, wie z.B. Proteasen, Phospholipasen und Phosphatasen,
zur Folge hat.

Offen bleibt die Frage, wodurch die starke Verminderung der Linolsäure und damit im weiteren Verlauf auch der Arachidonsäure, besonders in der Fraktion der Phospholipide, verursacht wird.

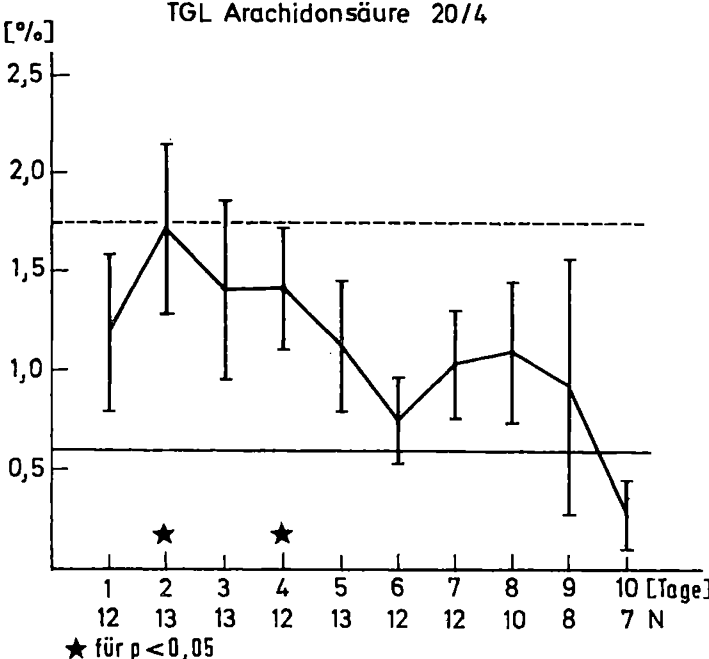

*Abb. 9. Mittelwerte mit Standardfehler des prozentualen Arachidon-
säureanteils an den Triglyceridfettsäuren gegenüber der Kontrollgruppe bei parenteraler Ernährung mit Kohlenhydraten und Fettemulsion als Calorienträger*

Die Phospholipidfettsäuren haben eine wesentlich längere Halbwertszeit als die Fettsäuren der Triglyceride und die unveresterten
Fettsäuren. HAUDE et al. (11) bestimmten im Serum von Ratten die
Halbwertszeit der unveresterten Fettsäuren mit 1,56 min, der Triglyceridfettsäuren mit 18,6 min und der Phospholipidfettsäuren
mit 118 min. Bei einer gesteigerten β-Oxidation der Linolsäure
gegenüber den anderen Fettsäuren und ohne Zufuhr von Nahrungs-
fetten müßte daher eine Verminderung dieser Säuren zuerst bei den
unveresterten Fettsäuren und den Triglyceridfettsäuren auftreten
und in weiterer Folge erst in den Phospholipiden. Bei einem Vergleich des Linolsäureverlaufs in den untersuchten Lipidfraktionen
zeigt sich, daß nur in den Phospholipiden von Beginn an eine
Erniedrigung vorliegt. Auch während des weiteren Beobachtungszeitraumes ist in dieser Lipidfraktion die stärkste Verminderung der
Linolsäure festzustellen (17).

Bei gesteigerter Mobilisation und ohne Zufuhr von Nahrungslipiden
stammen die unveresterten Fettsäuren des Blutes hauptsächlich aus
dem Depotfett. Ihre Zusammensetzung ist daher dem Fettsäuremuster
des Fettgewebes weitgehend ähnlich. Es ist dem Organismus nicht
möglich, bestimmte Fettsäuren selektiv zu mobilisieren. HUNTER
et al. (12) fanden keinen Unterschied in der Mobilisierungsrate
der wichtigsten Fettsäuren aus dem Depotfett. Selbst bei einem

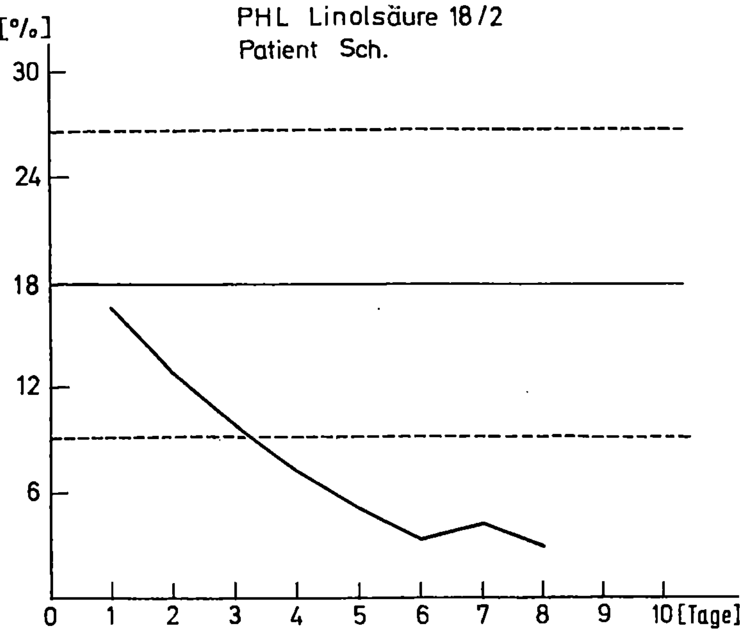

Abb. 1o. Prozentualer Linolsäureanteil an den Phospholipidfett-
säuren gegenüber der Kontrollgruppe bei parenteraler Ernährung
mit Kohlenhydraten als Calorienträger

25%igen Gewichtsverlust kommt es beim Menschen und bei der Ratte
zu keiner Veränderung der Fettsäurezusammensetzung des Fettgewebes (31). Die Halbwertszeiten der Fettsäuren des humanen Fettgewebes liegen zwischen 35o und 75o Tagen (2, 31). Aus einer
unveränderten Mobilisation der Linolsäure gegenüber den anderen
Fettsäuren im posttraumatischen Geschehen kann man daher nicht
schließen, daß auch der Bedarf an essentiellen Fettsäuren unverändert ist.

Für eine gesteigerte Mobilisation von Fettsäuren aus dem Fettgewebe nach Polytrauma sind mehrere Faktoren maßgebend, vor allem
eine vermehrte Catecholaminausschüttung sowie das Insulin-Glucagon-
Gleichgewicht. Auch bei Mangel an essentiellen Fettsäuren kommt
es zu einem Anstieg der Konzentration der unveresterten Fettsäuren
im Serum (22, 29, 3o).

Da eine Verminderung der essentiellen Fettsäuren auch eine Verminderung der Prostaglandine zur Folge hat (5) und Prostaglandine
Inhibitoren der lipolytischen Enzyme sind, ist auch dadurch eine
gesteigerte lipolytische Aktivität im Fettgewebe erklärbar.

Die unveresterten Fettsäuren machen etwa 5% der Gesamtplasmalipide
aus (1o). Bei einer erhöhten Metabolisierungsrate der Fettsäuren
zur Energiegewinnung ist aber auch ein erhöhter Plasmaspiegel

notwendig, da die Fettsäureaufnahme des Gewebes proportional der
Plasmakonzentration ist (21). Wenn die aufgenommenen Fettsäuren
die oxidative Notwendigkeit des Gewebes überschreiten, werden die
überschüssigen Fettsäuren leicht in endogene Triglyceride eingebaut (6).

Essentielle Fettsäuren üben ihre Funktionen in Membranen und als
Precurser der Prostaglandine in Phospholipiden verestert aus. In
diesem Zusammenhang ist es von Interesse, daß durch Gabe von
Intralipid, das einen hohen Anteil an Triglyceriden hat, auch
ein weiterer Abfall der Linolsäure in den Phospholipiden verhindert werden kann. Bei Mangel an essentiellen Fettsäuren wird die
18/2-Fettsäure direkt in Phospholipide eingebaut, während bei
Normalbedingungen der Einbau hauptsächlich in Triglyceride erfolgt (19).

Die physiologische Bedeutung der essentiellen Fettsäuren läßt
den Schluß zu, daß eine Verminderung, so wie sie beim polytraumatisierten Patienten gefunden wird, zu einer Beeinträchtigung
wichtiger Funktionen führen kann. Es erscheint daher gerechtfertigt, auch bei diesem Patientengut schon frühzeitig eine Sub-
stitutionstherapie durchzuführen und nicht erst das Auftreten
klinisch faßbarer Symptome abzuwarten.

Zusammenfassung

Bei zwei Gruppen polytraumatisierter Patienten wurden während der
Phase der totalen parenteralen Ernährung Fettsäureveränderungen
im Blut untersucht. Zur parenteralen Ernährung wurden L-Aminosäurenlösungen in einer Dosierung von o,24 g N/kg Körpergewicht/
Tag und als Calorienträger in der ersten Gruppe Glucose und Fructose sowie in der zweiten Gruppe Glucose, Fructose und Fettemulsionen in einer Gesamtdosierung von 3o kcal/kg Körpergewicht/Tag
verabreicht. In der zweiten Gruppe betrug der Anteil der Fettemulsionen 3o-4o% der verabreichten Calorien. Die Lipide wurden
mit Folchschem-Gemisch über 24 Std unter Stickstoffatmosphäre
extrahiert. Anschließend erfolgte nach der Methode von Folch die
Abtrennung der Proteine. Nach der Fraktionierung in Phospholipide
und Triglyceride auf vorgereinigten Dünnschichtchromatographieplatten wurden die vorhandenen Fettsäuren gaschromatographisch als
Methylester bestimmt. Die gewonnenen Ergebnisse wurden den Werten
gegenübergestellt, die bei einem Kontrollkollektiv gesunder, frei-
williger Versuchspersonen ermittelt wurden. Der statistische Vergleich der Kontrollwerte mit den erhobenen Werten der polytraumatisierten Patienten erfolgte mit dem Student-t-Test. Eine Überprüfung der Ergebnisse des Student-t-Tests mit dem Rangtest von
MANN, WHITNEY und WILCOXON ergab keine Korrektur der Ergebnisse
des Student-t-Tests. Gemessen wurden im einzelnen der Anteil der
Linolsäure und der Arachidonsäure in den Phospholipidfraktionen
sowie der Anteil der Linolsäure und der Arachidonsäure in den
Fraktionen der Triglyceride. Die wesentlichsten Befunde dieser
Untersuchungsreihen sind eine deutliche Verminderung der essentiellen Fettsäuren in den Phospholipidfraktionen in der frühen
posttraumatischen Phase. Während es bei der ersten Patientengruppe zu einer weiteren kontinuierlichen Verminderung der essentiellen Fettsäuren im Beobachtungszeitraum kommt, kann diese durch

die Zufuhr von Fettemulsionen in der Art, wie wir sie bei dem zweiten Patientenkollektiv durchgeführt haben, abgefangen werden. Die Bedeutung dieses Verhaltens der essentiellen Fettsäuren wird diskutiert.

Literatur

1. BAILEY, E., TAYLOR, C.B., BARTLEY, W.: Biochem. J. 1o4, 1o26 (1967).
2. CAMPBELL, R.G., HASHIM, S.A.: Proc. Soc. exp. Biol. (N.Y.) 141, 652 (1972).
3. CHLOUVERAKIS, C.: Nature 188, 1111 (196o).
4. DOLE, V.P., JAMES, A.T., WEBB, J.P.W., RIZACK, M.A., STURMAN, M.F.: J. clin. Invest. 38, 1544 (1959).
5. DORP, D.A.van.: Stuttgart: Thieme 1971.
6. EVANS, I.R.: Circulat. Res. Suppl. II, Vol. XIV + XV (1964) II-96-1o8.
7. FOLCH, J., LEES, M., SLOANE-STANLEY, G.H.: J. Biol. Chem. 226, 497 (1957).
8. GOLDE, L.M.G. van., PIETERSON, W.A., DEENEN, L.L.M. van.: Acta bioch. biophys. 152, 84 (1968).
9. GUARNIERI, M., JOHNSON, R.M.: Advanc. Lipid Res. 8, 116 (197o).
1o. HALLGREN, B., SVANBORG, A.: Scand. J. clin. Lab. Invest. 14, 179 (1962).
11. HAUDE, W., WAGNER, H., THEIL, S., HAASE, H., HÜNICKE, G., GOETZE, E.: Acta biol. med. germ. 28, 963 (1972).
12. HUNTER, J.D., BUCHANAN, H., NYE, E.R.: J. Lipid Res. 11, 259 (197o).
13. JURAND, J., OLIVER, M.F.: Atherosclerosis 11, 157 (197o).
14. KIRKEBY, K.: Acta endocr. (Kbh.) 71, 8o (1972).
15. KIRKEBY, K., INGVALDSEN, P., BJERKEDAL, I.: Acta med. scand. 192, 513 (1972).
16. KIRKEBY, K., INGVALDSEN, P., BJERKEDAL, I.: Acta med. scand. 192, 521 (1972).
17. LOHNINGER, A., WEIGL, K., HEINKELMANN, W., ZEKERT, F., BLÜMEL, G.: Med. Welt 18, 87o (1976).
18. LOHNINGER, A., WEIGL, K., RIEDL, W., HEINKELMANN, W., TÖLLE, W., SCHLAG, G., LANDAUER, B., BLÜMEL, G.: Med. Welt 19, 923 (1976).
19. MERCURI, O., DE TOMAS, M.E.: Lipids 6, 858 (1971).
2o. MOORE, J.L., RICHARDSON, T., DELUCA, H.F.: Lipids 2, 8 (1967).
21. NITSCHKOFF, S.T., MICHAILOV, M.L., POHL, J.: Dtsch. Gesundh.-Wes. 33, 1535 (1971).
22. PURY, G.G. de, COLLINS, F.D.: Acta biochim. biophys. 1o6, 213 (1965).
23. ROTHLIN, M.E., ROTHLIN, C.B., WENDT, V.E.: Amer. J. Physiol. 2o3, 3o6 (1962).
24. SACHS, L.: Angewandte Statistik.S. 2o9ff, 3ooff. Berlin-Heidelberg-New York: Springer 1971.
25. SAIFER, A., GOLDMAN, L.: J. Lipid Res. 2, 268 (1961).
26. SCHRADE, W., BÖHLE, E., BIEGLER, R., SABEL, C.: Klin. Wschr. 38, 7o7 (196o).
27. SCHRADE, W., BÖHLE, E., BIEGLER, R., TEICKE, R., ULLRICH, B.: Klin. Wschr. 38, 739 (196o).
28. SHIMOYAMA, T., KIKUCHI, H., PRESS, M., THOMPSON, G.R.: Gut 14, 716 (1973).

29. SINCLAIR, A.J., COLLINS, F.D.: Acta biochim. biophys. <u>152</u>, 498 (1968).
3o. SOLYOM, A., MÜHLBACHOVA, E., PUGLISI, L.: Acta biochim. biophys. <u>137</u>, 427 (1967).
31. STEIN, Y., STEIN, O.: Acta biochim. biophys. <u>6o</u>, 58 (1962).

DIE INTRAVENÖSE ERNÄHRUNG BEI VERBRENNUNGEN

Von S.-O. Liljedahl

Es gibt kein anderes Trauma, das eine so intensive Erhöhung des
Stoffwechsels zur Folge hat wie ein ausgebreiteter Verbrennungsschaden. Der Grund dafür steht noch nicht völlig fest, doch
mehrere Faktoren, die dazu beitragen, werden nachstehend erörtert.
KINNEY et al. (5) haben eine Zusammenstellung der Veränderungen
im Sauerstoffverbrauch nach verschiedenen Formen von Traumen erstellt. Patienten mit multiplen Brüchen oder Peritonitis erhöhen
ihren Sauerstoffverbrauch um ca. 5o%, während 3o%ige Verbrennungsschäden eine Erhöhung um ca. 7o% und 5o%ige Schäden über 1oo%ige
Erhöhung des Sauerstoffverbrauchs zur Folge haben.

Abb. 1 zeigt einen 32jährigen Mann mit 25%igem, tiefem Verbrennungsschaden, der nach anfänglicher Flüssigkeitsbehandlung der
üblichen Art peroral behandelt wurde. Wie aus dem Bild hervorgeht,
ist der Patient 6 Wochen nach der Verletzung außerordentlich abgemagert, und die Wundschäden sind mit einem schlaffen, infizierten Granulationsgewebe bedeckt. Die Spitze des Schulterblatts hat
dieses Gewebe durchstoßen und ist entblößt. Der Patient wurde uns
1960 zur Weiterbehandlung zugestellt. Nach intensiver Nahrungs-
verabreichung und antibiotischer Behandlung der chronischen Sepsis sowie anschließender Abdeckung der tiefen Schäden durch Teilhauttransplantate konnte dieser Patient gerettet werden. In Verbindung mit der Behandlung dieses Patienten begann man sich für
Ernährungsfragen zu interessieren, und es wurde ein Forscherteam
organisiert. Diesem gehörten G.BIRKE, L.A.CARLSON, U.VON EULER,
L.O.PLANTIN und der Autor an. An gewissen Untersuchungen nahmen
auch P.O.BARR, J.DAVIES, B.NYLÈN, L.O.LAMKE, J.E.EKLUND und
P.REIZENSTEIN teil. Nach 1ojähriger fruchtbarer Zusammenarbeit
dieses Teams wurden die Forschungsergebnisse veröffentlicht (1,
2, 3, 6, 7, 8, 9, 12), was u.a. zur Folge hatte, daß die Ergebnisse bei Behandlung umfangreicher Schäden erheblich verbessert
wurden (s. Abb. 9).

Aus diesen Unterlagen ging eine bedeutende Korrelation zwischen
durch Verdunstung bedingten Wasserverlusten und der Ausbreitung
der tiefen Hautschäden hervor. Bei den sehr ausgedehnten Schäden
wurde ein täglicher Wasserverlust von 6-8 l festgestellt. Die
Verluste beruhen darauf, daß eine in der Haut befindliche Lipo-
proteinmembran, die die normale Wasserverdunstung regelt, durch
das Wärmetrauma geschädigt wurde. Diese Wasserverdunstung ist ein
energieverbrauchender Prozeß, der ca. 58o kcal zur Verdunstung
von 1 l Wasser beansprucht.

Wie aus Abb. 2 ersichtlich ist, erwiesen die Untersuchungen des
Teams, daß bei 15 Patienten mit Verbrennungsschäden von 4o/24%
der Körperoberfläche nach dem sechsten Tag des Verbrennungsschadens eine Korrelation zwischen der Erhöhung des Grundstoffwechsels

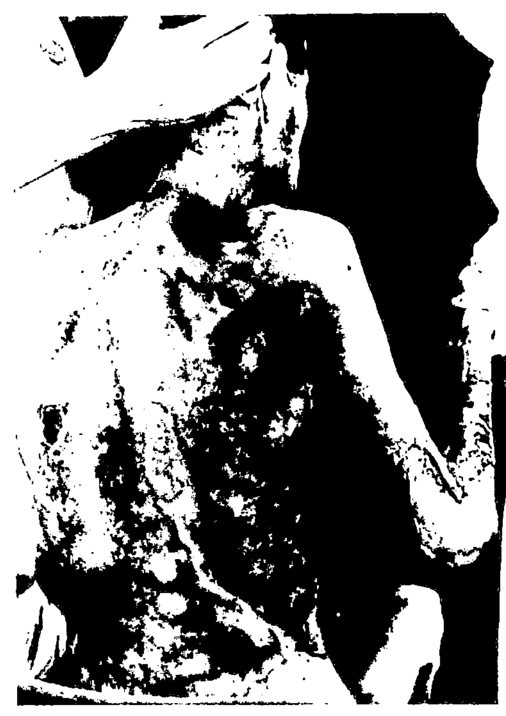

Abb. 1. Ausbreitung eines tiefen Verbrennungsschadens 6 Wochen nach dem Unfall. Der Patient ist außerordentlich abgemagert, und die Wundflächen sind durch schlaffe, wulstige Granulationen bedeckt

und der Wasserverdunstung bestand. 4o% bezeichnet die Gesamtausbreitung der Schäden und 24% die Ausbreitung der Schäden dritten Grades. In der gleichen Patientengruppe war die Korrelation zwischen der Menge des in Urin ausgeschiedenen Noradrenalins und dem gemessenen Sauerstoffverbrauch bereits vom ersten Tag an erheblich, wie dies in Abb. 3 ersichtlich ist.

Es liegt also auf der Hand, daß bei der Verbrennung große Mengen Noradrenalin befreit werden, und daß diese Ausscheidung erhöht ist, bis die tiefen Schäden durch Teilhauttransplantat bedeckt wurden. Drei gut 8o%ige Verbrennungsschäden wurden täglich beobachtet, und in diesen Fällen normalisierten sich die Werte erst nach 5 Monaten, als die tiefen Schäden in der Hauptsache durch Teilhauttransplantate bedeckt waren. Was den adrenergischen Streß auslöst, ist noch nicht klar, doch Wärmeverluste, Schmerzen, Angst und Kreislaufänderungen sind Faktoren, die dazu beitragen.

In dem Bestreben, der hohen Energieverluste bei diesen Schäden Herr zu werden, wurden die Patienten hauptsächlich auf drei Weisen behandelt. Durch Behandlung in einer warmen Umgebung wurden die Strahlungs- und Konvektionsverluste reduziert. Die Raumtemperatur wurde auf ca. 32° erhöht, und die Feuchtigkeit im Bereiche von

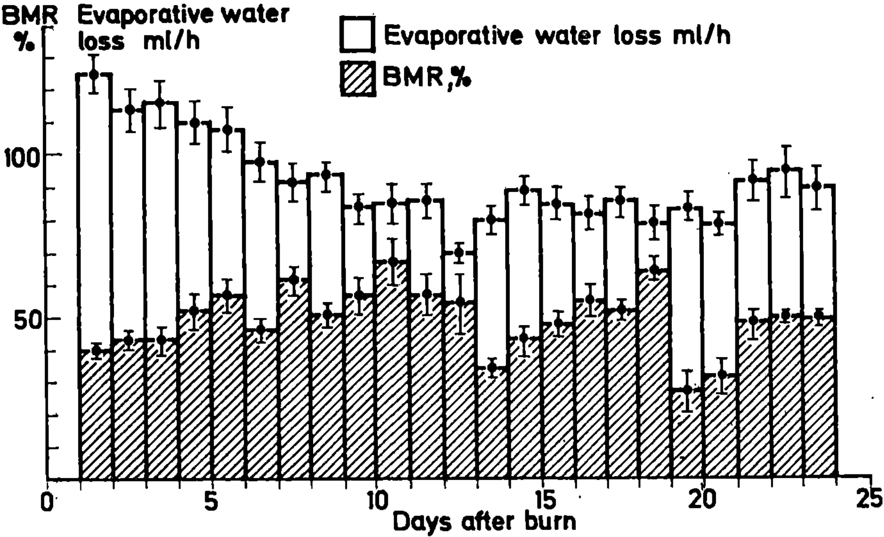

Abb. 2. Die durchschnittliche Veränderung des Grundstoffwechsels (BMR(%)) und die Wasserverdunstung bei 15 Patienten mit Verbrennungsschäden während der ersten 24 Tage nach der Schädigung (nach BIRKE et al. (2))

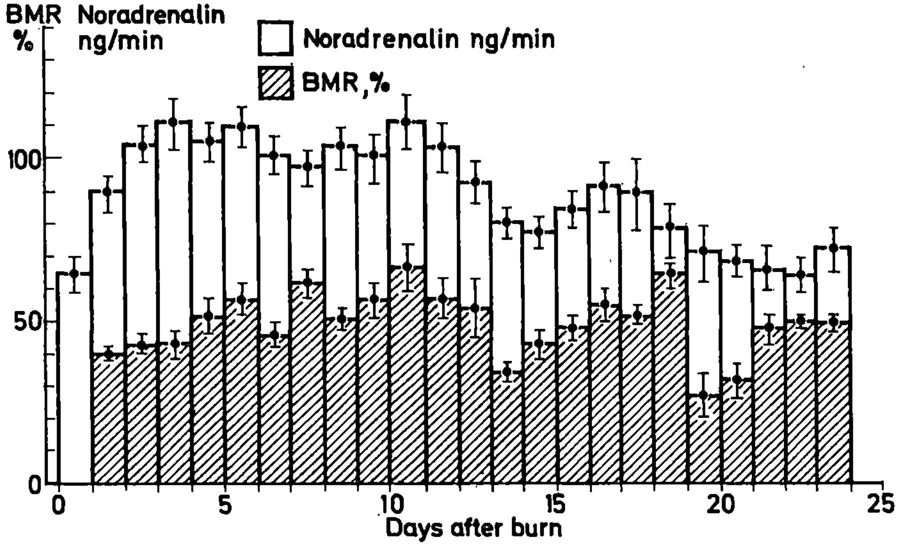

Abb. 3. Die durchschnittliche Veränderung des Grundstoffwechsels und der Noradrenalinausscheidung im Urin in ng/min bei den gleichen Patienten wie in Abb. 2 (nach BIRKE et al. (2))

ca. 3o% gehalten, so daß die feuchten Wundflächen austrockneten.
Durch Homo- und Heterotransplantation (hauptsächlich mit Schweinshaut) wurden vor allem die durch Verdunstung bedingten Verluste
verhindert. Durch Vervollständigung der peroralen Diät durch intravenöse Zufuhr von Intralipid, Aminosäuren, Glucose und Fructose
erhielten die Patienten reichlich Calorien. Durch Behandlung von
12 Patienten mit ähnlichen Verbrennungsschäden und annähernd
gleichen Alters bei einer Raumtemperatur von 22° und ca. 5o%
Feuchtigkeit bzw. bei einer Raumtemperatur von 32° und ca. 3o%
Feuchtigkeit wurde die Wirkung dieses Temperaturunterschieds
bestimmt. In jeder Gruppe wurden sechs Patienten mit einer mittleren Ausbreitung des Verbrennungsschadens von 3o/15% und einem
Durchschnittsalter von 42 Jahren getestet.

Wie aus Abb. 4 hervorgeht, war die Zunahme des Grundstoffwechsels
der bei 22° behandelten Patienten erheblich höher als bei einer
Temperatur von 32°. Der Rückgang betrug 1o-2o%. WILMORE et al.
(13) haben kürzlich ähnliche Studien ausgeführt und konnten beweisen, daß, wenn die Behandlung bei 32° ausgeführt wurde, die
Erhöhung des Grundstoffwechsels bei sehr großen Schäden erheblich
geringer war, als wenn die Behandlung bei 22° stattfand.

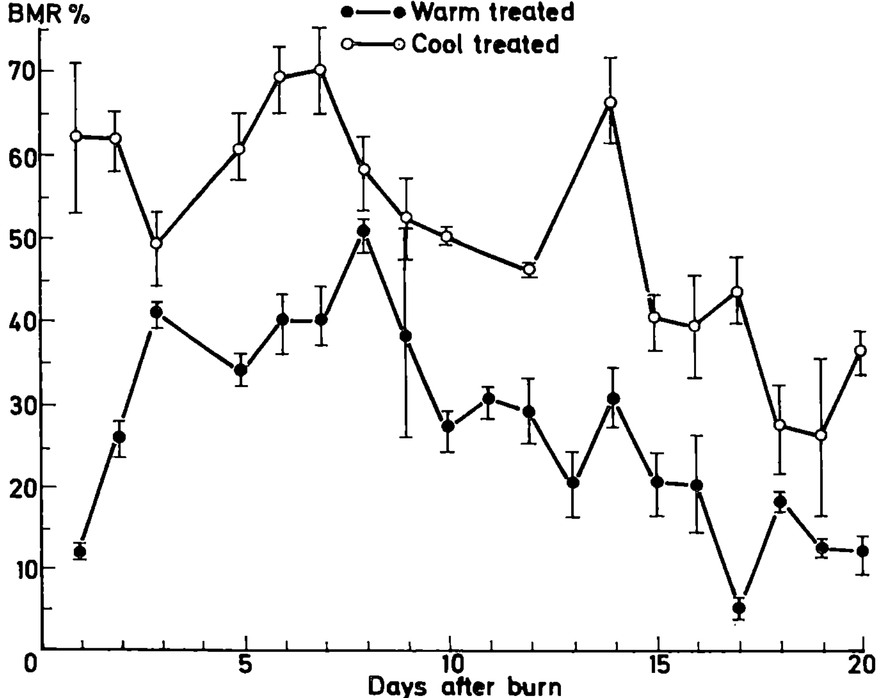

*Abb. 4. Die durchschnittliche Veränderung des Grundstoffwechsels
(BMR (%)) bei zwei Patientengruppen mit gleichartigen Verbrennungsschäden, die bei Raumtemperaturen von 32° bzw. 22° behandelt wurden (nach BIRKE et al. (2))*

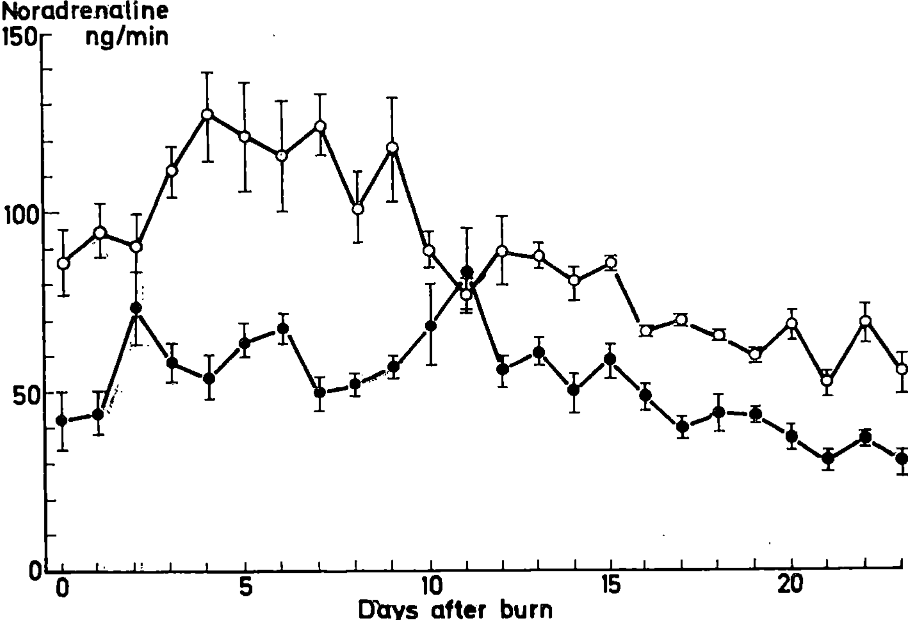

Abb. 5. Die durchschnittliche Noradrenalinausscheidung im Urin in ng/min bei den gleichen Patientengruppen wie in Abb. 4 (nach BIRKE et. al. (9))

Wie Abb. 5 zeigt, war die Ausscheidung von Noradrenalin im Urin bei den mit Wärme behandelten Patienten erheblich geringer. Dies war auch, was die Ausscheidung von Adrenalin anbelangt, der Fall.

In Studien des Eiweißumsatzes bei Verbrennungsschäden, in denen von mit Jod indiziertem Eiweiß Gebrauch gemacht wurde, gelangte eine Zwei-Isotopen-Technik, bei der das Eiweiß mit ^{131}J und ^{125}J versetzt war, zur Anwendung. Durch Messen der Patienten in einem Ganzkörperzähler erhielt man eine gute Vorstellung vom Abbau, der Verteilung und den Verlusten des Eiweißes. Bei den mit Wärme behandelten Patienten waren im Durchschnitt während eines Zeitraums von drei Wochen der Abbau, die extravasculäre Verteilung und selbst die unmittelbaren Verluste an Eiweiß geringer als bei nicht mit Wärme behandelten Patienten (9).

Die Ergebnisse erwiesen, daß das Blut der mit Wärme behandelten Patienten nach dem zweiten Tage eine niedrigere Konzentration freier Fettsäuren aufwies als das Blut von bei 22° behandelten Patienten. Dagegen unterschieden sich die Blutkonzentrationen von Triglyceriden, Cholesterin und Phospholipiden nicht wesentlich.

Durch Abdecken der Wundflächen mit Homo- oder Heterohaut, nachdem die harten, festen Grinde allmählich ausgeschnitten und durch Bäder behandelt worden waren, sanken die Wasser- und Wärmeverluste an diesen Stellen.

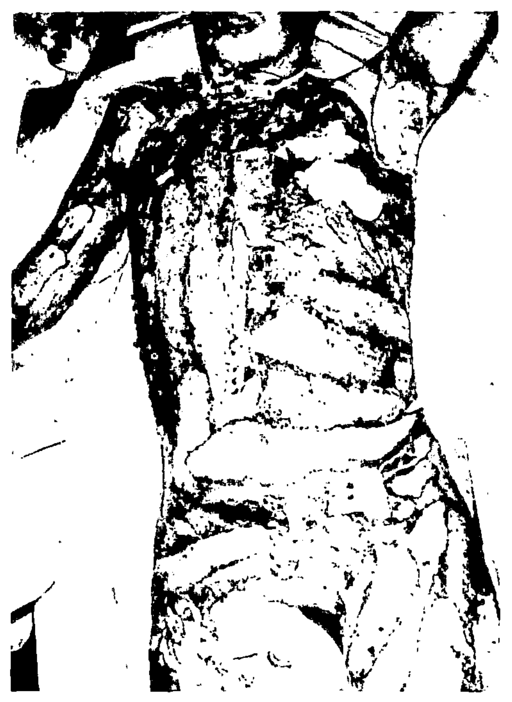

Abb. 6. 31jähriger Patient mit totalem Verbrennungsschaden, der sich auf 85% der Körperoberfläche erstreckt, 6 Wochen nach dem Primärtrauma. Die Schäden 3. Grades sind durch Homotransplantat abgedeckt

Abb. 6 zeigt einen 85%igen Verbrennungsschaden, der hauptsächlich durch Homohaut kürzlich verstorbener Patienten abgedeckt wurde. Durch regelmäßigen Wechsel der Homohaut alle 5-6 Tage konnten die geschädigten Gewebe rein gehalten werden, und, wie aus der Abbildung ersichtlich, war der Ernährungszustand des Patienten sehr gut. In späteren Jahren wurde in immer höherem Maße von tiefgekühlter amerikanischer Schweinshaut Gebrauch gemacht.

Abb. 7 zeigt den Rücken eines 4jährigen Kindes, dessen tief geschädigte Gewebe 2 Tage zuvor mit Schweinshaut bedeckt worden waren. Die Erfahrung mit dieser Haut ist gut gewesen, und nach Wechsel alle 4-5 Tage haben sich bei den bisher behandelten Patienten vorläufig keine Sensibilisierungsreaktionen eingestellt.

Im Zusammenhang mit Operationen zur Entnahme von Haut für Teilhauttransplantationen stiegen die Wasserverluste und der Energieverbrauch. Nach der Teilhauttransplantation nahmen sowohl der Energieverbrauch als auch die Wasserverluste ab. Daraus wurde der Schluß gezogen, daß mindestens in dieser Phase durch Wasserverdunstung bedingte Wärmeverluste eine wichtige Ursache des hohen Stoffwechsels sind. Nun werden diese Operationen in einem beheizten Operationssaal ausgeführt, und die Entnahmestellen mit biologischen Verbänden abgedeckt; auch die Wundflächen werden mit

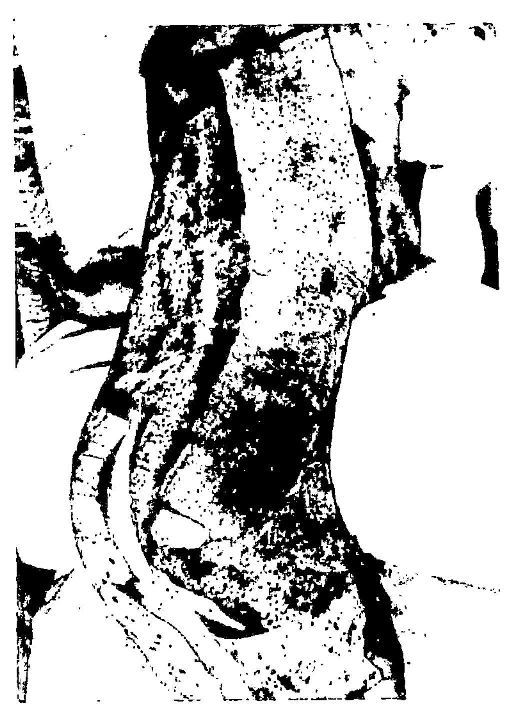

Abb. 7. Rücken eines 4jährigen Patienten 3 Wochen nach dem Primärtrauma; die tiefen Verbrennungsschäden wurden ausgeschnitten und mit Schweinshaut abgedeckt

der entnommenen Haut bereits einige Stunden nach der Operation abgedeckt, wenn der Patient wach ist und eine entsprechende Einstellung der Lage des betreffenden Körperteils vorgenommen werden kann. Der Energieverbrauch bei den sehr ausgebreiteten Schäden kann ca. 5ooo kcal/Tag betragen. Durch Wärmebehandlung und Abdeckung der Wundflächen mit Homo- und Heterohaut können in diesen Fällen täglich ein paar tausend Calorien eingespart werden. Um das Energiegleichgewicht der Patienten herzustellen, müssen täglich mindestens 3ooo kcal zugeführt werden. Außerdem ist eine sehr hohe Wasserzufuhr von 6-7 l/Tag erforderlich.

Mehrere der Patienten mit Verbrennungsschäden entwickelten früher ein hyperosmolares Syndrom, das allmählich zu Nierenschädigungen führte, an denen mehrere Patienten starben. Es ist somit wesentlich, daß man keine zu hyperosmolaren Lösungen bei der Ernährungstherapie dieser Patienten wählt. Intralipid ist in dieser Hinsicht ideal und liefert dem Patienten eine ausreichende Calorienmenge in iso-osmolarer Lösung.

Der Plan, nach dem die Ernährungstherapie dieser Patienten durchgeführt wird, ist in Tabelle 1 ersichtlich. Bei Eingabe von 4 l Flüssigkeit erhält der Patient ca. 14o g Proteine, 2oo g Zucker und 2oo g Fett. Je nach dem Elektrolytstand wird die Elektrolytversorgung entsprechend geregelt. Peroral werden vor allem Wasser,

Vitamine und kaliumreiche Zuckerlösungen verabreicht, je nach
dem, was der Patient verträgt. Später werden allmählich mehr
Proteine und Calorien verabreicht, während gleichzeitig die
intravenöse Zufuhr reduziert wird. Der Elektrolytstand, die sau-
ren, basischen und Serumproteine, das Serum und die osmotische
Konzentration des Urins werden ebenso wie der Blutzucker täglich
kontrolliert. Insulin wird nur in Fällen verabreicht, in denen
ein Ansteigen des Blutzuckers stattfindet.

Tabelle 1. Zusammensetzung und Mengen der Nährlösungen, die bei
Verbrennungsschäden angewandt werden

Nährlösung	Aminosäuren (g)	Kohlenhydrate (g)	Fett (g)	Elektrolyte (mäqu)	kcal
21 Aminosol[*]-Glucose	66	1oo		1oo Na, 8o Cl	61o
11 Vaminaco[**]	7o	1oo		5o Na, 2o K, 5 Ca, 3 Mg, 55 Cl	65o
11 Intra-lipid 2o%			2oo		2ooo
41	1 36	2oo	2oo	15o Na, 135 Cl 2o K, 5 Ca, 3 Mg	326o

[*]hydrolysierte L-Aminosäurenlösung Vitrum
[**]kristalline L-Aminosäurenlösung Vitrum

Es ist sehr wichtig, daß die intravenöse Ernährung sehr genau
überwacht wird. In der Abteilung ist gut ausgebildetes Personal
tätig, das mit der Technik vertraut ist.

Die Patienten vertragen Fett sehr gut, und es fand keine Erhöhung
der Triglyceridkonzentration nach täglicher Verabreichung von
5oo ml 2o%igen Intralipids statt. Die Ausscheidung ist, wie dies
kürzlich von WILMORE et al. (13) bewiesen wurde, bei diesen Patienten stark erhöht, was darauf hindeutet, daß sie das Fett zur
Deckung des erhöhten Calorienbedarfs schnell abbauen.

Die Patienten benötigen in den meisten Fällen mehrere Monate lang
intravenöse Ernährung, und es ist daher unerläßlich, daß die Katheter richtig funktionieren. Die Katheter dürfen nur von ausge-
bildeten Krankenschwestern gehandhabt werden. Anfänglich führt
man sie stets in die peripheren Venen ein. Wir verwenden immer
Teflon-Katheter. In vielen Fällen sind alle peripheren Venen nach
dem Wärmetrauma coaguliert, so daß die zentralen Venen beansprucht
werden müssen. In gewissen Fällen ist die Einführung des Katheters
durch die verbrannte Haut nötig. Ausreichende Ernährung hilft
dem Patienten über die schweren Zeiten hinweg, und danach werden
die kritischen Wundstellen mit seiner eigenen Haut abgedeckt,
so daß eine Entwicklung von Katheter-Sepsis vermieden werden kann.

Die Sepsisfrequenz ist bei diesen Patienten hoch, doch haben wir
die Erfahrung gemacht, daß tödlicher Ausgang bei örtlicher

Behandlung der Wundschäden im Einklang mit den hier beschriebenen
Richtlinien in Verbindung mit gezielter antibiotischer Behandlung
und von Anfang an entsprechender Ernährungstherapie eingeschränkt
werden kann.

Die Nährlösungen werden während des ganzen Tages kontinuierlich
zugeführt. Den intravenös verabreichten Lösungen werden insgesamt
25oo IE Heparin täglich zugesetzt. Wir verabreichen stets Vaminaco oder Aminosol gemeinsam mit Intralipid.

Durch Abdecken der Wundschäden mit Homo- und Heterohaut und Aufrechterhalten der Nahrungszufuhr kann man nach 5-6 Wochen mit
Transplantationen der Eigenhaut des Patienten beginnen. Die un-
verbrannten Hautbereiche sowie geheilte Schädigungen zweiten
Grades sind als Entnahmestellen zu benutzen. Bei mehreren Patienten konnten die gleichen Entnahmestellen 5-6mal verwertet werden,
ohne daß dies zu größeren Unannehmlichkeiten führte.

Vier Patienten mit 8o-85%igen Schäden, von denen mindestens 7o%
dritten Grades waren, erhielten 5o-7o l 2o%iges Intralipid, ohne
daß Anzeichen von Leberschädigungen auftraten. Der Gewichtsverlust betrug nach 4monatiger Behandlung nicht mehr als 4-5 kg.
Alle diese Patienten sind nun geheilt und haben nach Umschulung
eine neue Berufstätigkeit aufgenommen.

In zwei Fällen mit Verbrennungsschäden, die sich auf 6o% der
Körperoberfläche erstreckten, entwickelte sich zeitweise ein
Überladungssyndrom (overloading syndrome) mit hohen Blutfett-
und Blutzuckerwerten. In beiden Fällen lag latente Zuckerkrank-
heit vor. Nach Verabreichung von Insulin normalisierten sich die
Werte. Die Schäden heilten allmählich, und die Verabreichung von
Insulin konnte abgebrochen werden.

Wenn wir die Patienten, die im Einklang mit den vorstehend beschriebenen Grundsätzen behandelt wurden, mit früher behandelten
Patienten vergleichen, liegt es auf der Hand, daß diese neuen
therapeutischen Richtlinien zu erheblich besseren Ergebnissen
führen. Die Ergebnisse sind in Abb. 8 ersichtlich, und die Zahlen,
die sich auf die neueste Zeitspanne beziehen, erscheinen bei den
verschiedenen Sterblichkeitskurven ganz oben, die aus den engli-
schen Unterlagen von BULL und FISHER stammen. Die Prognosekurven
zeigen die 1o, 5o und 9o%igen Sterblichkeitswahrscheinlichkeiten
von Patienten unter Berücksichtigung des Schädigungsausmaßes und
des Lebensalters. Wie aus der Abbildung hervorgeht, ist es ge-
lungen, die Sterblichkeit bei wirklich schweren Schäden auf 4o%
zu reduzieren. Die Patienten, die auch bei 9o%iger Sterblichkeits-
wahrscheinlichkeit am Leben geblieben sind, sind durch Kreise
bezeichnet; so sieht man z.B., daß ein 85jähriger Patient mit
3o%iger tiefer Schädigung überlebte.

Wie bereits festgestellt, ist es im einzelnen noch nicht sicher,
welche Faktoren die besagte katabolische Reaktion auslösen. Die
sehr verstärkte Noradrenalinausscheidung bildet eine wichtige
Ursache des intensivierten Grundstoffwechsels. Diese neueren
Untersuchungen deuten darauf hin, daß durch Verdunstung nach dem
anfänglichen Stadium bedingte Wärmeverluste in gewissem Maße für
die verstärkte Noradrenalinausscheidung und den intensiveren

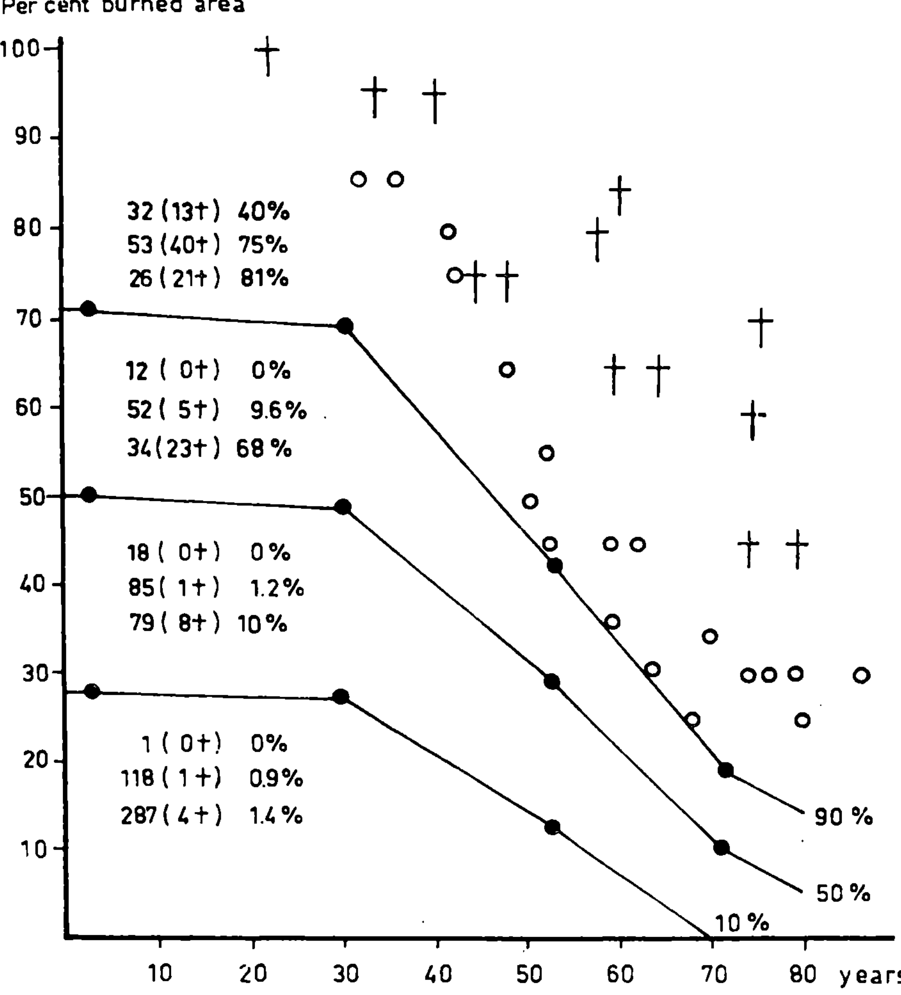

Abb. 8. Sterblichkeitsanalyse nach BULL und FISHER.
Es werden die Sterblichkeitskurven für 9o%, 5o% und 1o% darge-
stellt. Die Sterblichkeitszahlen für die verschiedenen Gruppen
sind unseren gesammelten Unterlagen entnommen. Die unteren Zah-
len beziehen sich auf den Zeitraum 1954-196o. Die mittleren Zah-
len beziehen sich auf den Zeitraum 1961-1966. Die oberen Zahlen
beziehen sich auf den Zeitraum 1967-197o.
O bezeichnet die überlebenden Patienten;
† bezeichnet die verstorbenen Patienten

Stoffwechsel verantwortlich sind. Neue Untersuchungen von WILMORE
et al. (13) haben erwiesen, daß, wenn diesen Patienten ganglien-
blockierende Mittel verabreicht wurden, der Energieumsatz erheblich abgenommen hat. Diese Autoren konnten auch zeigen, daß die
Glucagonkonzentration bei Patienten mit Verbrennungsschäden stark
anstieg und in erheblichem Maße zu der Ausscheidung von Noradrenalin in Beziehung stand. Das Verhältnis zwischen der Insulin-
konzentration und der Ausscheidung von Glucagon bzw. Noradrenalin

bildet nach Ansicht dieser Autoren den wichtigsten Grund für die
Entwicklung von posttraumatischem Proteinkatabolismus. So konnte
beispielsweise durch Verabreichung von Wachstumshormonen die
Insulinausscheidung angeregt und die katabolische Reaktion reduziert werden. Ähnliche Ergebnisse wurden 1960 von BIRKE et al.
(4) erzielt.

Zusammenfassung

Vier Patienten mit 8o-85%igen Schäden, von denen mindestens 7o%
dritten Grades waren, erhielten 5o-7o l 2o%iges Intralipid, ohne
daß Anzeichen von Leberschädigungen auftraten. Der Gewichtsverlust
betrug nach 4monatiger Behandlung nicht mehr als 4-5 kg. Diese
Patienten sind nun geheilt und haben nach Umschulung eine neue
Berufstätigkeit aufgenommen.

Durch Behandlung in einer warmen Umgebung wurden die Strahlungs-
und Konvektionsverluste reduziert. Durch Homo- und Heterotransplantation wurden die durch Verdunstung bedingten Verluste vermindert.

Die Patienten vertrugen Fett sehr gut, und es fand keine Erhöhung
der Triglyceridkonzentration, nach täglicher Verabreichung von
5oo ml 2o%igen Intralipids, statt.

Die Sepsisfrequenz ist bei diesen Patienten hoch. Doch haben wir
die Erfahrung, daß tödlicher Ausgang bei örtlicher Behandlung
der Wundschäden im Einklang mit den hier beschriebenen Richtlinien in Verbindung mit gezielter antibiotischer Behandlung und
von Anfang an entsprechender Ernährungstherapie eingeschränkt
werden kann.

Die Nährlösungen werden während des ganzen Tages kontinuierlich
zugeführt. Den intravenös verabreichten Lösungen werden insgesamt
25oo IE Heparin täglich zugesetzt. Wir verabreichen stets Vaminaco
oder Aminosol gemeinsam mit Intralipid.

Literatur

1. BIRKE, G., DAVIES, J., LILJEDAHL, S.O.: Protein metabolism in
   burned patients treated in a warm (32°C) or cool (22°C) en-
   vironment. Injury 1, 43-56 (1969).
2. BIRKE, G., VON EULER, U.S., CARLSON, L.A., LILJEDAHL, S.O.,
   PLANTIN, L.O.: Studies on burns.XII. Lipid metabolism, catecholamine excretion, basal metabolic rate and water loss during
   treatment of burns with warm dry air. Acta chir. scand. 138,
   321-333 (1972).
3. BIRKE, G., LILJEDAHL, S.O.: Studies on burns.XV. Treatment
   with warm dry air, clinical results compared with those of
   earlier treatment series. Acta chir. scand. Suppl. 422,
   5-26 (1971).
4. BIRKE, G., LILJEDAHL, S.O., GEMZELL, C.A., PLANTIN, L.O.:
   Effect of human growth hormone in patients with severe burns.
   Acta chir. scand. 122, 1-14 (1961).

5. KINNEY, J.M., LONG, C.L., GUMP, F.E., DUKE, J.H.Jr.: Tissue composition of weight loss in surgical patients. 1.Elective operation. Ann. Surg. <u>168</u>, 459 (1968).
6. LILJEDAHL, S.O.: The nutrition of patients with extensive burns. A paper of the international congress on parenteral nutrition, London, 1971. Parenteral nutrition.London: Churchill Livingstone 1972.
7. LILJEDAHL, S.O., BARR, P.O., BIRKE, G., PLANTIN, L.O.: Studies on burns.X. Changes in BMR and evaporative water loss in the treatment of severe burns with warm dry air. Scand. J. Plast. Reconstr. Surg. <u>3</u>, 3o-38 (1969).
8. LILJEDAHL, S.O., BIRKE, G., NYLEN, B.: Behandlung av mycket utbredda brännskador. Läkartidningen <u>67</u>, 376o-377o (197o).
9. LILJEDAHL, S.O., BIRKE, G., PLANTIN, L.O., REIZENSTEIN, P.: Studies on burns.IX. The distribution and losses through the wound of ^{131}J- albumin measured by whole-body counting. Acta chir. scand. <u>134</u>, 27-36 (1968).
1o. LILJEDAHL, S.O., BOZOVIC, L., CASTENFORS, J., EKLUND, J., GRANBERG, P.O.: Studies on burns.XIV. Plasma renin activity in burned patients. Scand. J. Urol. Nephrol. <u>6</u>, 171-175 (1972).
11. LILJEDAHL, S.O., EKLUND, J., GRANBERG, P.O.: Studies on renal function in burns. Acta chir. scand. <u>136</u>, 627-64o (197o).
12. LILJEDAHL, S.O., LAMKE, L.O.: Evaporative water loss from burns, grafts and donor sites. Scand. J. Plast. Reconstr. Surg. <u>5</u>, 17-22 (1971).
13. WILMORE, D.W., MOYLAN, J.A., LINDSEY, C.A., FALOONA, G.R., UNGER, R.H., PRUITT, B.A.: Hyperglucagonemia following thermal injury: Insulin and glucagon in the posttraumatic catabolic state. Surg. Forum <u>XXIV</u>, 99-1o1 (1973).

Experimentelle Untersuchungen zur Wirkung parenteraler Fettgabe [*]

Von K. Huth und F.W. Schmahl

Die Ansichten über den Wert von Fettinfusionen im Rahmen der
parenteralen Ernährung sind verschieden. Während in Schweden bis
zu 8o% der Gesamtcalorien als Fett infundiert werden, vertritt
PETER (9) in Deutschland den Standpunkt, daß die intravenöse
Applikation von Fettemulsionen nur bei langfristiger parenteraler
Ernährung von Bedeutung ist und daß nicht mehr als 3o% der gesamten Calorienzufuhr aus Fetten gespeist werden soll. Die amerikanische "Food and Drug Administration" hat Fettemulsionen bis Oktober 1975 nicht zur Verwendung beim Menschen zugelassen. Worauf
beruht diese unterschiedliche Beurteilung?

Zweifellos ist die intravenöse Ernährung ein heute nicht mehr
wegzudenkender Bestandteil der Intensivtherapie. Die teilweise
intravenöse Calorienzufuhr ist auch bei vielen Patienten außerhalb der Intensivstation als wertvoll anerkannt. Trotzdem sind
unsere Kenntnisse über Wirkungen und Nebenwirkungen parenteral
zugeführter Nährstoffe bei verschiedenen Krankheiten bis heute
unvollständig. In der "Pathologie der parenteralen Ernährung mit
Lipiden" von THOMPSON (12) aus dem Jahre 1974 heißt es, daß die
Verwertung parenteral zugeführter Fette im Organismus im wesentlichen derjenigen der natürlichen Chylomikronen gleicht. Die
Klärung erfolgt mit Hilfe von Zellen des reticulo-endothelialen
Systems (RES); ein Teil der Lipide gelangt über den Dissé-Raum
in die Hepatocyten. Nach parenteraler Zufuhr von Fetten findet
sich im RES intravenöses Fettpigment. Es fehlen jedoch Funktions-
prüfungen, die erkennen lassen, auf welche Weise sich die Ablagerung von intravenösem Fettpigment im RES auf den Organismus
auswirkt. Die üblichen Leberfunktionsteste sind hier wenig er-
giebig. Obgleich parenteral zugeführte Lipide zweifellos von den
Kupffer-Sternzellen phagocytiert werden, konnte DI LUZIO keine
Blockade der Phagocytosefunktion des RES von Ratten und Menschen
nach Fettinfusionen nachweisen (nach THOMPSON (12)). Andere Autoren hielten jedoch eine Störung der RES-Funktionen für wahrscheinlich.

Nach THOMPSON (12) gehen verschiedene Krankheiten mit einer Ver-
zögerung der Clearance exogen zugeführter Fettemulsionen einher,
so der Morbus Hodgkin und das Nierenversagen, andere jedoch mit
einer Beschleunigung, so die akute Hepatitis und Traumen.

Im folgenden möchten wir über die Pathogenese der Nebenwirkungen
bei parenteraler Gabe von Fettemulsionen berichten, die besonders
bei Verwendung von Baumwollsaatölemulsionen beobachtet werden,
aber auch nach Sojabohnenölemulsionen vorhanden sind. Hierbei

---

[*] Mit freundlicher Unterstützung durch die Deutsche Forschungs-
gemeinschaft

handelt es sich in erster Linie um tierexperimentelle Untersuchungen, bei denen Veränderungen auftreten, die an die Erschei-
nungen des Overloading-Syndroms des Menschen erinnern.

1. Fettclearance, RES-Funktion und Endotoxin

REIMERS et al. (1o) konnten in früheren Untersuchungen zeigen,
daß eine massive Vermehrung der Chylomikronen, wie sie bei der
Typ-V-Hyperlipoproteinämie vorkommt, mit einem gesteigerten Umsatz der Thrombocyten einhergeht. In analoger Weise ist bekannt,
daß Fettinfusionen zu einer Beladung der Thrombocyten durch Fettphagocytose führen (SCHULZ u. VEDELL (11)). In jedem Falle erfolgt die Metabolisierung parenteral zugeführter Fette mit Hilfe
von Pinocytose im RES. Nur ein Teil der intravasal transportierten
Fettpartikel wird durch die Lipoproteinlipase allein abgebaut.

Aus diesem Grund ist von LEMPERLE et al. (8) die Clearance einer
Fettemulsion als Test zur Messung der Phagocytosefunktion des
reticulo-endothelialen Systems entwickelt worden. KISCHKAT (6)
hat diesen Test in seiner Dissertation auf das Kaninchen adap-
tiert und festgestellt, daß eine Belastung des RES mit einer
nicht-letalen Dosis von E.coli-E zu einer signifikanten Abnahme
der Sojabohnenölemulsion-Clearance führt (Tabelle 1). Diese Befunde stehen in guter Übereinstimmung mit früheren Untersuchungen
von uns, nach denen Baumwollsaatölinfusionen eine Abnahme der
Endotoxintoleranz beim Kaninchen und eine erhebliche Steigerung
der letalen Wirkung von Endotoxin nach sich ziehen.

Tabelle 1. Die Änderung der Sojabohnenölemulsion-Clearance (o,5 ml
2o%ige Sojabohnenölemulsion/kg Körpergewicht) nach intravenöser
Injektion von Endotoxin und nach Vorbehandlung mit Streptokinase
(Mittelwerte und Streuung der Mittelwerte). Die Unterschiede sind
signifikant, p < o,oo1

	T/2
46 Kontrolltiere	5,4 ± o,5 min
1o Tiere 24 Std nach Endotoxin und NaCl-Dauerinfusion	15,o ± 1,8 min
11 Tiere 24 Std nach Endotoxin und Streptokinase-Therapie	5,7 ± o,9 min

2. Blutgerinnung, RES-Funktion und Endotoxin

Die Gabe von Endotoxin bewirkt beim Kaninchen eine Aktivierung
des Gerinnungssystems mit gesteigerter Bildung von Thrombin, der
konsekutiv ein Verbrauch der Gerinnungsfaktoren I, II, V, VII und
XII folgt. Auch der Abfall der Thrombocyten und die morphologisch
nachweisbaren Mikrogerinnsel in den Gefäßen zahlreicher Organe
passen zu dem Bild einer intravasal gesteigerten Gerinnbarkeit des
Blutes.

Verhindert man die Endotoxin-induzierte Aktivierung der Blutgerinnung mit Hilfe einer prophylaktischen Verabfolgung von Strepto-

kinase, so bleibt nicht nur die Entwicklung von Mikrogerinnseln
aus; darüber hinaus läßt sich die Störung der Sojabohnenölemulsion-Clearance nach Endotoxin durch die Einleitung einer Fibrino-
lyse verhindern (Tabelle 1). Daraus kann man folgern, daß die
Beeinträchtigung der Phagocytosefunktion des RES des Kaninchens
nach Endotoxin durch intravasale Gerinnungsvorgänge vermittelt
wird.

3. Blutgerinnung und parenterale Fettgabe

Insbesondere Baumwollsaatölpräparate führen zu einer Aktivierung
der Blutgerinnung mit einem gesteigerten Umsatz sämtlicher Gerinnungsfaktoren, einem Abfall von Antithrombin 3 und einer
Thrombocytopenie, wie von BRØCKNER et al. (1) berichtet wurde.
KOMMERELL (7) beobachtete beim Menschen nach einer raschen Infusion einer Baumwollsaatölemulsion das Vollbild einer Verbrauchscoagulopathie mit fast vollständiger Defibrinierung, die erst
durch Heparin unterbrochen werden könnte. Es sei jedoch an dieser Stelle erwähnt, daß CRONBERG und NILSSON (2) nach parenteraler
Zufuhr von Intralipid keine vergleichbaren Beeinträchtigungen der
Blutgerinnung beim Menschen nachweisen konnten.

HUTH et al. (5) konnten zeigen, daß eine Baumwollsaatölinfusion
in einer Dosierung von 1 g Fett/kg Körpergewicht/Std zu einer
Hyper- und dann zu einer Hypocoagulabilität beim Kaninchen führt.
Diese Befunde stehen in guter Übereinstimmung mit denjenigen von
BRØCKNER et al. (1).

4. Gerinnungsstörungen nach Fettinfusionen und Endotoxin

Bei kombinierter Applikation beider Procoagulantien, nämlich
parenteraler Gabe von Fett und parenteraler Gabe einer nicht-
letalen Endotoxindosis in einem zeitlichen Abstand von mehreren
Stunden, sind die Gerinnungsveränderungen beim Kaninchen noch
sehr viel ausgeprägter als bei isolierter Gabe entweder nur des
Endotoxins oder nur der Fettinfusion. Es entwickelt sich das Vollbild einer Verbrauchscoagulopathie mit ausgeprägter hämorrhagi-
scher Diathese und hoher Letalität. Als Folge disseminierter
intravasaler Gerinnungsprozesse finden sich Mikrothromben und
ischämische Nekrosen im Bereich von Milz, Leber, Lunge, Herz und
Nieren (Abb. 1).

5. Vergleichende Untersuchungen bei Verwendung verschiedener Fettemulsionen

a) Blutgerinnung

Die parenterale Gabe von Fett bewirkt beim Kaninchen eine Thrombocytopenie (Abb. 2), die jedoch nicht nur von der Triglycerid-
komponente der Fettemulsion abhängig ist. Wir verglichen die
Wirkung eines 1o%igen Baumwollsaatölpräparats (Fettemulsion Typ A)

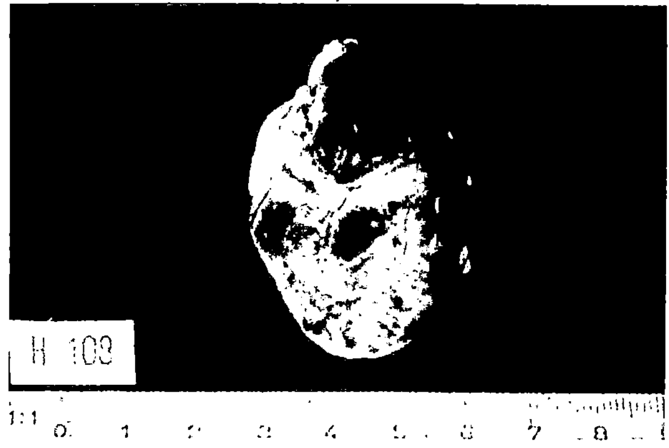

Abb. 1. Myokardinfarkt des Kaninchens nach intravenöser Gabe von Baumwollsaatölemulsion und Endotoxin

mit der zweier 1o%iger Sojabohnenölpräparate (Fettemulsion Typ B[1] und Intralipid). Die Blutplättchen werden durch die Fettemulsion Typ A auf 5o%, durch die Fettemulsion Typ B auf 55%, durch Intralipid dagegen nur auf 75% des Ausgangswertes gesenkt (HUTH u. HASENKNOPF (4)). Das Fibrinogen fällt nach der Emulsion auf Baumwollsaatölbasis signifikant stärker ab als nach der Fettemulsion Typ B; nach Intralipid wird die geringste Fibrinogenopenie registriert. Auch die Abnahme der maximalen Thrombusfestigkeit m_A im Thrombelastogramm und die Abnahme der Faktor-V-Aktivität ist nach dem Baumwollsaatölpräparat am stärksten.

b) Blutfette

Vergleicht man die Klärung der parenteral applizierten Triglyceride bei den genannten Fettemulsionen, so findet man ebenfalls ein unterschiedliches Verhalten. Die Triglyceride einer Baumwollsaatölemulsion-Infusion verlassen den Intravasalraum schneller als Intralipid. Dieser Befund ist umso bemerkenswerter, als Fieberreaktion besonders bei schneller Elimination des infundierten Fettes beschrieben wurde.

c) Letalität

Wenn man die kombinierte Applikation der drei genannten Fettemulsionen mit einer nicht-letalen Endotoxindosis vergleicht, so findet sich eine Letalität von 76%, wenn man die Emulsion auf Baumwollsaatölbasis in einer Dosierung von 1 g Fett/kg Körpergewicht/Std 2 Std lang infundiert und 2 Std nach Beendigung der Infusion 5o µg/kg Körpergewicht Endotoxin aus E. coli o55 intravenös injiziert.

---

[1]Versuchspräparat auf Sojabohnenölbasis mit hydrierten Sojaphosphatiden als Emulgator

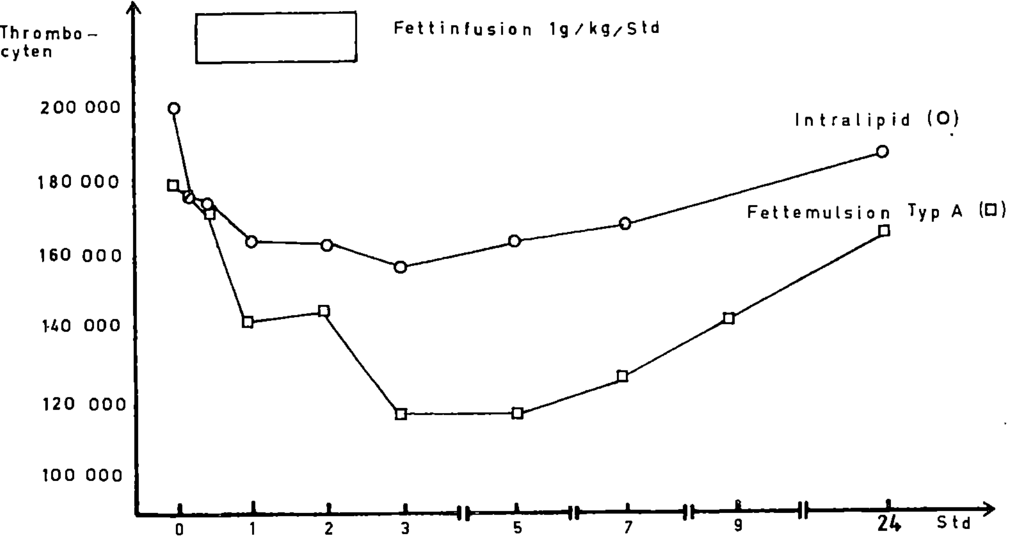

Abb. 2. Das Verhalten der Thrombocyten nach Intralipid- bzw. Fettemulsion-Typ-A-Infusionen

Dagegen liegt die Letalität bei gleicher Versuchsanordnung und Verwendung der Fettemulsion Typ B bei 5o% und bei Verwendung von Intralipid bei 42%.

Eine weitere Studie von HUTH und HARMS (3) ergab noch deutlichere Unterschiede zwischen der Wirkung der Fettemulsion Typ B und Intralipid, wenn den Kaninchen zunächst Endotoxin und nach 2 Std Fett infundiert worden war[2]. Von 15 Tieren, die Endotoxin und die Emulsion Typ B erhielten, starben sechs innerhalb von 12 Std, fünf innerhalb von 24 Std und nur vier überlebten diesen Beobachtungszeitraum. Von 11 Tieren, die Endotoxin und Intralipid erhalten hatten, starben innerhalb von 12 Std nur ein Tier und innerhalb von 24 Std nur zwei Tiere, acht überlebten den Beobachtungszeitraum.

d) Morphologie

Mikroskopisch zeigten besonders Tiere, welche die Fettemulsionen Typ A und Typ B sowie Endotoxin erhalten hatten, ausgedehnte hämorrhagische Lungeninfarkte. Mikroskopisch fanden sich Mikrothromben häufiger und ausgedehnter bei Tieren, die Endotoxin und die Fettemulsionen Typ A und Typ B erhalten hatten, als bei Tieren, die Endotoxin und Intralipid erhalten hatten. Eine massive glomeruläre Mikrothrombose (Abb. 4) im Sinne von Nierenrindennekrosen wurde nur bei Tieren festgestellt, denen die Fettemulsionen Typ A und Typ B in Kombination mit Endotoxin gegeben worden waren.

---

[2](Zum Verhalten der Blutgerinnung bei dieser Versuchsanordnung siehe Abb. 3)

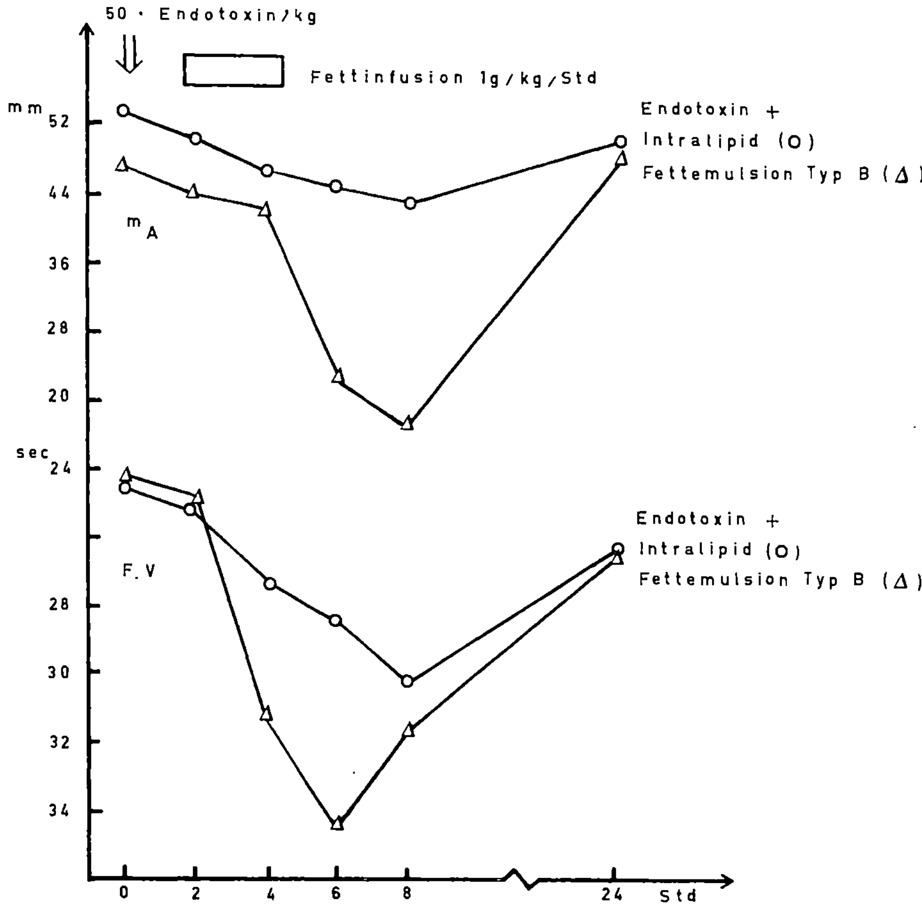

Abb. 3. Veränderungen der maximalen Thrombusfestigkeit (m_A im TEG in mm) und der Faktor-V-Aktivität (in sec) des Kaninchens nach kombinierter Applikation von Endotoxin und Intralipid bzw. Fettemulsion Typ B

Zusammenfassung

Unsere Untersuchungen zeigen, daß Fettemulsionen bei Kaninchen zu einer Beeinträchtigung der Phagocytosefunktion des RES führen. Als Ursache dieser Störung ist eine Aktivierung intravasaler Gerinnungsprozesse anzusehen, da die Einschränkung der Phagocytosefunktion, gemessen mit der Baumwollsaatölemulsion-Clearance, durch Streptokinase verhindert werden kann.

Typische Gerinnungsveränderungen des Kaninchens nach intravenöser Zufuhr bestimmter Fettemulsionen auf Baumwollsaatölbasis sind eine Thrombocytopenie, eine Fibrinogenopenie und eine Aktivitätsminderung der Faktoren II und V. Diese Störungen der Hämostase sind ausgeprägter und gleichen dem Bild einer Verbrauchscoagulopathie, wenn die Gabe der Fettemulsion mit einer intravenösen

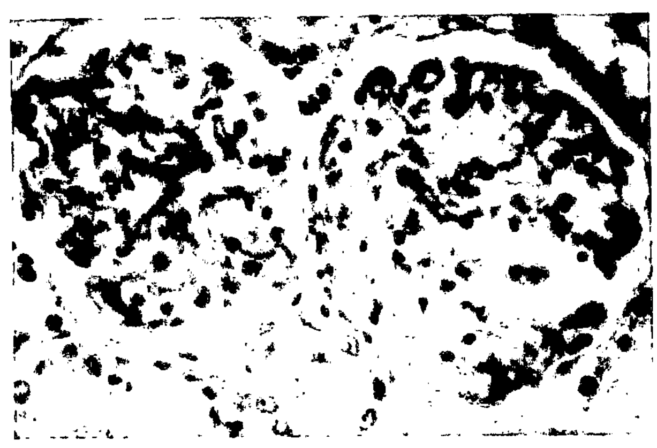

Abb. 4. Glomeruläre Fibrinpräcipitationen nach Endotoxin und Fettemulsion Typ B. Ladewig, 25o x

Injektion von Endotoxin kombiniert wird. Morphologisch finden sich dann Blutungen und intravasale Fibrinpräcipitationen im Bereich zahlreicher Organe.

Vergleicht man die Wirkung von Fettemulsionen auf der Basis von Sojabohnenöl mit derjenigen von Fettemulsionen auf der Basis von Baumwollsaatöl, so sind die Gerinnungsveränderungen bei Verwendung von Baumwollsaatölpräparaten sehr viel ausgeprägter. Vergleicht man die Sojabohnenölpräparate vom Typ B und Intralipid, so finden sich sowohl bei der Gerinnungsanalyse als auch der morphologischen Untersuchung stärkere Mikrothrombosierung und eine höhere Letalität bei Verwendung der kombinierten Gabe von Endotoxin und der Fettemulsion Typ B als bei kombinierter Applikation von Endotoxin und Intralipid.

<u>Literatur</u>

1. BRØCKNER, J., AMRIS, C.J., LARSEN, V.: Fat infusions and blood coagulation. Effect of various fat emulsions on blood coagulability. A comparative study. Acta chir. scand. Suppl. <u>343</u>, 48 (1965).
2. CRONBERG, S., NILSSON, I.M.: Coagulation studies after administration of a fat emulsion, Intralipid. Thrombos. Diathes. haemorrh. (Stuttg.) <u>18</u>, 664 (1967).
3. HUTH, K., HARMS, D.: Experimentelle Untersuchungen zur Wirkung parenteraler Fettgabe - eine Blindstudie. Infusionstherapie <u>1</u>, 372 (1974).
4. HUTH, K., HASENKNOPF, P.: Blutgerinnungsveränderungen bei parenteraler Ernährung mit Fettemulsionen. In: Advances Parenteral Nutrition. S. 2o2. Stuttgart: Thieme 197o.
5. HUTH, K., SCHOENBORN, W., BÖRNER, J.: Zur Pathogenese der Unverträglichkeitserscheinungen bei parenteraler Fettzufuhr. Med. u. Ernähr. <u>8</u>, 146 (1967).
6. KISCHKAT, U.: Der Einfluß einer Fibrinolysetherapie auf RES und Blutfette beim generalisieren Sanarelli-Shwartzman-Phänomen des Kaninchens. Gießen: Inaugural Diss. 1976.

7. KOMMERELL, B.: Aktivierung der Blutgerinnung durch Nahrungs-
   fette. In: Pathophysiologische und klinische Aspekte des Stoffwechsels, (SCHETTLER und SANNWALD, Hrsg.) S. 167. Symposium
   Heidelberg 1965. Stuttgart: Thieme 1966.
8. LEMPERLE, G., REICHELT, M., DENK, S.: The evaluation of phago-
   cytic activity in man by means of a lipid clearance test. In:
   The Reticulo-endothelial System and Immune Phenomena (N.R. DI
   LUZIO, Ed.), S. 137. New York: Plenum 1971.
9. PETER, K.: Fette. In: Infusionstherapie (R. FREY, K. EYRICH,
   H. LUTZ, K. PETER, und K.-H. WEIS, Hrsg,), S. 181. Milano-
   München-Lugano: Aesopus 1974.
1o. REIMERS, H.J., SCHMAHL, F.W., HUTH, K., LASCH, H.G.: Blutgerinnung, insbesondere Thrombocytenumsatz, bei Hyperlipopro-
   teinämien. Klin. Wschr. 5o, 12 (1972).
11. SCHULZ, U., VEDELL, J.: Elektronenmikroskopische Untersuchungen
   zur Frage der Fettphagocytose und des Fetttransports durch
   Thrombocyten. Klin. Wschr. 4o, 1114 (1962).
12. THOMPSON, S.W.: The Pathology of Parenteral Nutrition with
   Lipids. Springfield: Thomas 1974.

STICKSTOFFBILANZUNTERSUCHUNGEN NACH CHIRURGISCHEN EINGRIFFEN

Von S. Bark, I. Holm, I. Håkansson und A. Wretlind

Um den Energiebedarf bei parenteraler Ernährung zufriedenzustellen, kann die Energie hauptsächlich entweder als hypertonische Kohlenhydratlösung oder als isotonische Fettemulsion gegeben werden. Viele Arbeiten haben gezeigt, daß mit beiden Methoden eine positive Stickstoffbilanz erreicht werden kann. Eine Frage, die vielfach diskutiert wurde, ist jedoch, inwieweit die Möglichkeit besteht, während der sog. katabolen, postoperativen Phase eine positive Stickstoffbilanz zu erreichen. Bei kleineren chirurgischen Eingriffen kann eine positive Stickstoffbilanz problemlos erreicht werden, aber bei großen Operationen oder Traumen werden große Mengen Stickstoff und Energie gefordert. Um die Flüssigkeitsmengen innerhalb angemessener Grenzen zu halten, ist man deshalb gezwungen, hochenergetische Lösungen anzuwenden, die normalerweise Kohlenhydrate oder Fett enthalten. Der Zweck dieser Arbeit war vor allem zu untersuchen, inwieweit eine positive Stickstoffbilanz während der katabolen, postoperativen Phase erreicht werden kann, und weiter zu erforschen, ob es vom Gesichtspunkt der Stickstoffbilanz her einen Unterschied zwischen Fett und Kohlenhydraten als Hauptenergiequelle gibt.

Man hat bei neun Patienten während der ersten 6 postoperativen Tage nach einer Ventrikelresektion die Stickstoffbilanz studiert. Die Patienten erhielten o,3 g N/kg Körpergewicht/Tag in Form von kristallinen Aminosäuren in einer Lösung, die auch 1o% Fructose enthielt (Vaminaco mit Fructose). Die Aminosäurenlösung ist aus essentiellen und nicht-essentiellen Aminosäuren in den Proportionen zusammengesetzt, die der Zusammensetzung des Eiproteins ähnlich sind. Der Hauptteil der Energie, 6o%, der sich auf 5o kcal (21o kJ)/kg Körpergewicht/Tag belief, wurde entweder in Form von Fettemulsion (Intralipid 2o%) oder als hypertonische 54%ige Glucoselösung, die mit der Fettemulsion isocalorisch ist, gegeben. Die Verteilung der Energiequellen ist aus dem Bild ersichtlich (Abb.1). Der Fructoseanteil in der Aminosäurenlösung betrug bei beiden Gruppen 24 kcal.-%.

Fünf Patienten erhielten Fettemulsion und vier Patienten Glucose. Alle Elektrolyte einschließlich der Spurenelemente wurden täglich gegeben. Sämtliche Patienten erhielten täglich die wasserlöslichen Vitamine; die fünf Patienten in der Fettgruppe bekamen auch die fettlöslichen. Der Stickstoffgehalt wurde im Harn und der Flüssigkeit aus der Ventrikeldrainage analysiert. Im Zusammenhang damit zu vernachlässigende Stickstoffmengen in den Fäkalien wurden nicht analysiert.

Mit den relativ hohen verabreichten Stickstoff- und Energiemengen erhielt man praktisch ein Stickstoffgleichgewicht (Abb. 2 u. 3).

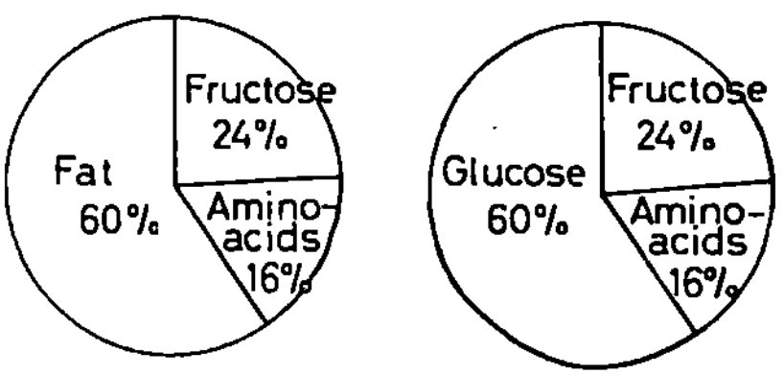

Abb. 1. Energieverteilung in den beiden Gruppen

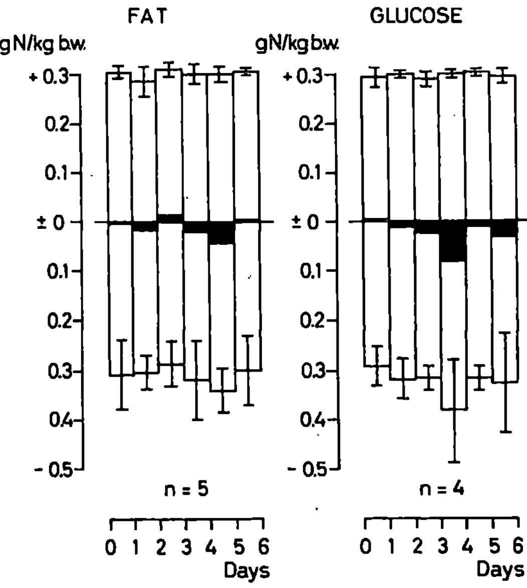

Abb. 2. Intravenöse Ernährung nach Ventrikelresektion ($\bar{X} \pm$ SD).
Tägliche Mittelwerte in den beiden Gruppen. Oberhalb der Null-
Linie die zugeführte und unterhalb der Null-Linie die ausge-
schiedene Stickstoffmenge (KW = Körpergewicht)

Es wurde kein signifikanter Unterschied unter dem Gesichtspunkt
der Stickstoffbilanz bei den beiden Gruppen gefunden. Zwei Patienten in der Kohlenhydratgruppe klagten über diffuse Symptome
in der Brustgegend und dem Herz, aber irgendwelche objektiven
kardialen Befunde konnten nicht registriert werden.

Viele Untersuchungen über die postoperative Stickstoffbilanz
sind durchgeführt worden, und deren Wirkung auf die Wundheilung
sind wohlbekannt. Dauer und Größe der katabolen Phase variieren

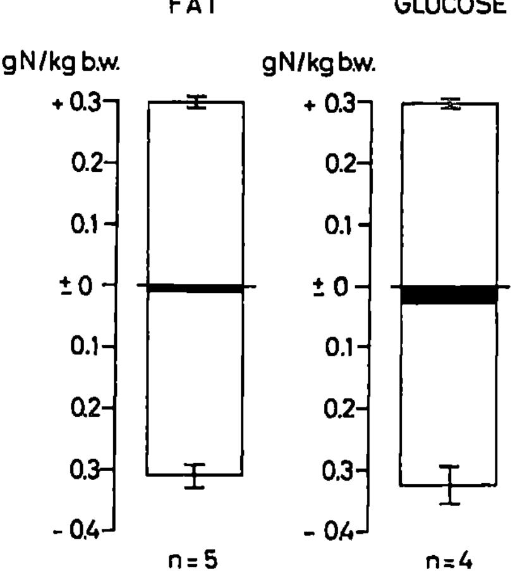

*Abb. 3. Intravenöse Ernährung nach Ventrikelresektion (x̄ ± SD).
Kumulierte Werte während einer gesamten 6-Tage-Periode*

mit der Art des Traumas, den Komplikationen, dem Ernährungszustand
und anderen Faktoren. Große Energie- und Stickstoffmengen sind
erforderlich, um eine positive Stickstoffbilanz nach schweren
chirurgischen Eingriffen, schweren Verbrennungen, multiplen Frak-
turen und schweren Infektionszuständen zu erreichen. Die Fettemulsion als Hauptenergiequelle bietet offenbar praktische Vorteile gegenüber den hypertonischen Glucoselösungen, weil die Fettemulsion isotonisch ist und in periphere Venen infundiert werden
kann, während man bei Anwendung von hypertonischen Glucoselösungen gezwungen ist, einen zentralen Venenkatheter zu verwenden. Die
Risiken und Pflegeprobleme mit dem zentralen Venenkatheter sind
wohlbekannt und erfordern kaum nähere Diskussion in diesem Zusammenhang. Der Wert der Fettemulsion zusammen mit Kohlenhydraten
und Aminosäuren zur Deckung des Energiebedarfs ist auch wohlbekannt, und diese Methode wird in vielen Ländern seit vielen
Jahren routinemäßig angewandt. Die Fettemulsion mit ihrem Gehalt
an essentiellen Fettsäuren ist auch bei parenteraler Langzeiternährung notwendig, um das Auftreten eines Mangels an essentiellen Fettsäuren zu verhindern.

Zusammenfassung

Der Zweck der Untersuchung war, zwei aktuelle Fragen innerhalb
der parenteralen Ernährung zu beantworten:

1. Ist es überhaupt möglich, während des frühen postoperativen
   Verlaufes (der sog. katabolen Phase) eine positive Stickstoffbilanz zu erreichen?

2. Liegt irgendein Unterschied in der Stickstoffbilanz vor, wenn
   die Hauptenergiequelle aus Fett oder Kohlenhydraten besteht?

Es wurden neun Patienten während der ersten postoperativen Woche
nach einer Ventrikelresektion hinsichtlich der Stickstoffbilanz
untersucht. Alle Patienten erhielten kristalline Aminosäuren
(Vaminaco),entsprechend o,3 g N/kg Körpergewicht/Tag, zusammen
mit Fructose, Elektrolyten und Vitaminen. Fünf Patienten erhielten den Hauptteil der Energiemenge (6o%) in Form von Fettemulsion (Intralipid 2o%) und vier Patienten die entsprechende
Menge von hypertonischer 54%iger Glucoselösung. Insgesamt wurden
5o kcal (21o kJ)/kg Körpergewicht/Tag gegeben.

Aus der Untersuchung ergab sich die Möglichkeit, im unmittelbaren
postoperativen Verlauf die gleiche Stickstoffbilanz zu erreichen,
ob nun die Hauptenergiequelle aus Kohlenhydratlösung oder Fettemulsion bestand. Es lag kein signifikanter Unterschied zwischen
den beiden Gruppen vor. Es ist jedoch aus mehreren Gründen die
Fettemulsion vorzuziehen.

Praxis und Bedeutung der Parenteralen Ernährung in der Inneren Medizin

Von G. Hartmann

Im Schrifttum über parenterale Ernährung ist die Innere Medizin
zu ihrem Nachteil schlecht vertreten. Dabei hat sie in Kliniken,
wo ihr gebührende Beachtung geschenkt wird, in den letzten 1o
Jahren bei der Behandlung intern-medizinischer Krankheiten wesentliche Fortschritte ermöglicht. Davon profitieren vor allem Patienten mit Nierenerkrankungen, mit Obstruktion oder Entzündung
im Bereiche des Magen-Darm-Kanales sowie Unterernährte verschie-
denster Genese (vor allem Tumorkranke). Noch immer aber scheint
uns die Zahl jener Patienten zu groß, die zwar medikamentös
adäquat und apparativ aufwendig behandelt werden, gleichzeitig
aber dem Verhungern nahe sind.

Eine skeptische Haltung gegenüber der intravenösen Ernährung war
wohl lange Zeit berechtigt, ist aber heute überholt. Noch 1966
wollten namhafte Fachleute auf dem Gebiet der Ernährungswissen-
schaft die totale parenterale Ernährung "für ganz außergewöhnliche
Umstände" reservieren mit dem kritischen Hinweis "The dangers are
very real" (1).

Wo die Bedeutung des Faktors "Ernährung" verstanden wurde, ist
die parenterale Ernährung heute längst keine Therapie der Ultima
ratio mehr, sondern ein integrierender Bestandteil der modernen
klinischen Behandlung, mit anderen Worten, es handelt sich wohl
in vielen Kliniken um ein Routineverfahren. Mit dieser Feststellung dürfen wir nicht übersehen, daß wir es mit einer hoch dif-
ferenzierten und aufwendigen Behandlungsart zu tun haben. Sie
erfordert spezielles Wissen, Können und Erfahrung von seiten der
Ärzte und des Pflegepersonals, damit die erwarteten Erfolge sich
einstellen, und die Patienten nicht unbedacht Risiken ausgesetzt
werden, welche die Behandlung in Frage stellen.

Komplikationen, vor allem die Sepsis, sind ein noch unbefriedigend
gelöstes Problem der längerfristigen parenteralen Ernährung. Offen
ist die Frage, weshalb es in Einzelfällen immer wieder Schwierigkeiten bereitet, trotz scheinbar adäquater Substratzufuhr die ge-
wünschten Erfolge zu erzielen, sei es eine nennenswerte Gewichtszunahme oder die Korrektur einer schweren Hypoproteinämie.

Infusionssubstrate

Es ist für den Uneingeweihten nicht einfach, aus einem großen
Angebot an kommerziellen Produkten das Nützliche vom Unnötigen,
das Preiswerte vom Teuren und das Gute vom Schlechten zu unterscheiden. Die Bedürfnisse des Internisten sind wohl nicht grundsätzlich von jenen des Chirurgen, Anästhesisten und Pädiaters
verschieden. Die parenterale Ernährung hat wahrscheinlich dann

ihre höchste Stufe erreicht, wenn es ihr gelingt, die orale Nahrungszufuhr hinsichtlich Menge und Nährstoffzusammensetzung zu
imitieren. - Die wichtigsten Nährstoffe für eine vollständige
parenterale Ernährung kürzerer und mittlerer Dauer zeigt Tabelle 1.
Als Energieträger stehen Glucose und Fettemulsionen zur Verfügung,
Zuckerersatzstoffe sind umstritten, Äthanol ist weitgehend verlassen.

Tabelle 1. Wichtigste Nährstoffe für mittelfristige parenterale
Ernährung

1.	Wasser	
2.	Energie	- Glucose
		- Fett
3.	Stickstoff	- Aminosäuren
4.	Elektrolyte	- Natrium
		- Kalium
		- Calcium
		- Phosphat
5.	Spurenelemente	- Eisen
6.	Vitamine	- B_1
		- C
		- Folsäure

Grundlage der Calorienversorgung ist die Glucose. Sie ist billig;
ihre Wirkungen und Nebenwirkungen sind bestens bekannt. Sie kann
in hoher Konzentration verabreicht werden, und die tolerierten
Mengen sind nahezu unlimitiert. Es gibt u.E. keinen überzeugenden
Grund, anstelle von Glucose andere Kohlenhydrate (Fructose, Sorbit,
Xylit) zu verwenden. Allerdings muß der Dynamik des Glucosestoff-
wechsels Rechnung getragen werden. Nach längerdauernder Nahrungs-
karenz sowie in verschiedenen Streßsituationen (z.B. Beatmungs-
patient mit Magenulcera) kann die endogene Insulinsekretion gestört
sein. Die effektive Glucosetoleranz muß dann individuell ausge-
testet werden. Es empfiehlt sich deshalb, die parenterale Ernährung mit Glucosemengen von 1oo-2oo g/Tag zu beginnen und die
Dosis nach Maßgabe der Toleranz zu steigern. Ein bestimmtes Kon-
trollprogramm (Tabelle 2) liefert hierzu die Grundlage und verhindert überraschende bedrohliche Hyperglykämien mit etwaiger
Acidose bei einem unerkannten Diabetiker.

Die Zugabe von Insulin zur besseren Glucoseverwertung ist nur
bei einem kleineren Teil der Patienten notwendig. Befürchtungen
einer dadurch geförderten Insulinresistenz, wie sie immer wieder
behauptet werden, teilt der Internist nicht: Die Diabeteshäufig-
keit in einem Kollektiv von parenteral Ernährten dürfte unter
jener der Durchschnittsbevölkerung liegen, da sich Übergewicht
in dieser Gruppe seltener findet, und die verkürzte Lebenserwar-
tung die Manifestation eines Diabetes weniger wahrscheinlich
macht. - Ausgehend von der unwahrscheinlichen Annahme, daß gleich-
wohl 1o% der parenteral Ernährten später einen Diabetes entwickeln,
würden davon lediglich 1/3, d.h. 3% der Patienten des Ausgangs-
kollektivs Insulin benötigen. Da unter diesen bestenfalls einer

Tabelle 2. Vorgehen und Kontrollmaßnahmen bei der Infusion konzentrierter Glucoselösungen

Dosis:	- Beginn mit 1oo g / 24 Std - Täglich um 1oo - 2oo g steigern - Maximum: 6oo - 1ooo g / 24 Std
Konzentration:	- Bis 5o %
Infusion:	- Kontinuierlich 24 Std - Limit o,5 g/kg Körpergewicht/Std
Kontrollen:	- Initial BZ 6stündlich - Urinzucker 6stündlich (Clinitest)
Insulin:	- Obligat bei BZ > 3oo mg/1oo ml - Fakultativ bei BZ > 18o mg/1oo ml
Mischung:	- Aminosäuren - Elektrolyte - Fettemulsionen (Intralipid)

von 3o eine Insulinresistenz entwickeln wird, dürfte dieses Ereignis höchstens 1mal/1ooo parenteral ernährter Patienten eintreffen. Die völlige Irrelevanz der Argumentation "Insulingaben fördern eine spätere Insulinresistenz" dürfte damit hinlänglich demonstriert sein.

Fettemulsionen sind bei kurzfristiger parenteraler Ernährung entbehrlich, bei langfristigen Behandlungen jedoch lebensnotwendig. Wichtig ist die Differenzierung zwischen verschiedenen Präparaten, indem sich Intralipid (Vitrum) aufgrund weltweiter Untersuchungen und einer geringen Quote von Nebenwirkungen als Präparat der Wahl herausgestellt hat. Fettemulsionen tragen bei zur Herstellung eines physiologischen Caloriengemisches, zur Bedarfsdeckung an essentiellen Fettsäuren und als Prophylaxe einer Hypophosphatämie. Wegen ihrer leichten Hypoosmolarität können sie im Bedarfsfall in jede Vene infundiert werden. Pro Tag sollten nicht mehr als 3 g Fett/kg Körpergewicht verabreicht werden, im Maximum bis etwa 5o% der Gesamtcalorien. Vorsicht ist geboten bei Patienten mit akuter Pankreatitis, schwerem Leberparenchymschaden und akuten Blutungen wegen der Beeinflussung der Plättchenadhäsivität (2). Kontraindiziert sind Fettemulsionen bei nephrotischem Syndrom und Hyperlipidämie. Bei langfristiger totaler parenteraler Ernährung sind bei ausschließlichem Gebrauch von Glucose als Energielieferant Lebersteatosen beobachtet worden, die sich nach Infusion von Fettemulsionen zurückbildeten (3).

Die parenterale Stickstoffgabe kann heute sowohl mittels ausgewogener Gemische kristalliner Aminosäuren wie auch unter Verwendung der älteren Eiweißhydrolysate erfolgen. Entscheidend für die Brauchbarkeit sind weder theoretische Überlegungen noch Konzentrationsänderungen der Plasmaaminosäuren, sondern lediglich der Nachweis ausreichender Stickstoffretention (in der Größenordnung von 9o%) bzw. Erzielung positiver Stickstoffbilanzen. Der Internist ist froh, für seine Nierenpatienten mit reduzierter

Eiweißtoleranz Präparate verwenden zu können, die sich in ihrer
Aminosäurenzusammensetzung dem Kartoffel-Ei-Muster annähern.

Der Ersatz der einzelnen <u>Vitamine</u> ist von wechselnder Dringlich-
keit, je nachdem, ob man mit der parenteralen Ernährung von einer
bisher adäquaten Versorgung aus beginnt oder von einer ausgesprochenen Mangelsituation. Zu beachten ist vor allem eine ausreichende Thiaminversorgung, dessen Bedarf mit Zunahme der Glucosezufuhr
steigt. Nicht allgemein bekannt ist der Mangel an Folat in gewissen Vitamin-Kombinationspräparaten, so daß trotz Multivitamingaben
eine Folsäuremangelanämie entstehen kann. - Bei langfristiger
parenteraler Ernährung ist die Zufuhr verschiedener Spurenelemente
notwendig. Entsprechende Handelspräparate sind nicht leicht erhält-
lich, bei uns z.B. lediglich die Addam-Lösung (Vitrum).

Auch für die parenterale Ernährung gilt das allgemeine Behandlungs-
prinzip, sich auf die Verwendung weniger bewährter Präparate zu
beschränken, deren Wirkungen und Nebenwirkungen allen Beteiligten
bekannt sind. Nur dadurch wird an einer einzelnen Klinik ein
standardisiertes und kontrollierbares Behandlungsverfahren möglich.

<u>Eigene Methode</u>

Nach über 14jähriger Erfahrung mit der parenteralen Ernährung
möchten wir schildern, wann und wie wir diese Therapie bei uns
durchführen.

<u>a) Auswahl der Patienten:</u> Sie erfolgt nach strengen Kriterien,
d.h. unter Berücksichtigung des Aufwandes muß ein Erfolg in jedem
Einzelfall erwartet werden können. Eine kurzfristige Nahrungs-
karenz bei normalem Ernährungszustand (z.B. unkomplizierte, akute
Pankreatitis) stellt keine Indikation zur parenteralen Ernährung
dar, ebensowenig ein präterminales Krankheitsstadium. In jedem
Fall haben jene Maßnahmen den Vorzug, welche einer Verbesserung
der oralen Ernährung dienen. Erwähnt seien die Wunschkost, die
Zugabe von mittelkettigen Triglyceriden, Absetzen störender Medi-
kamente, Appetitstimulation, nicht selten auch die Ernährung mit
der Magensonde.

Die Indikation zur parenteralen Ernährung veranlaßt auch in der
Inneren Medizin nicht ein bestimmtes Krankheitsbild, sondern die
Unmöglichkeit, das Ernährungsproblem anderweitig zu lösen.
Tabelle 3 zeigt die unmittelbaren Motive zur parenteralen Ernährung bei 4o Patienten unserer Klinik. Kachexie und/oder Anorexie
gaben am häufigsten Anlaß zur Infusionsbehandlung. In sechs Fällen
stand selektiv die Ruhigstellung des Magen-Darm-Traktes wegen Entzündung oder Blutung im Vordergrund. Diese ist heute als spezifische und dankbare Indikation im intern-medizinischen Bereich unbestritten, obwohl davon noch zu wenig Gebrauch gemacht wird.
Verschiedene Mitteilungen (<u>4</u>) wie auch eigene Beobachtungen belegen, daß auf diese Weise bei schweren Fällen von Colitis ulcerosa
und Morbus Crohn eine Operation hinausgezögert bzw. vollständig
vermieden werden kann. Es handelt sich um eine der wenigen Situationen, wo trotz allenfalls normalen Gewichts intensiv parenteral
ernährt werden soll.

Tabelle 3. Motive zur parenteralen Ernährung bei
4o Patienten

Kachexie	23
Anorexie	13
Nausea / Erbrechen	9
Immobilisation MD-Trakt	·9
Stenosen MD-Trakt	6
Malabsorption	4
MD-Blutung	4
Bewußtseinsstörung	2
Dysphagie	1

Die Diagnosen, welche sich hinter der Symptomenliste von Tabelle 3
verbergen, sind in Tabelle 4 zusammengefaßt. Im Vordergrund stehen
Carcinome des Magen-Darm-Traktes neben entzündlichen Veränderungen
des Verdauungssystems. Bei Tumorpatienten ist indessen strikt zu
differenzieren, ob subjektive bzw. objektive Vorteile erwartet
werden können oder ob es sich um Endstadien der Erkrankung handelt.

Tabelle 4. Diagnosen: 4o Fälle

Carcinome	
MD-Trakt	11
andere	9
Colitis/Enteritis	5
davon M. Crohn	3
Pankreatitis	2
Ulcus ventriculi	2
Cholangitis	3
Anorexia mentalis	2
Niereninsuffizienz	1
Osteomyelosklerose	1
Megacolon Hirschsprung	1
"Short bowel"-Syndrom	1
Thyreotoxikose	1
Status nach Magenresektion	1
Encephalomalacie	1
M. Weil	1

b) <u>Nährstoffgemisch</u>: Portionen zu 5oo ml 5o%iger Glucose werden
von unserem Apotheker in einem Plastikbeutel angeliefert. Vor
Gebrauch werden 5oo ml eines Aminosäurenpräparates im geschlossenen
System der Glucose zugemischt. Bei Patienten ohne Neigung zu

Wasserretention verwenden wir aus ökonomischen Gründen das bereits
3ojährige Caseinhydrolysat Aminosol 1o% (hoher Natriumgehalt von
135 mVal/l). Bei Patienten mit Neigung zu Natriumretention verwenden wir an dessen Stelle ein Gemisch kristalliner Aminosäuren
mit einem geringen Natriumgehalt und einem Muster, das der Kartoffel-Ei-Diät entspricht. Das Präparat ist damit auch für Nierenpatienten mit reduzierter Eiweißtoleranz geeignet. - Das Glucose-
Aminosäuren-Gemisch infundieren wir kontinuierlich über 24 Std,
wobei eine plötzliche Unterbrechung der Infusion wegen der Gefahr
einer reaktiven Hypoglykämie vermieden werden muß. Die Zahl der
Mischportionen kann nach Bedarf beliebig erhöht werden. Etwaige
Elektrolytzusätze werden ebenfalls in den Plastikbeutel gegeben,
während Fettemulsionen im Nebenschluß über 4-8 Std infundiert
werden. Auf gleiche Weise applizieren wir Polyvitaminpräparate. -
Wir geben weder Heparinzusätze zur schnelleren Fettklärung noch
verwenden wir Bakterienfilter. Letztere sind durchaus nützlich,
können aber bei Gabe von Fettemulsionen nicht verwendet werden.

c) Infusionszugang: Für die totale parenterale Ernährung wird
bei uns heute praktisch immer ein Zentralvenenkatheter eingelegt,
meist über die Vena subclavia und weniger häufig über die Vena
jugularis interna, evtl. externa (ausnahmsweise via Vena brachia-
lis). Eine partielle parenterale Ernährung führen wir gelegentlich
über peripher liegende Armvenenkatheter durch mit Gabe von Fettemulsionen neben höchstens 1o%igen Glucoselösungen. Durch Untertunnelung der rechten Mamma haben wir bisher einmal einen Silastic-
Verweilkatheter über die Vena subclavia in den rechten Vorhof
einbauen lassen mit jetzt beinahe 2jähriger Verweildauer.

d) Überwachung: Kontrollen sind notwendig zur Gewährleistung einer
adäquaten Verwertung von Glucose und Fett. Das praktische Vorgehen
bei Glucoseinfusionen wurde weiter oben geschildert. Bei den Fetten genügt es, eine allenfalls mangelhafte Fettklärung durch ma-
kroskopische Betrachtung einer Serumprobe auszuschließen, die 8-
1o Std nach Ende der letzten Fettinfusion entnommen wird, anfänglich alle 2-4 Tage, später ca. wöchentlich. Wir haben in den letzten 4 Jahren keine persistierende, durch Fettinfusionen bedingte
Hyperlipidämie beobachtet. - Bei Auftreten von unmotiviertem Fie-
ber ist stets an die Möglichkeit einer Katheter-Sepsis zu denken.
Wir lassen zum Ausschluß derselben Blutkulturen anlegen und wechseln im Zweifelsfalle den Zentralvenenkatheter aus.

e) Komplikationen: Es sind schon lange Listen von allen möglichen
Nebenwirkungen der parenteralen Ernährung publiziert worden.
Klinisch relevant sind an allererster Stelle die potentielle
Sepsis, dann Komplikationen durch Einlegen des Zentralvenenkathe-
ters und durch die Infusionslösungen bedingte humorale Veränderungen bei ungenügender Kontrolle (Hyperglykämie, Hypophosphatämie).-
Wir haben unter den genannten 4o Fällen 2mal einen Pneumothorax,
1mal eine schwere Hyperglykämie und 4mal eine Sepsis beobachtet;
in einem Fall war letztere wahrscheinlich am Tode des Patienten
mitbeteiligt. Die Komplikationshäufigkeit muß jedoch in Beziehung
zur Gesamtdauer der Infusionsbehandlung gesetzt werden, und hier
sieht die Statistik weniger beunruhigend aus (Tabelle 5). Es läßt
sich daraus berechnen, daß auf ca. 55o Infusionstage eine Episode
von Sepsis kommt, was durchaus im Rahmen der in der Literatur mitgeteilten Häufigkeit liegt (5). Trotzdem handelt es sich hier um

die wichtigste und bedrohlichste Nebenwirkung der parenteralen
Ernährung, die unseren ganzen Respekt erheischt.

Tabelle 5. Dauer der parenteralen Ernährung
(4o Patienten)

12 - 2o Tage	1omal
21 - 4o Tage	16mal
41 - 6o Tage	7mal
61 - 75 Tage	5mal
173 Tage	1mal
87o Tage	1mal

Erfolge

Es dürfte sich heute erübrigen, den Erfolgsnachweis einer kon-
sequenten parenteralen Ernährung erbringen zu müssen. Ein primärer
Erfolg ist bereits erzielt, wenn es gelingt, Patienten über Wochen
und Monate ohne Komplikationen intravenös vollständig zu ernähren.
Das Ergebnis ist meist sichtbar am besseren Heilungsverlauf, am
subjektiven Befinden des Patienten, es ist meßbar z.B. an den
Serumeiweißen oder am Körpergewicht. Allerdings ist letzteres ein
unzuverlässiges Kriterium, wenn Ödeme oder Ascites vorliegen;
in solchen Fällen ist die Messung der Hautfaltendicke eine wertvolle Hilfe zur Beurteilung des Ernährungszustandes.

In fast allen unseren Fällen könnte über eine günstige Beeinflussung des Krankheitsverlaufes bzw. die lebenserhaltende Wirkung
der parenteralen Ernährung berichtet werden. Wir verzichten auf
eine solche Erfolgsstatistik und erwähnen einen einzelnen Fall,
der die heutigen Möglichkeiten der parenteralen Ernährung illus-
trieren mag.

Patientin R.K., geboren 1927. Am 22.6.1974 Zuweisung aus dem
Ausland mit "Short bowel"-Syndrom nach Dünndarmresektion infolge
Volvulus und Ileus. Postoperativ innerhalb 3 Monaten progressive
Gewichtsabnahme auf 34 kg infolge Erbrechen, Nausea und Durch-
fällen; orale Ernährung vollständig verunmöglicht. - Am 24.6.1974:
Beginn einer totalen parenteralen Ernährung via Subclavia-Kathe-
ter mit 5o%iger Glucose, Aminosäuren und Intralipid. Langsame
Steigerung der Calorienzufuhr von anfänglich 1.7oo auf ca. 3.ooo/
Tag (6o-8o kcal/kg Körpergewicht). Innerhalb von ca. 4 Monaten
progressive Gewichtszunahme um 17 kg auf 5o kg (Abb. 1), dann
stationäre Gewichtsverhältnisse mit ca. 2.ooo Calorien/Tag
parenteral. Im Januar 1975 Revision des Dünndarmes mit Streckung
stagnierender Schlingen (Prof. R. Berchtold, Bern). Gleichzeitig
Implantation eines Silastic-Verweilkatheters in den rechten Vorhof mittels Untertunnelung der rechten Mamma und Eingang in die
rechte V. subclavia. Seither kontinuierliche parenterale Ernährung
mit Glucose, Aminosäuren und Fett. Orale Ernährung zeitweilig
möglich bis zur Menge von 4oo-6oo kcal/Tag. Seit Mai 1975 ambu-
lante Behandlung und Fortführung der parenteralen Ernährung

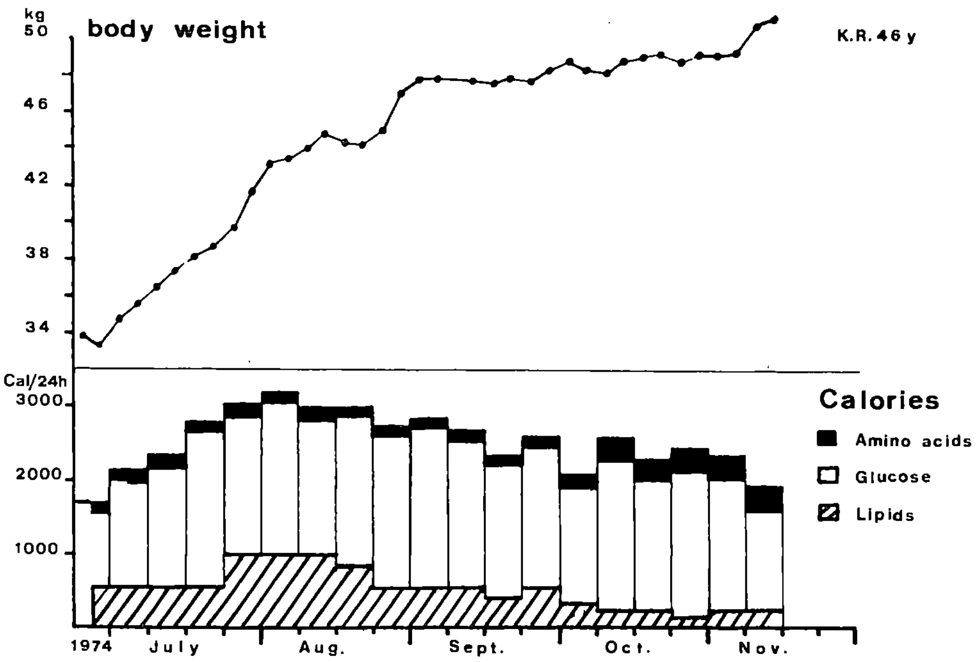

*Abb. 1. Gewichtsverlauf (oben) und infundierte Calorien- und
Substratmengen während der ersten 5 Monate totaler parenteraler
Ernährung bei der Patientin K.R. Aminosäuren = Aminosol 1o% und
Aminosäurenlösung 8% (Kartoffel-Ei-Muster). Glucose = 5o%ige
Lösung. Fett = Intralipid 1o und 2o%*

während der Nacht zuhause, während tagsüber die Infusion abgesetzt
und der Katheter mit Heparin aufgefüllt wird. - Verschiedene
Komplikationen sind von der Patientin im Verlaufe dieser langfristigen parenteralen Ernährung bewältigt worden: zahlreiche
Fadeneiterungen im Bereiche der früheren Laparotomie-Wunde mit
Bauchdecken-Abszeß, Folsäuremangelanämie, Infektanämie, abdomino-
vaginale Fistel, iatrogener Pneumothorax. Die Patientin ist bis
heute während insgesamt 2 1/2 Jahren parenteral ernährt worden,
davon während ca. 2o Monaten über den eingebauten Silastic-Kathe-
ter. Sie hat ihr Gewicht auf rund 5o kg konstant gehalten. In 2
Jahren wurden insgesamt folgende Substanzmengen infundiert:
Glucose 136 kg, Aminosäuren 29 kg, Fett ca. 14 kg (Resultate für
letztes Halbjahr ausstehend).

Es darf nicht unerwähnt bleiben, daß eine Behandlung der geschilderten Art in der Anfangsphase eine enorme Beanspruchung für
Ärzte und Pflegepersonal bedeuten. Diese wird aufgewogen durch die
Genugtuung des erzielten Erfolges, der wohl eindrucksvoll zeigt,
daß eine totale parenterale Ernährung heute für einen möglicherweise unlimitierten Zeitraum Wirklichkeit geworden ist.

Zusammenfassung

Die (totale) parenterale Ernährung wird als wichtiger Fortschritt
auch der modernen intern-medizinischen Therapie geschildert. Indikationen, Methodik und Technik werden anhand von 4o eigenen
Fällen dargestellt, die mehrheitlich während 3-8 Wochen intravenös
ernährt wurden. Es wird über einen Einzelfall mit über 2jähriger,
meist totaler parenteraler Ernährung berichtet, der die heutigen
Erfolgsmöglichkeiten dokumentiert.

Literatur

1. PASSMORE, R., DAVIDSON, S.: Human Nutrition and Dietetics.
   3rd Ed. Edinburgh-London: Livingstone 1966.
2. HARTMANN, G., KAPP, J.P., DUCKERT, F.: Perfusions lipidiques
   et coagulation sanguine (Effets aigus et chroniques). Annal.
   Anêsthêsiol. Franç. $\underline{9}$, 417 (1968).
3. JEEJEEBHOY, K.N., ZOHRAB, W.J., LANGER, B., PHILLIPS, M.D.,
   KUKSIS, A., ANDERSON, G.H.: Total parenteral nutrition at home
   for 23 months, without complication and with good rehabilitation. Gastroenterology $\underline{65}$, 811 (1973).
4. FISCHER, J.E., FOSTER, G.S., ABEL, R.M., ABBOTT, W.M., RYAN,
   J.A.: Hyperalimentation as primary therapy for inflammatory
   bowel disease. Amer. J. Surg. $\underline{125}$, 165 (1973).
5. GOLDMANN, D.A., MAKI, D.G.: Infection control in total parenteral nutrition. J. Amer. med. Ass. $\underline{223}$, 136o (1973).

ANWENDUNG VON FETT ALS ENERGIEQUELLE BEI LEBERGESCHÄDIGTEN

Von V. Zumtobel

Obwohl sich aus ernährungsphysiologischer Sicht keine wesentlichen Anhaltspunkte für eine verstärkte Belastung oder gar
Schädigung der Leber durch die Zufuhr von ungesättigten Fettsäuren ergibt, wird der Leberschaden immer wieder als eine Kontraindikation für die parenterale Fettzufuhr angesehen (1, 5, 7).

Ausgedehnte Mehrfachverletzungen und schwere Komplikationen nach
größeren Eingriffen, die über längere Zeit eine orale oder
Sondenernährung unmöglich machten, veranlaßten uns, in besonderen
Fällen auch bei Patienten mit Leberschäden parenteral Fett zu
geben, um eine ausreichende Ernährung zu gewährleisten. Nachdem
sich bei zunächst vorsichtigen Versuchen mit 5oo ml einer
1o%igen Fettemulsion jeden zweiten Tag klinisch keine negativen
Leberreaktionen zeigten, wurde die Verträglichkeit der Fettemulsionen bei Leberschäden näher untersucht.

Bei dem hierzu herangezogenen Beobachtungskollektiv von 48 polytraumatisierten oder operierten Patienten mit mittleren bis
schweren Leberschäden bestand 15mal eine cholostatische Schädigung mit länger als 3 Wochen bestehendem Verschlußikterus bei
Choledochusstenosen und Pankreaskopf- oder Papillencarcinomen
als primäre operationsbedürftige Erkrankung. Eine chronisch pro-
grediente Hepatitis oder manifeste Lebercirrhose lag 25mal und
eine chronische Cholangitis 8mal jeweils als Begleiterkrankung
bei Polytraumen oder anderen chirurgischen Krankheitsbildern
vor (Tabelle 1).

Tabelle 1. Art der Leberschäden bei 48 Schwerkranken und Dauer
der postoperativen Infusionsserie einer 2o%igen Sojabohnenölemulsion

Patientenzahl	Art des Leberschadens	mittlere Infusionsdauer
15	Cholostase	17 Tage
25	chron. Hepatitis oder Cirrhose	18 Tage
8	chron. Cholangitis	2o Tage

Alle Patienten wurden zwischen 1o und 3o Tage lang ausschließlich parenteral ernährt und erhielten im allgemeinen ab dem
zweiten Tag nach der Operation 2ooo ml einer 1o%igen Invertose-
lösung, 5oo ml einer 2o%igen Fettemulsion und 5oo ml einer 8
bzw. 1o%igen Aminosäurenlösung pro Tag. Bei Bedarf wurden Albumin
und Blut ersetzt. Das Hgb wurde über 1o g% gehalten. Körperwasser,
Serum-Elektrolyte und Säure-Basen-Haushalt wurden sorgfältig aus-
balanciert und in den ersten postoperativen Tagen mindestens
6o-8o mval Kalium gegeben. Die verwendete Fettinfusion bestand
aus der 2o%igen Sojabohnenölemulsion Intralipid.

Untersucht wurde die Serum-Klärungsgeschwindigkeit, das Verhalten
des Serum-Bilirubins, der Transaminasen, alkalischen Phosphatase,
des Bromthalein-Retentionstests sowie der Prothrombin-Index und
die Thrombocytenzahlen. Zusätzlich wurden bei 1o Patienten mit
Cholostase, 12 Patienten mit chronisch rezidivierender Hepatitis
und drei Patienten mit Cholangitis vor und unmittelbar nach der
Infusionsserie histologische Gewebeuntersuchungen durchgeführt.

Ergebnisse

Bei den Patienten mit Verschlußikterus hielt die makroskopisch
sichtbare Serumlipämie etwa 6-8 Std nach Beendigung der Infusion
an und entsprach damit den Verhältnissen beim lebergesunden Menschen. Nach Beseitigung oder Umgehung des Abflußhindernisses kam
es zu einem raschen Abfall der Serum-Bilirubinwerte, wobei sich
die fettbehandelten Patienten ebenso rasch entfärbten wie eine
Kontrollgruppe mit gleicher Erkrankung ohne Fettgabe. Die Trans-
aminasenaktivität und die Werte der Alkalischen Phosphatase gingen
bei beiden Gruppen gleichermaßen zurück, Prothrombin-Index, Thrombocytenzahl und Bromthaleinretention erholten sich (Abb. 1).

1o Patienten mit Pankreaskopfcarcinom, die nach anfänglicher
Erholung an ihrem Grundleiden verstarben, wurden nach einer Infusionsserie zwischen 1o und 2o Fettinfusionen, wobei die letzte
Infusion meist wenige Tage vor dem Tod gegeben wurde, obduziert.
Die histologische Untersuchung von Leber und Milz ergab keine
auffällige Fetteinlagerung in die Reticulumzellen oder frische
Zellproliferationen. Insbesondere zeigte sich die Leber gegenüber
den intraoperativ entnommenen Gewebeproben oft eher erholt. In
keinem Fall ließ sich eine Verschlechterung gegenüber dem Aus-
gangsbefund nachweisen.

In der zweiten Gruppe mit chronisch progredienter Hepatitis und
bereits ausgebildeter Cirrhose kam es unmittelbar postoperativ
zu dem üblichen, operationsbedingten kurzfristigen Absinken des
Prothrombin-Index und meist zu einem leichten Anstieg der Bili-
rubin- und Transaminasenwerte für 4-8 Tage. Nahezu das gleiche
Verhalten zeigte auch die Kontrollgruppe (Abb. 2). Elektrophorese,
Alkalische Phosphatase, Bromthaleintest und Thrombocytenzahl
blieben gegenüber den Vorbefunden praktisch unverändert. Die
Klärung des Serums erfolgte zeitgerecht. Trotz der mehrfachen
Belastung durch den operativen Eingriff, die schwere Haupterkran-
kung und die Fettapplikation trat in keinem Fall eine Exacerbation

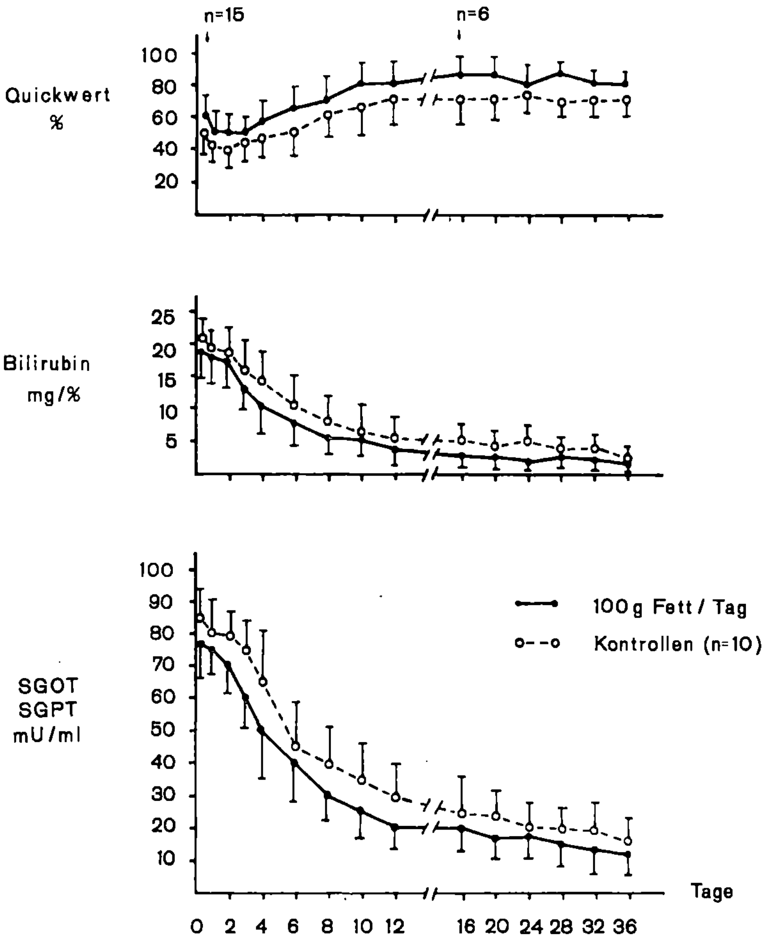

Abb. 1. Postoperatives Verhalten von Quickwert, Serum-Bilirubin und -Transaminasen bei Patienten mit Cholostase unter parenteraler Ernährung mit (n = 15) und ohne (n = 1o) Fettanteil

der Lebererkrankung ein. Selbst vier Patienten mit hochgradigen Schäden und einer Bromthaleinretention um 4o% mit latenter Gerinnungsstörung vertrugen die Fettinfusionen ohne Reaktion.

Bei drei Kranken wurde nach 18-25 Infusionen eine Relaparotomie erforderlich, bei der eine histologische Kontrolle entnommen wurde. Bei neun weiteren erfolgte nach 22-3o Infusionen eine Leberblindpunktion. Auch hier fanden sich keine Fettablagerungen im reticulo-endothelialen System, keine toxischen Zellveränderungen und keine frischen proliferativen Reaktionen der Reticulumzellen. Lediglich zwei Gewebeproben nach 3o Infusionstagen wiesen deutliche Fettpigmentspuren in den Reticulumzellen auf. Ein 56jähriger Patient mit Peritonitis und mehreren Dünndarmfisteln zeigte in der operativ entnommenen Lebergewebeprobe das typische Bild einer fortgeschrittenen Fettcirrhose. In der Kontrollbiopsie

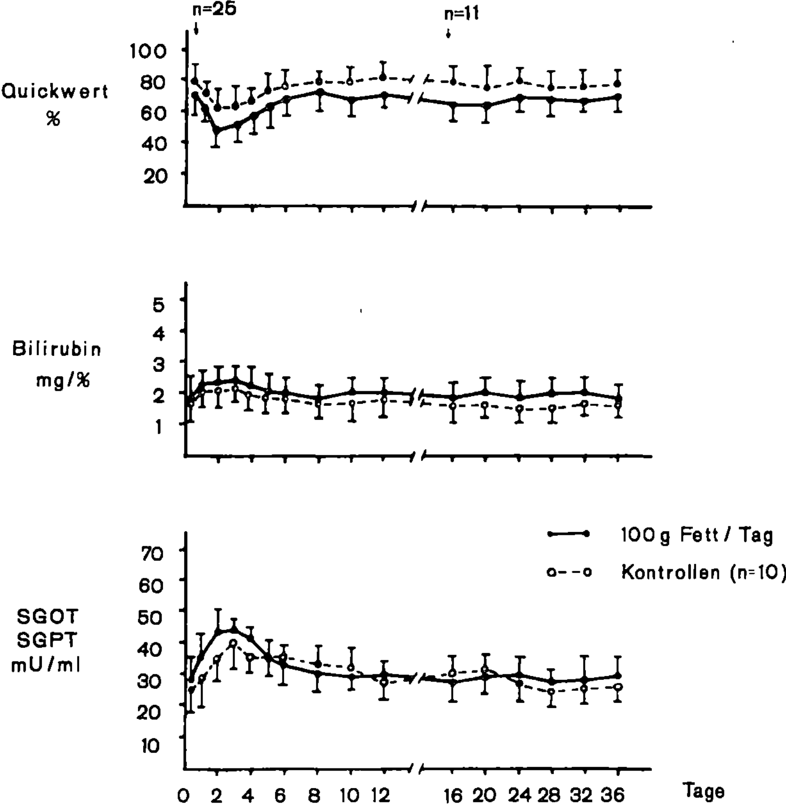

Abb. 2. Postoperatives bzw. posttraumatisches Verhalten von Quickwert, Serum-Bilirubin und -Transaminasen bei Patienten mit chronischer Hepatitis oder Lebercirrhose unter parenteraler Ernährung mit (n = 25) und ohne (n = 1o) Fettanteil

nach 24tägiger Fettinfusionsserie fanden wir völlig unerwartet einen Rückgang der Fetteinlagerungen ins Leberparenchym auf weniger als die Hälfte des Ausgangsbefundes (Abb. 3).

Die dritte Gruppe der Cholangitiden wies bei normaler Klärungsgeschwindigkeit den typischen postoperativen Abfall des Prothrombin-Index für einige Tage und ein uncharakteristisches Verhalten des Bilirubins und der Transaminasen mit leicht schwankenden Werten vor, während und nach der Infusionsserie auf. In drei Fällen, bei denen die Cholangitis durch die Operation positiv beeinflußt werden konnte, ergab sich bereits während der Infusionsserie eine Rückbildungstendenz der pathologischen Befunde. Bei den anderen Patienten trat weder eine Verbesserung noch Verschlechterung der Leberwerte ein. Bromthaleinretention und Thrombocytenzahl blieben im wesentlichen unverändert. In zwei gebesserten Fällen wurde bei einem Zweiteingriff eine Kontrollhistologie gewonnen, die einen deutlichen Rückgang der frischen cholangitischen und pericholangitischen Veränderungen zeigte. Wesentliche Fetteinlagerungen im reticulo-endothelialen System ließen sich auch hier nicht nachweisen.

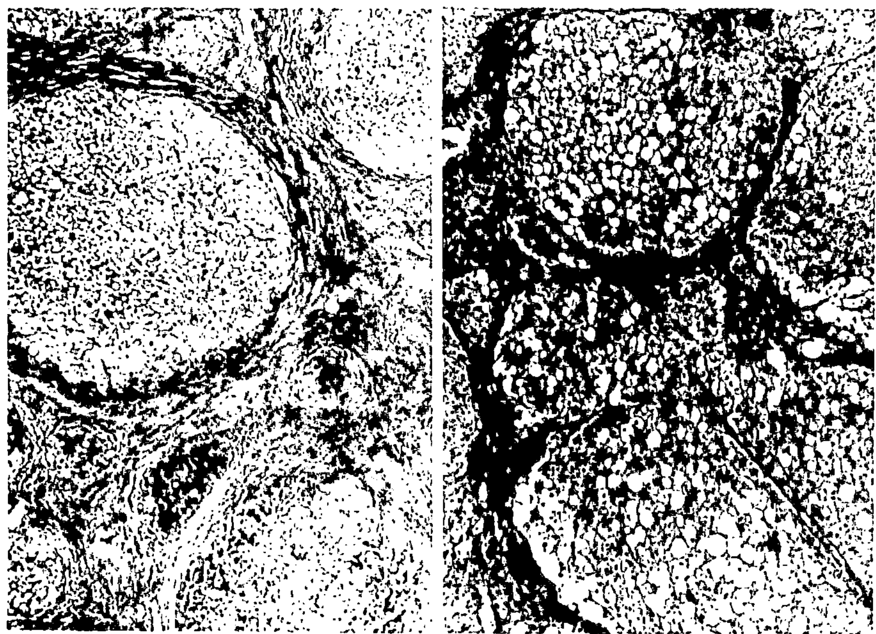

*Abb. 3. 56jähriger Patient mit ausgeprägter Fettcirrhose der
Leber, diffuser Peritonitis und mehreren Dünndarmfisteln.
Links: vor und rechts: nach einer parenteralen Ernährungsphase
von 24 Tagen mit 100 g Fett täglich. Deutliche. Rückbildungstendenz der Parenchymverfettung. H.E.*

Diskussion

Die bei allen drei Gruppen festgestellte, normal rasche Serum-
Klärungsgeschwindigkeit nach der Fettinfusion spricht für eine
im wesentlichen ungestörte Lipolyse des zugeführten Fettes auch
beim Leberkranken. Der naheliegende Verdacht, die rasche Klärung
sei Folge einer Phagocytose und Ablagerung größerer Fettmengen
im reticulo-endothelialen System, kann durch die histologischen
Untersuchungsergebnisse ausreichend widerlegt werden. Auch nach
großen Infusionsserien konnten in keinem Fall deutlich sichtbare Fetteinlagerungen nachgewiesen werden. Alle Patienten mit
mehr als 2o Fettinfusionen wiesen jedoch Spuren des sog. Fett-
pigments in den Reticulumzellen auf.

Das Verhalten der Serum-Transaminasen und Leberfunktionswerte
zeigt bei der Gruppe mit Cholostase postoperativ eine unverzögerte
Erholung der Leber sowohl bei den mit Fettinfusion behandelten
Patienten als auch bei der Kontrollgruppe. Die bei chronischer
Hepatitis und Lebercirrhose teilweise beobachtete, geringgradige
Verschlechterung der Leberwerte in den ersten postoperativen
Tagen kann durch die Operationsbelastung ausreichend erklärt
werden. Die gleichen Veränderungen traten auch bei den nicht mit
Fett behandelten Kranken postoperativ auf und haben sich während
der Infusionsperiode bereits wieder völlig zurückgebildet.

Kontrolliert man bei Lebergesunden die Transaminasen unmittelbar
nach größeren thorakalen und abdominalen Eingriffen, so findet
man einen entsprechenden flüchtigen Anstieg, möglicherweise in
etwas geringerem Ausmaß. Bei den Cholangitis-Kranken entsprachen
die leicht schwankenden Leberwerte dem unregelmäßigen Verlauf
der Erkrankung unter Antibioticatherapie.

Insgesamt ergeben die normal rasche Klärung des Serums und das
Verhalten der Leberwerte bei allen drei Gruppen übereinstimmend
keine Anhaltspunkte für eine verstärkte Leberbelastung oder
toxische Schädigung durch die Fettemulsionen. Diese Annahme wird
unterstrichen durch die histologischen Untersuchungsbefunde, die
keine Zeichen einer stärkeren Phagocytose, reaktiven Zellprolifera-
tion oder Zelldegeneration boten. Die beobachtete Rückbildung der
Leberparenchymverfettung bei dem Patienten mit der Fettcirrhose
unter der Fettinfusionsserie beruht möglicherweise auf einer
Besserung der Stoffwechselsituation durch die Verabreichung der
ungesättigten Fettsäuren (2, 6). Wir konnten diese Beobachtung
auch bei einem Kranken mit ausgeprägter idiopathischer Fettleber
bestätigen, bei dem es während einer Serie von 22 Fettinfusionen
ebenfalls zu einer auffälligen Rückbildung der Leberverfettung
kam. Untersuchungen an Patienten mit parenteraler Langzeiternährung
haben gezeigt, daß die ausschließliche Zufuhr von Kohlenhydraten
und Aminosäuren bereits nach mehreren Wochen unabhängig vom Mangel
an essentiellen Fettsäuren zu einer Lebervergrößerung und zunehmenden Parenchymverfettung führt (3, 4), welche sich nach Verabreichung von Fettemulsionen sehr rasch wieder zurückbildet (4). Offensichtlich können die parenteral zugeführten, ungesättigten Fettsäuren eine ungünstige Stoffwechselsituation ebenso verbessern
wie oral verabreichte Pflanzenfette, die ja bereits zur Therapie
von Leberverfettungen herangezogen werden (6).

Aufgrund der bisher vorliegenden Untersuchungsergebnisse und
Erfahrungen, vor allem bei längerfristiger parenteraler Ernährung
mit und ohne Fettapplikation ist eine verstärkte Belastung der
Leber durch die heute gebräuchlichen Fettemulsionen selbst bei
einer vorgeschädigten Leber unwahrscheinlich. Das Verhalten des
Organs bei Fettzufuhr bzw. Verzicht auf eine Fettapplikation
spricht eher dafür, daß eine fettenthaltende parenterale Ernährung
den physiologischen Stoffwechselverhältnissen der Leber näher
kommt, als eine fettfreie intravenöse Energieträgersubstitution.

Zusammenfassung

48 Patienten mit mittleren bis schweren Leberschäden erhielten
1o bis 3o, im Mittel 18 Tage lang täglich 1oo g Fett im Rahmen
einer vollständigen parenteralen Ernährung. Die Reaktion der Leber
auf die Fettemulsionen wurde klinisch-chemisch und histologisch
untersucht. Dabei fanden sich keine Anhaltspunkte für eine verstärkte Leberbelastung oder Verschlimmerung der vorhandenen
Schädigung. Bereits vorhandene Fetteinlagerungen ins Leberparenchym zeigten unter der Infusionsserie eher eine Tendenz zur Rückbildung als zur Zunahme der Veränderungen.

Literatur

1. BÄSSLER, K.H.: Energieträger in der parenteralen Ernährung.
   Klin. Anaesthesiologie und Intensivtherapie 6, 31 (1974).
2. BROVIAC, J.W., SCRIBNER, B.H.: The artificial gut: Two years'
   experience with total parenteral nutrition in the home. Gastroenterology 62, 727 (1972).
3. IRSIGLER, K.: Pathophysiologie und Klinik der Fettleber. Leber
   Magen Darm 1, 117 (1971).
4. JEEJEEBHOY, K.N., ZOHRAB, W.J., LANGER, B., PHILLIPS, M.J.,
   KUKSIS, A., ANDERSON, G.H.: Total parenteral nutrition at
   home for 23 months without complication and with good rehabilitation. Gastroenterology 65, 811 (1973).
5. PETER, K.: Parenterale Ernährung. Fette. In: R. FREY, K. EYRICH,
   H. LUTZ, K. PETER, K.H. WEIS. Infusionstherapie. Milano-Mün-
   chen-Lugano: Äsopus 1974.
6. PHLIPPEN, R., OETTE, K., FROTZ, H., GHEORGHIU, TH.: Kohlen-
   hydratarme, fettangereicherte Diätbehandlung der idiopathischen
   Fettleber. Leber Magen Darm 1, 146 (1971).
7. ZUMTOBEL, V.: Indikationen für eine parenterale Fettgabe in
   der Chirurgie. Infusionstherapie 1, 531 (1974).

Die Bedeutung des Wachstumshormons bei Parenteraler Ernährung mit Aminosäuren

Von P. Jürgens

Seit Einführung des ersten entsprechenden Radioimmunoassay 1962
durch UTIGER et al. (29) ist unsere Kenntnis über die endogene
Regulierung des Wachstumshormons (HGH) bei Erwachsenen unter
physiologischen und pathophysiologischen Bedingungen erheblich
erweitert worden (Übersicht bei (2, 16, 23)). So konnte nachgewiesen werden, daß physiologischerweise auch beim gesunden Erwachsenen konstante geringe Wachstumshormonkonzentrationen im
Serum – im Mittel Werte um 4 ng/ml (kleiner als 1-2o ng/ml) –
vorhanden sind (Übersicht bei (2, 16)). Die exakte metabolische
Bedeutung von Wachstumshormon beim Erwachsenen ist indes nicht
ausreichend abgeklärt.

Bedenken wir, daß intramuskuläre Injektionen von 2,5-1o,o mg
HGH/Tag nach übereinstimmenden Untersuchungen vieler Autoren
(2, 7, 8, 13, 14, 17, 22, 23, 24) bei gesunden Erwachsenen aus-
nahmslos Steigerungen in der Retention von Stickstoff, Kalium
und Phosphor bedingen, sowie nach Untersuchungen anderer Autoren
(3, 1o, 12, 25) die Serumkonzentrationen von HGH im Streß deutlich
erhöht sind, erscheint es naheliegend, im physiologischen Erhal-
tungsstoffwechsel des Erwachsenen und möglicherweise auch im
Streß-Stoffwechsel dem Wachstumshormon u.a. eine anabole gegen-
regulative Wirkung zu den katabol wirksamen Glucocorticosterio-
den zuzuordnen (16, 2o). So betrachtet, ließen sich bestimmte
hyperkatabole Zustände Erwachsener möglicherweise teilursächlich
auf einen relativen HGH-Mangel beziehen. Weitere grundlegende
Forschungen über die physiologische Wirkung von HGH im Stickstoff-
und Aminosäurenstoffwechsel sind zweifellos erforderlich, wozu
die vorliegende Studie beitragen will.

Bei fünf stoffwechselgesunden Erwachsenen wurde über durchschnittlich je 3o Tage unter strikter Einhaltung von Standardbedingungen
der Stickstoffhaushalt durch tägliche exakt bilanzierte Zufuhr,
tägliche detaillierte Messungen der Ausscheidungen in Urin und
Stuhl sowie 1-2tägige Analyse der Konzentrationen freier Aminosäuren in Nüchternserum und Erythrocyten kontrolliert. Alle Versuchspersonen litten an floriden unkomplizierten Ulcera ventriculi
oder duodeni. Das Vorliegen weiterer andersartiger Erkrankungen
wurde vor Beginn des Stoffwechselversuchs bei jedem Einzelpatien-
ten sicher ausgeschlossen.

Der Stoffwechselversuch gliedert sich in fünf Abschnitte. Eine
7-12tägige Periode zum Einstellen eines relativen steady state des
Stickstoff-Stoffwechsels sowie vier 5tägige eigentliche Testperioden.

Im 1., 2., 3. und 5. Versuchsabschnitt wurden alle Versuchspersonen mit einer oralen Standard-Ulcusdiät, im 4. Versuchsabschnitt

vollständig parenteral ernährt, wobei diese Infusionsernährung
der enteralen Ernährung inbezug auf die Nährstoffzufuhr qualitativ und quantitativ angeglichen war.

Im 3. und 4. Versuchsabschnitt wurden allen Versuchspersonen
täglich 3 x 2 mg HGH (Crescormon) i.m. injiziert.

Die Meßwerte dieser Versuchsserie (II) werden mit jenen einer
vorangegangenen gleichartigen Ernährungsstudie (Versuchsserie I)
verglichen, in welcher keine hormonelle Therapie angewandt wurde
(5).

In Versuchsserie I wurden durch Einsatz einer optimal bilanzierten
Aminosäurenlösung während der parenteralen und oralen Ernährungs-
periode annähernd identische Bedingungen des Stickstoff- und
Aminosäurenhaushaltes erzielt (5).

Die HGH-Injektionen in Versuchsserie II bedingten mit einer
Latenzzeit von 12-24 Std und einer Abklingzeit von 48-72 Std bei
allen Versuchspersonen qualitativ und quantitativ gleichartige
Veränderungen des Stickstoff- und Aminosäurenstoffwechsels.
Diese waren unabhängig von der Form der Ernährung.

So steigt im Vergleich zur oralen Ernährung der Vorperiode ohne
HGH-Applikation (Versuchsserie II) in der oralen und parenteralen
Ernährungsperiode 2 bzw. 3 unter täglicher Injektion von 3 x 2 mg
HGH i.m. die tägliche Stickstoffretention etwa gleich stark, und
zwar um durchschnittlich 2,3 g Stickstoff an (Abb. 1). Die Differenz in der Stickstoffretention läßt sich für beide Testperioden
gleichermaßen mathematisch-statistisch sichern (p=o,o1).

Die unter der HGH-Medikation (Versuchsserie II) in der Testperiode
2 und 3 erzielte Steigerung der täglichen Stickstoffretention
beruht ausschließlich auf einer verminderten Ausscheidung von
Harnstoff- und Ammoniakstickstoff im Urin (Abb. 2). Die HGH-Medikation bedingte somit bei enteraler und parenteraler Ernährung
annähernd identische Minderungen in der katabolen Metabolisierung
zugeführter Aminosäuren um durchschnittlich 3o% (Abb. 3).

Eine sichere Organzuordnung der unter der HGH-Medikation (Versuchsserie II) in den Testperioden 2 und 3 nachgewiesenen gesteigerten Eiweißsynthese ist aufgrund der gewählten Versuchsanordnung nicht möglich. Nach tierexperimentellen Untersuchungen
anderer Autoren (6, 11, 26) kann zwar eine Priorität der anabolen
Wirkung von Wachstumshormon an der Skeletmuskulatur angenommen
werden, doch müssen demgegenüber Studien am Menschen (Übersicht
bei (2, 9, 23, 24)) bedacht werden, die den Zusammenhang zwischen
HGH-Mangel einerseits und der parallelen Verminderung des Eiweiß-
bestandes sowie der Funktion von Leber, Nieren, lymphatischen
und hämatopoetischen Systemen andererseits durch die Reversibili-
tät dieser Veränderungen unter HGH-Medikation beweisen konnten.
Nach Untersuchungen anderer Autoren (1, 4, 14) wird unter Ein-
wirkung von Wachstumshormon zudem der labile Proteinpool des
Organismus - d.h. der celluläre Enzymbestand - vergrößert.

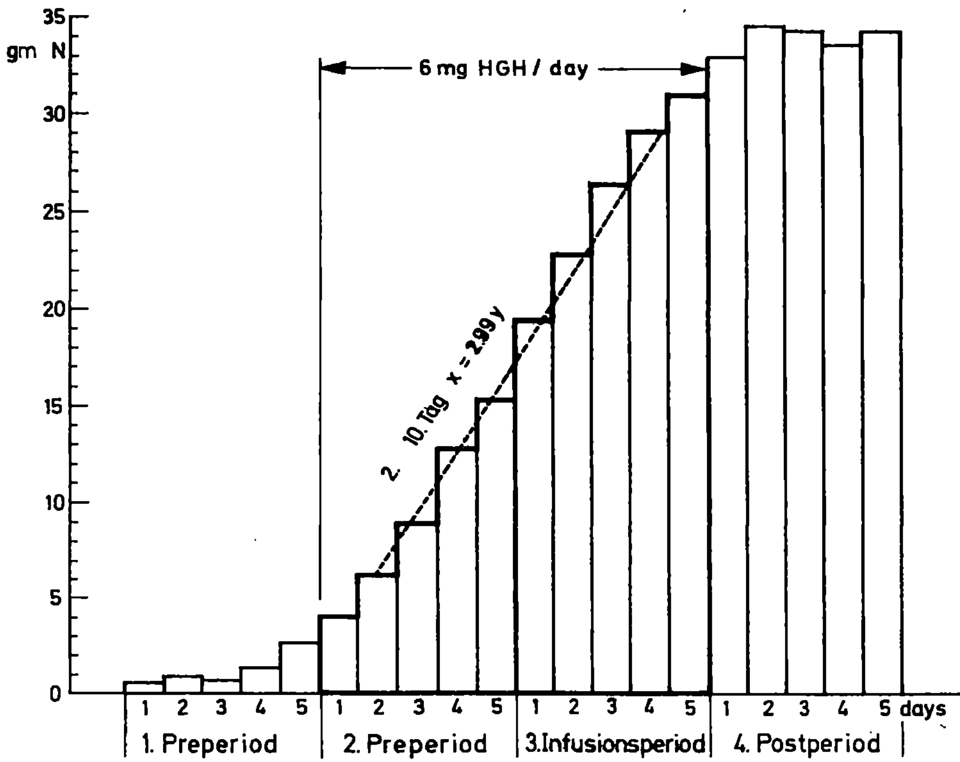

Abb. 1. Kumulative Stickstoffbilanzen von Erwachsenen während Perioden oraler und vollständiger parenteraler Ernährung mit und ohne HGH-Medikationen

Verschieden von der Wirkung anaboler Steroide fördert HGH somit nachweislich auch den Eiweißaufbau verschiedener funktionswichtiger Organsysteme. Unter der Voraussetzung einer quantitativ und qualitativ sicher ausreichenden Deckung des Eiweißbedarfs kann bei unbeherrschbaren hyperkatabolen Zuständen Erwachsener somit der Einsatz von HGH empfohlen werden, worüber bereits Erfahrungsberichte anderer Autoren (18, 21, 27, 28, 3o) vorliegen.

Unabhängig von der Form der angewandten Ernährung und mit einer Latenzzeit von 12-24 Std sowie Abklingzeit von 48-72 Std sinken unter der täglichen Injektion von 3 x 2 mg HGH i.m. (Versuchsserie II) die Konzentrationen folgender freier Aminosäuren, und zwar parallel in Serum und Erythrocyten deutlich ab, wobei die Mehrzahl der Veränderungen statistisch gesichert werden kann:

Valin, Isoleucin und Leucin (Abb. 4), Citrullin, Ornithin und Arginin (Abb. 5), Cystin, Tyrosin und Phenylalanin (Abb. 6), Lysin sowie Histidin (Abb. 7).

Die unter HGH-Medikation intra- und extracellulär beobachteten Aminosäurenkonzentrationsänderungen müssen als spezifische HGH-gesteuerte Aminosäurenhomöostase interpretiert werden. Angesichts

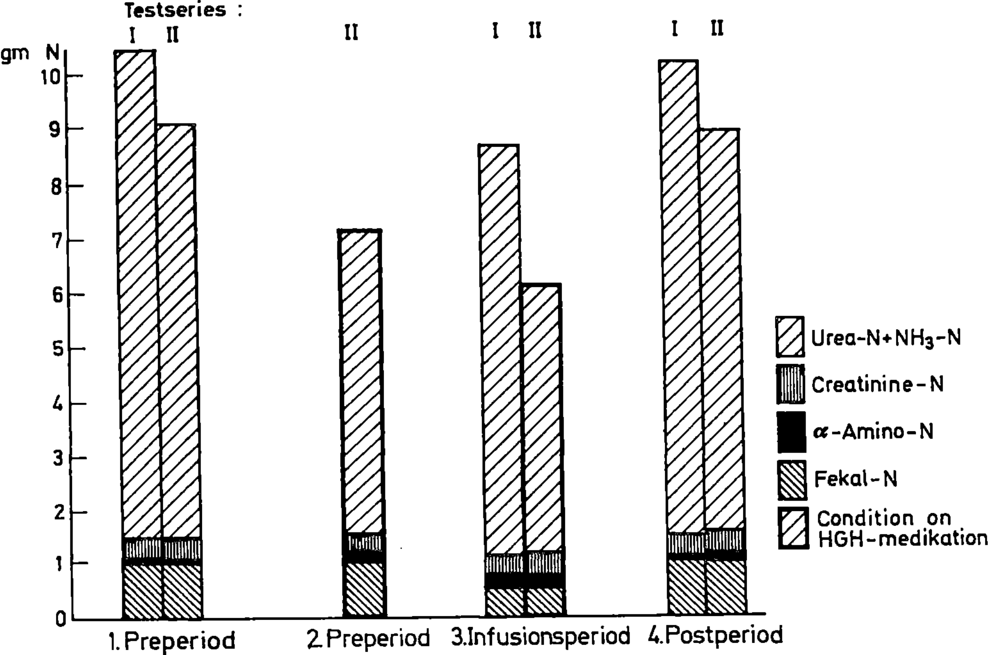

Abb. 2. *Einfluß von HGH auf die Stickstoffausscheidung bei Erwachsenen während Perioden oraler und parenteraler Ernährung*

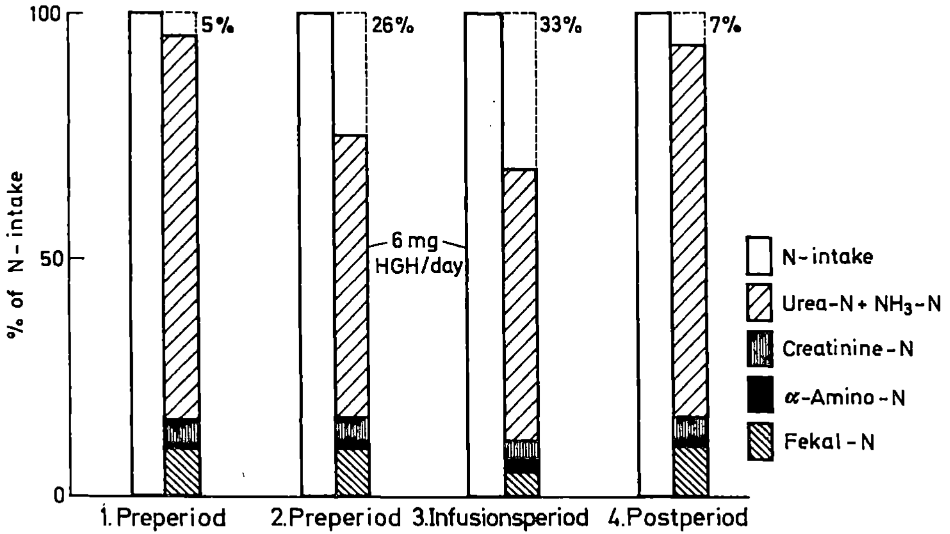

Abb. 3. *Einfluß von HGH auf den Stickstoffmetabolismus Erwachsener während Perioden oraler und vollständiger parenteraler Ernährung in Versuchsserie II*

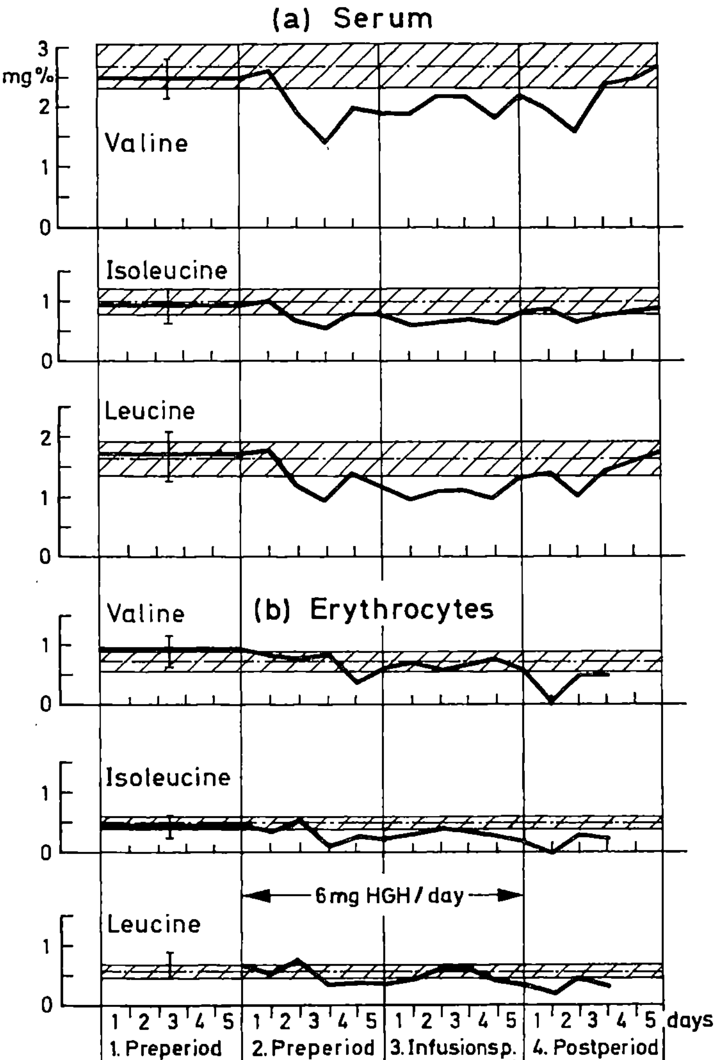

*Abb. 4. Einfluß von HGH auf die freie extracelluläre und intra-
celluläre Konzentration von Valin, Isoleucin und Leucin*

der parallel erheblich gesteigerten Proteinsynthese scheint die
Annahme einer Aminosäurenimbalanz z.B. durch eine entsprechend
den Berechnungen von HEGSTED (15) zur Erreichung einer positiven
Stickstoffbilanz veränderte Bedarfsrelation sicher ausgeschlossen.
Die Annahme einer solchen veränderten Bedarfsrelation der essentiellen Aminosäuren steht vielmehr im Widerspruch zu den registrierten konstanten intra- und extracellulären Konzentrationen

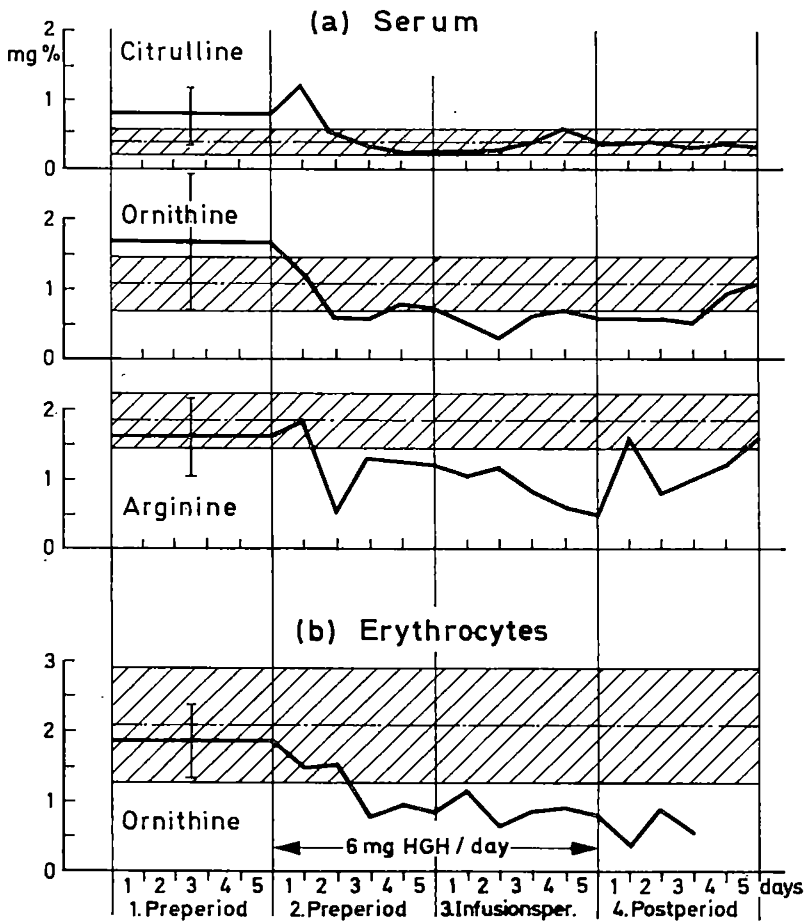

Abb. 5. Einfluß von HGH auf die freie extracelluläre und intracelluläre Konzentration von Citrullin, Ornithin und Arginin

von Threonin und Methionin sowie den parallel abgesunkenen Konzentrationen von Valin, Isoleucin, Leucin, Phenylalanin und Lysin.

Nach tierexperimentellen Studien von MCLEAN et al. (19) reduziert Wachstumshormon bei Ratten die Arginin – Succinat-Synthetase-, Arginin-Succinase- und Arginase-Aktivitäten/g Leber signifikant. Auf gleichartigen Veränderungen dürften die reduzierten Konzentrationen von Citrullin, Ornithin und Arginin im Serum sowie Ornithin im Erythrocyten unter der HGH-Medikation in Versuchsserie II bezogen werden. Auf die direkte Beziehung zur endogenen Harnstoffsynthese soll hingewiesen werden.

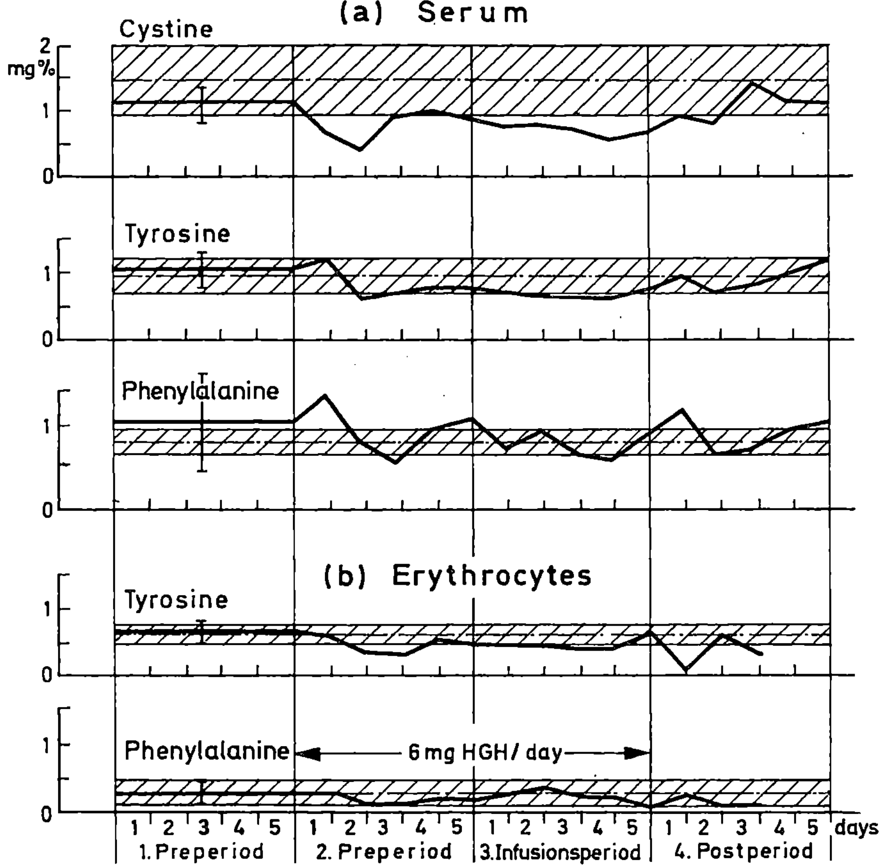

Abb. 6. Einfluß von HGH auf die extracelluläre und intracelluläre Konzentration von freiem Cystin, Tyrosin und Phenylalanin

Zusammenfassung

An fünf stoffwechselgesunden Erwachsenen wurde in standardisierten vergleichenden oralen und parenteralen Ernährungsstudien über jeweils durchschnittlich 3o Tage der Effekt täglicher Injektionen von 3 x 2 mg HGH (Crescormon) auf den Stickstoffhaushalt gemessen und dabei folgende Befunde erhoben:

1. Beginn und Ende meßbarer Wirkungen von HGH auf den Stickstoff- und Aminosäurenhaushalt sind gegenüber der Applikation verzögert.
2. Zwischen dem 2. und 1o. Tag der HGH-Medikation wurde eine statistisch signifikante Steigerung der täglichen Stickstoffretention

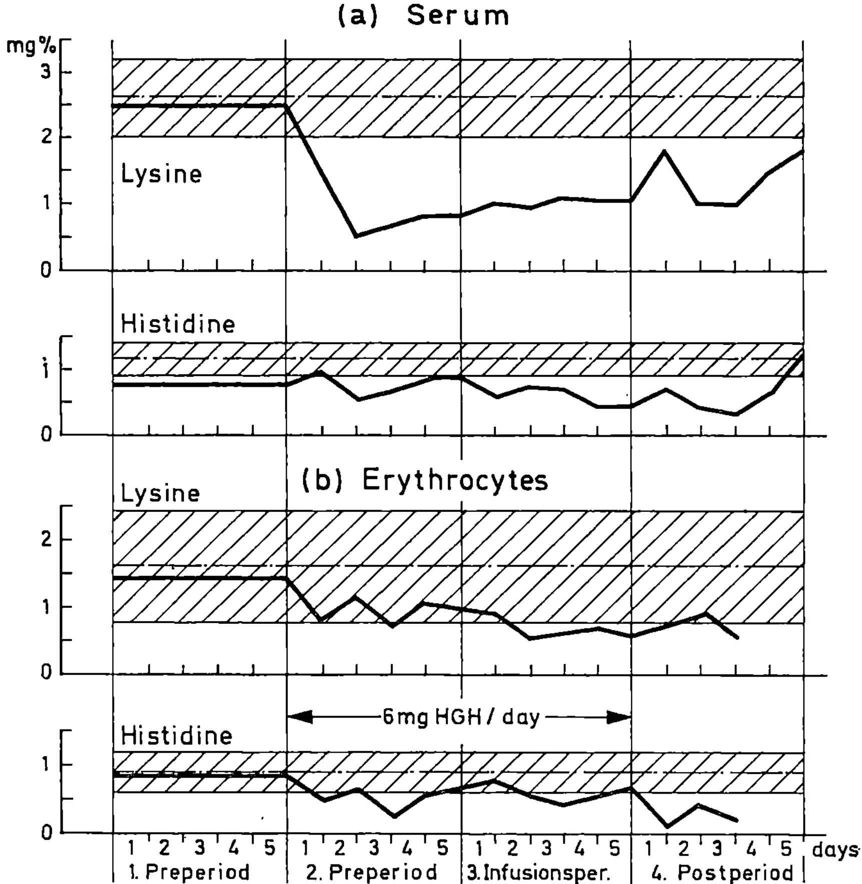

Abb. 7. Einfluß von HGH auf die extracelluläre und intracelluläre Konzentration von freiem Lysin und Histidin

um durchschnittlich 2,o g gemessen, welche analytisch ausschließlich durch eine signifikant verminderte katabole Metabolisierung zugeführter Aminosäuren zu Harnstoff bedingt wird.

3. Die Medikation von HGH verursachte während der oralen und parenteralen Ernährungsperiode gleichsinnige Konzentrationsänderungen bestimmter Aminosäuren, und zwar sanken die Serumkonzentrationen von Ornithin und Arginin, Cystin, Valin, Isoleucin und Leucin, Tyrosin und Phenylalanin sowie Lysin und Histidin sowie die intracellulären Konzentrationen von Ornithin, Valin und Leucin, Tyrosin, Lysin und Histidin signifikant sowie die intracellulären Konzentrationen von Isoleucin und Phenylalanin deutlich ab.

4. Die Veränderungen der Aminosäurenkonzentrationen können als
   spezifische HGH-gesteuerte Aminosäurenhomöostase interpretiert
   werden.
5. Die Medikation von HGH in bedrohlichen hyperkatabolen Situationen Erwachsener sollte therapeutisch erwogen werden.

<u>Literatur</u>

1. BARTLETT, P.D.: In: The Hypophysical Growth Hormone, Nature
   and Actions (R.W. SMITH, O.H. GAEBLER and C.N.H. LONG, Ed.).
   New York: McGraw-Hill 1955.
2. BUTENANDT, O.: Humanes Wachstumshormon. Seine Wirkung auf Wachstum und Stoffwechsel minderwüchsiger Kinder. Stuttgart: Enke
   1974.
3. CAREY, L.C., CLOUTIER, C.T., LOWERY, B.D.: Ann. Surg. <u>174</u>,
   451 (1971).
4. CRISPELL, K.R., PARSON, W., HOOLIFIELD, G.: J. clin. Invest.
   <u>33</u>, 924 (1954).
5. DOLIF, D., JÜRGENS, P.H.: Z. Ernährungsw. Suppl. <u>1o</u>, 14 (1971).
6. FRIEDBERG, F., GREENBERG, D.M.: Arch. Biochem. <u>17</u>, 193 (1948).
7. GAEBLER, O.H.: In: Newer Methods of Nutritional Biochemistry.
   Vol. II (A.A. Albanese, Ed.) New York-London: Academic Press
   1965.
8. GEMZELL, C.A., IKKOS, D., LUFT, R.: Endocrinologie <u>36</u>, 216
   (1958).
9. GERSHBERG, H.: J. clin. Endocr. <u>2o</u>, 11o7 (196o).
1o. GOTTSTEIN, J., STREMMEL, W., STORZ, R., BURMEISTER, P.: Lengen-
   becks Arch. klin. Chir. Suppl. Chir. Forum <u>361</u> (1975).
11. GREENBAUM, A.L., YOUNG, F.G.: J. Endocr. <u>9</u>, 127 (1953).
12. GREENWOOD, F.C., LANDON, J.: Nature (London) <u>21o</u>, 54o (1966).
13. GUMP, F.E., SCHWARTZ, M.S., PRUDDEN, J.F.: Amer. J. med. Sci.
   <u>239</u>, 27 (196o).
14. HAAK, A., KASSENAER, A.A.H., QUERIDO, A.: In: Protein Metabolism (F. GROSS, Ed.), Berlin-Göttingen-Heidelberg: Springer
   1962.
15. HEGSTED, D.M.: In: Mammalian Protein Metabolism. Vol. II
   (H.N. MUNRO and J.B. ALLISON, Ed.) New York-London: Academic
   Press 1964.
16. ILLIG, R., ZACHMANN, M., PRADER, A.: Klin. Wschr. <u>47</u>, 117
   (1969).
17. LEATHEM, J.H.: In: Mammalian Protein Metabolism. Vol. I
   (H.N. MUNRO and J.B. ALLISON, Ed.) New York-London: Academic
   Press 1964.
18. LILJEDAHL, S.O., GEMZELL, C.A., PLANTIN, L.O., BIRKE, G.:
   Acta chir. scand. <u>122</u>, 1 (1961).
19. MCLEAN, P., GURNEY, M.W.: Biochem. J. <u>87</u>, 96 (1963).
2o. MUNRO, H.N.: In: Mammalian Protein Metabolism. Vol. I (H.N.
   MUNRO and J.B. ALLISON Ed.) New York-London: Academic Press
   1964.
21. PEARSON, E., SOROFF, H.S., PRUDDEN, J.F., SCHWARTZ, M.S.:
   Amer. J. med. Sci. <u>239</u>, 17 (196o).
22. PFEIFFER, E.F., DITSCHUNEIT, H., ZIEGLER, R., BÖHLE, E.,
   BIEGLER, R.: Med. Welt <u>16</u>, 865 (1961).
23. RABEN, M.S.: New Engl. J. Med. <u>266</u>, 31 (1962).
24. RABEN, M.S., MINTON, P.R., MITCHELL, M.L., JUAREZ-PENALVA, H.:
   In: Protein Metabolism (F. GROSS Ed.) Berlin-Göttingen-Heidelberg: Springer 1962.

25. SCHALCH, D.S.: J. Lab. clin. Med. $\underline{69}$, 256 (1967).
26. SHAH, S.N., JOHNSTON, P.V., KUMMEROW, F.A.: Arch. Biochem. $\underline{92}$, 81 (1961).
27. SOROFF, H.S., PEARSON, E., GREEN, N.L., ARTZ, C.P.: Surg. Gynec. Obstet. $\underline{111}$, 259 (1960).
28. SOROFF, H.S., ROSIN, R.R., MOOTY, J.: Ann. Surg. $\underline{166}$, 739 (1967).
29. UTIGER, R.D., PARKER, M.L., DAUGHADAY, W.H.: J. clin. Invest. $\underline{41}$, 254 (1962).
3o. WILMORE, D.W., MOYLAN, J.A., BRISTOW, B.F., MASON, A.D., PRUITT, B.A.: Surg. Gynec. Obstet. $\underline{138}$, 875 (1974).

BIOCHEMISCHE UND HISTOLOGISCHE UNTERSUCHUNGEN ZUR VERTRÄGLICHKEIT EINER FETTEMULSION IN DER PARENTERALEN ERNÄHRUNG VON NEUGEBORENEN

Von F. Pohlandt, U. Töllner, H.-U. Klör und W. Mohr

Der Energiebedarf des Neugeborenen und Säuglings beträgt etwa
12o kcal/kg Körpergewicht/Tag, also etwa das 3fache des Bedarfs
des Erwachsenen. Bei einer parenteralen Ernährung mit Kohlenhydraten als Energiedonatoren sind neben 2,5 g Aminosäuren ca. 27 g
Kohlenhydrate notwendig, um einen Energiequotienten von 12o kcal/
kg Körpergewicht/Tag zu erreichen. Dieser theoretische Wert läßt
sich jedoch praktisch nicht verwirklichen, da die Assimilationskapazität für Glucose bei Neugeborenen in den ersten Lebenstagen
durchschnittlich nur 12 g/kg Körpergewicht/Tag beträgt (<u>12</u>).
Schon eine mäßige Acidose (pH 7,2-7,3) schränkt die Verwertbarkeit von parenteral zugeführter Glucose weiter ein. Bei Neugeborenen und Säuglingen, die parenteral ernährt werden sollen,
stellt sich deshalb die Frage, in Form welcher Substrate die notwendigen Calorien zugeführt werden können. Drei Möglichkeiten
bieten sich an: (1) ausschließlich Glucose mit Zusatz von Insulin,
um die Assimilationskapazität bis auf 27 g/kg Körpergewicht/Tag
zu steigern; (2) ein Gemisch aus Glucose und den z.T. von Insulin
unabhängigen Glucoseaustauschstoffen Fructose, Sorbit und Xylit
sowie (3) eine Kombination von Glucose und Fett.

Durch Infusion von Insulin läßt sich zwar grundsätzlich der theoretisch notwendige Umsatz von 27 g Glucose/kg Körpergewicht/Tag
erreichen. Hierbei muß die Dosierung des Insulins stets individuell
angepaßt und häufig korrigiert werden, und es entsteht die Gefahr
der Hypoglykämie durch Überdosierung und der Hyperglykämie mit
osmotischer Dehydratation bei Unterdosierung von Insulin. Mit der
Verwendung von Glucoseaustauschstoffen neben Glucose läßt sich
zwar auch ein Energiequotient von 12o kcal erzielen, aber auf
diesem Weg der Calorienzufuhr droht auch ständig die Gefahr der
Hyperglykämie. Häufige Bestimmungen des Blut- und Harnzuckers sind
deshalb zur Überwachung dieser Infusionsverfahren notwendig. Die
beiden erwähnten Methoden haben außerdem den Nachteil, daß etwa
2o%ige Zuckerlösungen infundiert werden müssen. Zentral endende
Katheter mit den bekannten Risiken der Infektion und Thrombose
sind hierbei eine Voraussetzung.

Die dritte Möglichkeit dagegen, die Infusion einer Fettemulsion,
bietet gegenüber der Verwendung von ausschließlich Kohlenhydraten
gleich mehrere Vorteile:

1. Die Glucosezufuhr kann auf eine Menge reduziert werden, die
   regelmäßig assimiliert wird.
2. Die Gefahr eines Mangels essentieller Fettsäuren wird ausgeschlossen.
3. Die Osmolarität der Infusionslösungen nimmt soweit ab, daß die
   Infusion auch über periphere Venen vorgenommen werden kann.

Diese Gründe und die in der Literatur dokumentierten günstigen
Erfahrungen haben auch uns veranlaßt, bei der parenteralen Ernährung von Neugeborenen Fett zu verwenden (2, 3, 4, 7, 1o, 14).
Nachdem bereits in mehreren Untersuchungen nachgewiesen worden ist,
daß Neugeborene eine Erwachsenen vergleichbare Eliminationsfähig-
keit für Fett aus dem Blut besitzen (7, 8, 9, 14), interessierte
uns zu prüfen, welche Triglyceridkonzentrationen sich im "steady
state" der Fettinfusion bei unseren Patienten einstellten bzw. ob
unter diesen Bedingungen iatrogen eine Hypertriglyceridämie er-
zeugt wird.

Ergänzend untersuchten wir histologisch Lebergewebe von verstorbenen Neugeborenen, die parenteral ernährt worden waren.

<u>Methoden</u>

Patienten unserer neonatalen Intensivpflegeeinheit erhielten aus
unterschiedlichen Gründen eine parenterale Ernährung, deren Zusammensetzung und Dosierung in Tabelle 1 angeführt ist. Die Dosis
für Glucose, Xylit, Sorbit, Elektrolyte und Heparin war bei allen
Kindern gleich. Zu Beginn der Untersuchung wurden 2 g Fett/kg
Körpergewicht/Tag infundiert. Diese Dosis wurde später auf 3 g
erhöht. Die Kohlenhydrate, Aminosäuren, Elektrolyte, Vitamine
und Heparin wurden in einer Flasche gemischt und gleichmäßig über
24 Std verteilt durch eine Pumpe infundiert. Als Fettemulsion wurde
2o%iges Intralipid verwendet, das ebenfalls über 24 Std verteilt
durch eine stufenlos regelbare Kolbenpumpe infundiert wurde. Beide
Lösungen wurden über ein Y zusammengemischt und über Nabelarterien-
katheter, zentrale Venenkatheter oder periphere Venen infundiert.

Bei 29 Neugeborenen mit diesem Infusionsregime wurden teilweise
mehrfach an aufeinanderfolgenden Tagen während der kontinuierlichen Infusion Serumproben gewonnen, in denen die Konzentrationen
von Neutralfett und Glycerin bestimmt wurden. Glycerin wurde in
das Untersuchungsprogramm aufgenommen um zu prüfen, ob es während
der Infusion von Intralipid, das 2,5 g/1oo ml freies Glycerin
enthält, zu einer Akkumulation von Glycerin im Blut kommt. Neutralfett und Glycerin wurden enzymatisch bestimmt (1, 5, 6). Bei neun
Neugeborenen mit parenteraler Ernährung wurden Triglycerid- und
Glycerinkonzentrationen gemessen, bevor eine Fettinfusion begonnen
wurde. Von diesen neun Kindern blieben drei auch im weiteren Verlauf ohne Fettinfusion (s.u.)

Neun Patienten aus der Gruppe der Neugeborenen mit Fettinfusion
verstarben und wurden obduziert. Bei sieben Kindern wurde unabhängig von dieser Studie während der Obduktion Lebergewebe entnommen. Retrospektiv wurde dieses Material von einem von uns
(H.M.) gezielt untersucht mit der Frage nach dem Grad und der
Lokalisation einer eventuellen Fettablagerung. Die mit Hämatoxy-
lin-Eosin gefärbten Präparate wurden dem Untersucher nummeriert
vorgelegt, um die Beurteilung nicht durch die Kenntnis der Vor-
geschichte der Patienten beeinflussen zu lassen. Aus der Gruppe
der drei Neugeborenen ohne Fettinfusion verstarb ein Kind. Das
Lebergewebe dieses Patienten wurde in gleicher Weise histologisch untersucht.

Tabelle 1. Parenterale Ernährung bei Neugeborenen und Säuglingen. Zusammensetzung der Infusionslösung. Tagesdosis/kg Körpergewicht

Aminosäuren (Aminofusin Päd 3oo)	2,5	g
Glucose	13,o	g
Xylit	2,5	g
Sorbit	2,5	g
Fett (Intralipid 2o%)	2 oder 3	g
Natrium	4	mmol
Kalium	2,5	mmol
Calcium	1,o	mmol
Magnesium	o,125	mmol
Chlorid	4,o	mmol
Retinol	5oo	I.E.
Thiaminchlorid-hydrochlorid	2,5	mg
Riboflavin-5'-phosphorsäure-ester, Natriumsalz	o,5	mg
Nicotinamid	5	mg
Pyridoxin·HCl	o,75	mg
Ascorbinsäure	25	mg
α-Tocopherolacetat	o,25	mg
Panthenol	1,25	mg
Heparin	1oo	I.E.
Volumen (ml)	134-154	
Energiequotient (kcal)	82-112	

Die Prüfung auf Unterschiede in der zentralen Tendenz von Vergleichsgruppen erfolgte mit dem Mann-Withney-Rangsummentest.

Ergebnisse

Abb. 1 zeigt Neutralfett- und Glycerinkonzentrationen im Serum von 15 Neugeborenen, die im Rahmen einer parenteralen Ernährung (Tabelle 1) 2 g Fettemulsion/kg Körpergewicht täglich gleichmäßig infundiert erhielten; 33 von 36 untersuchten Proben enthielten Triglyceridkonzentrationen, die innerhalb des Referenzbereichs für Kinder liegen (11). Die Glycerinkonzentrationen unterschritten etwa zur Hälfte den Normalbereich (13). Die Dauer der parenteralen Ernährung mit Fettemulsion blieb ohne nachweisbaren Einfluß auf die Neutralfett- und Glycerinkonzentrationen im Serum. Es erschien deshalb gerechtfertigt, die nach unterschiedlich langer Fettinfusion gewonnenen Neutralfett- und Glycerinwerte in einer Gruppe

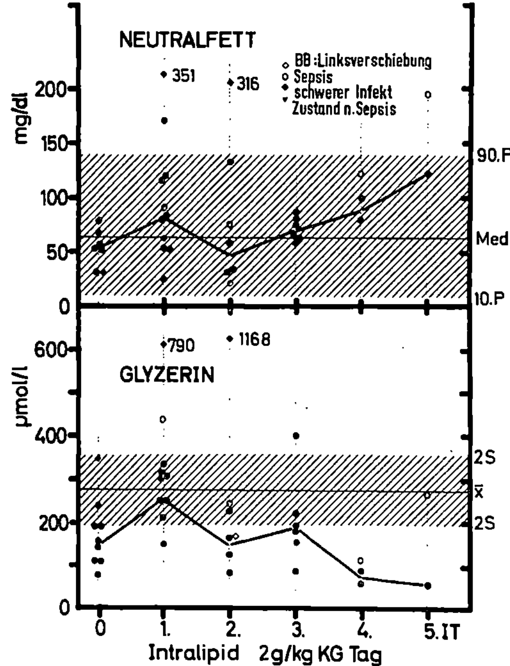

*Abb. 1. Neutralfett- und Glycerinkonzentrationen im Serum von
Neugeborenen mit parenteraler Ernährung (1o ml Intralipid 2o%/
kg Körpergewicht/Tag)
BB = Blutbild; 9o. P = 9o. Percentile; Med = Median (Zentralwert);
1o. P = 1o. Percentile; 2 S = 2 Standardabweichungen; X̄ = Mittelwert; IT = Infusionstag; 351, 316, 79o, 1168: Werte eines 3 Monate
alten Säuglings; schraffierte Flächen: Referenzbereiche. Die Me-
diane der nach Infusionsdauer geordneten Gruppen sind durch eine
kräftige Gerade verbunden*

zusammenzufassen. In dieser Gruppe war eine Abhängigkeit der Tri-
glycerid- und Glycerinkonzentrationen vom Geburtsgewicht nicht
erkennbar (Abb. 2).

Die Ergebnisse bei der Infusion von 3 g Fett/kg Körpergewicht/Tag
sind in Abb. 3 dargestellt. Es wurden neun Neugeborene an verschiedenen Infusionstagen untersucht. Von 14 untersuchten Proben
enthielten 1o physiologische Triglyceridkonzentrationen. Nach
Erhöhung der Fettdosis auf 3 g war kein signifikanter Anstieg der
Neutralfettkonzentrationen nachweisbar, während die Glycerinkonzentrationen deutlich anstiegen (p < o,o1).

Die histologische Untersuchung der Leber von sieben verstorbenen
Neugeborenen mit Fettinfusion ergab 4mal normales Lebergewebe. In
einem Fall war eine geringe zentroacinäre, mitteltropfige Verfettung erkennbar. Je 1mal wurde eine diffuse, feintropfige Verfettung und eine fein- bis mitteltropfige Verfettung mit geringer
zentroacinärer Betonung diagnostiziert. Sechs dieser Patienten
hatten täglich 2 g Fett/kg Körpergewicht erhalten. Die stärkste

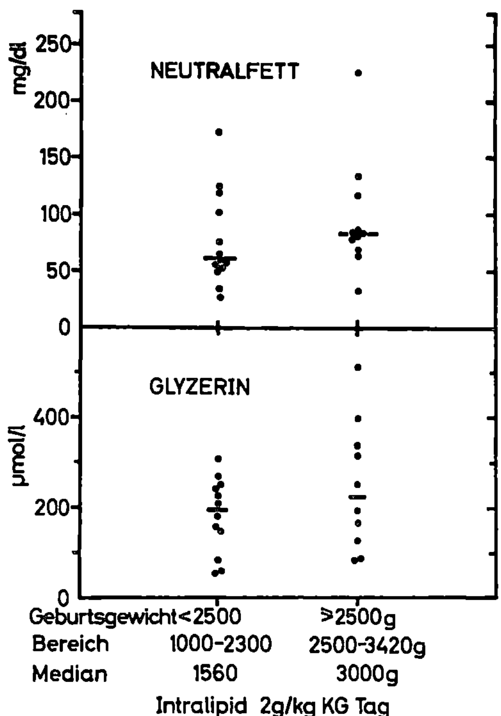

Abb. 2. Neutralfett- und Glycerinkonzentrationen während paren-
teraler Ernährung (1o ml Intralipid 2o%/kg Körpergewicht/Tag) im
Serum von Neugeborenen ohne Infektionen mit Geburtsgewichten
unter 25oo g (n=7) bzw. über 25oo g (n=8). Der Median der Ver-
gleichsgruppen ist durch einen horizontalen Balken markiert. Die
Unterschiede zwischen den Gruppen sind nicht signifikant

Ausprägung einer diffusen, fein- bis mitteltropfigen Verfettung
der Leber wurde bei jenem Patienten gefunden, der keine Fettinfusion erhalten hatte.

Diskussion

Die Verträglichkeit der Fettemulsion war in allen Fällen gut.
Eine metabolische Acidose im Zusammenhang mit der Fettinfusion
wurde nicht beobachtet. Weiterhin fand sich kein Hinweis für eine
nachteilig beeinflußte Lungenfunktion. Gelegentlich trat während
der Fettinfusion eine milde Eosinophilie auf, die beim Neugeborenen aber auch ohne Fettinfusion gehäuft beobachtet wurde.
Obwohl die Osmolarität der infundierten Lösungen durch Verwendung
von Fett herabgesetzt werden konnte, betrug sie immer noch ca.
6oo-7oo mosmol/l. So ist es nicht überraschend, daß einzelne in-
fusionsbedingte Hautnekrosen auftraten. Bei einzelnen Patienten
mit Sepsis oder starken Infektionen stieg die Triglyceridkonzentration im Serum in den supranormalen Bereich an, was wir als
Hinweis für eine eingeschränkte Eliminationskapazität für parenteral zugeführtes Fett während der bakteriellen Infektion deuten,

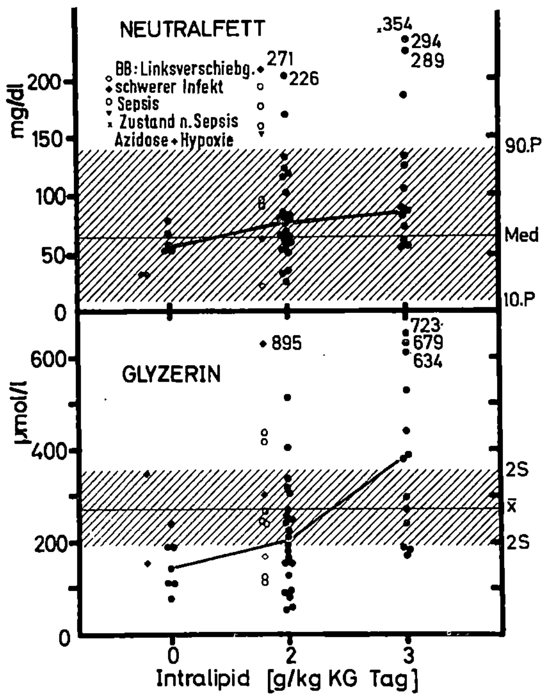

Abb. 3. Neutralfett- und Glycerinkonzentrationen im Serum von parenteral ernährten Neugeborenen mit unterschiedlicher Fettzufuhr
BB = Blutbild; 9o. P = 9o. Percentile; Med = Median; 1o. P = 1o. Percentile; 2 S = 2 Standardabweichungen; X̄ = Mittelwert. Statistische Prüfung auf Konzentrationsunterschiede zwischen den Gruppen o, 2 und 3 g Fett:
1. Neutralfett   o/2 p > o,1;   o/3 p < o,o5;   2/3 p > o,o5
2. Glycerin   o/2 p > o,1;   o/3 p < o,o1;   2/3 p < o,o1

ähnlich der eingeschränkten Glucoseverwertung bei septischen Erkrankungen. Diese Beobachtung bedarf jedoch der Bestätigung durch weitere Untersuchungen.

Die Interpretation der beschriebenen histologischen Befunde ist nicht eindeutig möglich. Die vorwiegend zentroacinäre Fettablagerung spricht jedoch gegen eine hyperlipämische Genese und vielmehr für eine Hypoxie als Ursache. Diese Deutung wird unterstützt durch die Beobachtung, daß die stärkste Ausprägung einer diffusen, fein- bis mitteltropfigen Verfettung bei einem Patienten aufgetreten war, der keine Fettinfusion erhalten hatte und im Untersuchungszeitraum gestorben war. Weitere vergleichende Untersuchungen an Lebern von verstorbenen Neugeborenen mit und ohne Fettinfusionen sollen zum besseren Verständnis der Genese dieser Veränderungen beitragen.

Zusammenfassung

Bei 29 Neugeborenen mit parenteraler Ernährung unter Verwendung von Intralipid in der Dosis von 2 bzw. 3 g Fett/kg Körpergewicht/

Tag wurden im "steady state" der Infusionen physiologische Triglyceridkonzentrationen gemessen. Die Glycerinkonzentrationen im
Serum stiegen bei Infusion von 15 ml Intralipid 2o% entsprechend
o,375 g Glycerin/kg Körpergewicht in den supranormalen Bereich
an. Einzelbeobachtungen deuten darauf hin, daß bei Neugeborenen
mit schweren Infektionen die Elimination für parenteral zugeführtes Fett herabgesetzt ist. Histologische Untersuchungen der Leber
von sieben verstorbenen Neugeborenen mit Infusionen von Intralipid
(2 bzw. 3 g/kg Körpergewicht/Tag) ergaben 4mal einen normalen
Befund, 3mal eine geringgradige Verfettung, die als Folge einer
Hypoxämie interpretiert wird.

Literatur

1. BOEHRINGER Mannheim GmbH, Diagnostika, Test-Fibel: Neutralfett
   (Triglyceride), Enzymatische Bestimmung der Konzentration von
   Neutralfett und Glycerin im Serum, 1975.
2. BØRRESEN, H.C.: Intravenous feeding in pediatric surgery by
   peripheral veins. Infusionstherapie, Sonderheft 2, 28-32 (1973).
3. BØRRESEN, H.C., BJORDAL, R., KNUTRUD, O.: Postoperative Parenteral Feeding of Neonates: Peripheral Vein Infusion Technique,
   Fat Administration and Metabolic Studies. In: Parenteral
   Nutrition in Infancy and Childhood (H.H. BODE and J.B. WARSHAW,
   Ed.) p. 165-177 New York-London: Plenum Press 1974.
4. CASHORE, W.J., SEDAGHATIAN, M.R., USHER, R.H.: Nutritional
   supplements with intravenously administered lipid, protein
   hydrolysate, and glucose in small premature infants. Pediatrics,
   56, 8-17 (1975).
5. EGGSTEIN, M.: Eine neue Bestimmung der Neutralfette im Blut-
   serum und Gewebe. I. Mitteilung. Klin. Wschr. 44, 262-267 (1966).
6. EGGSTEIN, M.: Eine neue Bestimmung der Neutralfette im Blut-
   serum und Gewebe. II. Mitteilung. Klin. Wschr. 44, 267-273
   (1966).
7. GUSTAFFSON, A., KJILLMER, I., OLEGARD, R., VICTORIN, L.: Nutrition in low-birth-weight infants. Acta paediat. scand.
   61, 149-158 (1972).
8. HALLBERG, D.: Elimination of exogenous lipid from the blood
   stream. An experimental, methodological, and clinical study.
   Acta physiol scand. 65 (Suppl.) 254 (1965).
9. HALLBERG, D.: Studies on the elimination of exogenous lipids
   from the blood stream. The kinetics for the elimination of a
   fat emulsion studied by single injection technique in man.
   Acta physiol. scand. 64, 3o6-313 (1965).
1o. HEIRD, W.C., DRISCOLL, J.M.: Use of intravenously administered
   lipid in neonate. Pediatrics 56, 5-8 (1975).
11. NELSON, W.E.: Textbook of Pediatrics, tenth edition, 1975,
   p.1788.
12. POHLANDT, F., HEINZE, E., FUSSGÄNGER, F., MAYER, V., TELLER, W.:
   Insulin secretion in human neonates during longterm infusions
   of glucose. Acta endocr. (Kbh.) Suppl. 173, 122 (1973).
13. SCHWARZ, K., EYMER, K.P., KOPETZ, K., WEINGES, K.F.: Normalwerte
   des Glycerins im menschlichen Serum und deren Veränderungen nach
   Arterenolinjektionen. Klin. Wschr. 39, 975-976 (1961).
14. WOLF, H., LÖHR, H., LEY, H.G., OTTEN, A.: Fettinfusion bei
   Frühgeborenen in den ersten Lebenstagen. Med. u. Ernähr. 9,
   25-29 (1968).

GRUNDSÄTZLICHES ÜBER DIE PARENTERALE ERNÄHRUNG IN DER
KINDERCHIRURGIE

Von G. Grotte und S. Meurling

Einer der führenden Kinderchirurgen der Welt hat kürzlich gesagt,
daß die parenterale Ernährung die wichtigste Entwicklung in der
Kinderchirurgie während des letzten Jahrzehntes ist. Auch in
anderen medizinischen Disziplinen scheint diese Entwicklung von
größter Bedeutung zu sein. Der Amerikaner DUDRICK hat 1968 mit
seiner Methode, den Calorienbedarf mit hochkonzentrierten Zuckerlösungen über einen Katheter in der Vena cava zu decken, einen
wertvollen Beitrag geleistet. Zu derselben Zeit hat man in der
Chirurgie (HALLBERG et al. (7)) damit begonnen, Fett, d.h. Intralipid intravenös zu applizieren, eine Technik, die die Kinderchirurgie revolutioniert hat (RICKHAM (13), BØRRESEN u. KNUTRUD
(2)). Die amerikanische Technik schreibt Kohlenhydrate und
Aminosäuren vor, wobei die hohe Konzentration dieser Stoffe einen
Katheter in der Vena cava notwendig macht. Unsere Technik beinhaltet auch intravenös zu verabreichendes Fett, und mit dieser
Technik ist es in den meisten Fällen möglich, periphere Venen
zu benutzen. Bei kleinen Kindern werden dabei die Schädelvenen
mit einer Nadel punktiert. Die Risiken der amerikanischen Technik
sind bekannt: Erstens besteht das Risiko einer osmotischen Diurese, wobei die Verluste im Urin bedeutend werden können. Zweitens
ist mit einem Cava-Katheter das Risiko einer Sepsis oder einer
Venenthrombose gegeben. In einer großen amerikanischen Untersuchung konnte festgestellt werden, daß das Risiko einer Sepsis
etwa 7% beträgt und das Risiko einer Vena cava-Thrombose in derselben Größenordnung liegt. Bei Kindern mit sehr kleinem Lumen
der Vena cava verschließt der Katheter den größeren Teil der Vene,
wodurch das Risiko einer Thrombose häufiger auftreten kann.

Mit dem Programm der totalen parenteralen Ernährung, das wir heute
benutzen, verabreichen wir etwa 5o Substanzen intravenös (Tabelle
1). Mit Vaminaco von Vitrum, eine Lösung von kristallinen L-Aminosäuren, geben wir mit einer Dosis von 3o ml/kg Körpergewicht/Tag
Aminosäuren. Als Kohlenhydratquelle setzen wir eine 1o%ige Glucoselösung ein. Weiterhin geben wir eine besondere Elektrolytlösung der Firma Vitrum (PED Elektrolytlösung), die im wesentlichen Spurenelemente und Elektrolyte enthält, eine Lösung wasserlöslicher und fettlöslicher Vitamine und früher auch Heparin in
einer Dosis von 5o I.E./kg Körpergewicht/Tag. Intralipid haben
wir bisher in Form der 2o%igen Emulsion eingesetzt.

Diese 2o%ige Emulsion hat eine etwas größere Partikelgröße als die
1o%ige, wobei aber keine wesentlichen Unterschiede in der Abbau-
geschwindigkeit dieser beiden Konzentrationen auftreten (HALLBERG
(6)). Bei intravenös gegebenen Fettemulsionen ist an eine Beeinflussung der Blutcoagulation besonders bei Kindern zu denken, da
vor allem bei den Neugeborenen und Frühreifen schon Störungen der
Blutcoagulation auftreten. Bei Kindern fand man auch, daß die

Tabelle 1 (1. Teil). Vollständige parenterale Ernährung bei Kindern

Energie- und Nährstoffmenge	Menge/kg Körpergewicht/Tag					
	Vaminaco mit Glucose oder Vaminaco mit Fructose 3o ml/kg Körpergewicht	Intralipid 2o% 2o ml/kg Körpergewicht	Glucose-lösung 1o% 9o ml/kg Körpergewicht	PED Elektro-lytlösung 4 ml/kg Körpergewicht	Addex-Kalium o,7 ml/kg Körpergewicht	Gesamtmenge/ kg Körpergewicht
Wasser	28 ml	15 ml	85 ml	4 ml	o,7 ml	133 ml
Energie	2o kcal = 81 kJ	4o kcal = o,17 MJ	36 kcal = o,15 MJ	–	–	96 kcal = o,4o MJ
Aminosäuren = Stickstoff o,28 g	2,1 g	–	–	–	–	2,1 g
Glucose oder Fructose	3 g	o,5 g	9 g	–	–	12,5 g
Fett	–	4,2 g	–	–	–	4,2 g
Natrium	1,5 mmol	–	–	–	–	1,5 mmol
Kalium	o,6 mmol	–	–	–	1,4 mmol	2 mmol
Calcium	o,o8 mmol	–	–	o,6 mmol	–	o,68 mmol
Magnesium	o,o45 mmol	–	–	o,1 mmol	–	o,15 mmol
Eisen	–	–	–	2 μmol	–	2 μmol
Zink	–	–	–	o,6 μmol	–	o,6 μmol
Mangan	–	–	–	1 μmol	–	1 μmol
Kupfer	–	–	–	o,3 μmol	–	o,3 μmol
Chlor	1,65 mmol	–	–	1,26 mmol	–	2,91 mmol
Phosphor	–	o,3 mmol	–	o,3 mmol	o,28 mmol	o,88 mmol
Fluor	–	–	–	3 μmol	–	3 μmol
Jod	–	–	–	o,o4 μmol	–	o,o4 μmol

Tabelle 1 (2. Teil). Vollständige parenterale Ernährung bei Kindern

| Nährstoffmenge | Menge / Tag | | | . |
	Intralipid 2o% 2o ml/kg Körpergewicht	Soluvit o,5 ml/kg Körper- gewicht	Vitalipid für Kinder 1 ml/kg Körpergewicht	Gesamt- menge
Thiamin	-	o,12 mg	-	o,12 mg
Riboflavin	-	o,18 mg	-	o,18 mg
Nicotinamid	-	1 mg	-	1 mg
Pyridoxin	-	o,2 mg	-	o,2 mg
Folsäure	-	o,o2 mg	-	o,o2 mg
Vitamin B_{12}	-	o,2 μg	-	o,2 μg
Pantothensäure	-	1 mg	-	1 mg
Biotin	-	o,o3 mg	-	o,o3 mg
Ascorbinsäure	-	3 mg	-	3 mg
Vitamin A	-	-	o,1 mg	o,1 mg
Vitamin D_2	-	-	2,5 μg	2,5 μg
Vitamin K_1	-	-	o,o5 mg	o,o5 mg
Tocopherol	4 mg	-	-	4 mg

Eliminationsgeschwindigkeit von Intralipid aus dem Blut größten-
teils der der natürlich vorkommenden Chylomikronen entspricht.
Aus diesem Grunde haben wir die Plasmakonzentration während und
nach der Infusion von Intralipid bei Kindern, die sich verschiedenen Operationen unterziehen mußten, überwacht (GROTTE et at.
(5)). Diese Studien zeigen, daß während der Infusion erhöhte
Lipidkonzentrationen vorliegen, die sich jedoch nach Ende der
Infusion im allgemeinen schnell, d.h. nach wenigen Stunden wieder
normalisieren. Wichtige Parameter bei intravenös verabreichten
Fettemulsionen sind u.a. Toxicität und Eliminationsgeschwindigkeit aus dem Blut. Es hat sich gezeigt, daß die RES-Zellen vorwiegend toxische Fettsubstanzen absorbieren, z.B. Baumwollsaatöl; dagegen nur in geringem Umfang Sojabohnenöl, wie Intralipid
(WRETLIND (16)).

Man hat lange diskutiert, wieviel Fett/Tag Kinder verschiedener
Altersklassen abbauen und metabolisieren können. Untersuchungen
lassen darauf schließen, daß besonders Frühreife und Kinder, die
an der Dauer der Schwangerschaft gemessen zu klein sind ("small-
for-date"), eine reduzierte Fett-Toleranz aufweisen (OLEGÅRD et
al. (12)). Doch sollte dies nicht als Regel gelten; in Uppsala
hat sich bei einem Patientengut von ungefähr 3o Frühreifen gezeigt,
daß diese im allgemeinen sehr gut 4 g Fett/kg Körpergewicht/Tag
vertragen. Aus den Eliminationsstudien läßt sich herleiten, daß
diese Kinder sogar eine Erhöhung dieser Dosis tolerieren (Abb. 1).

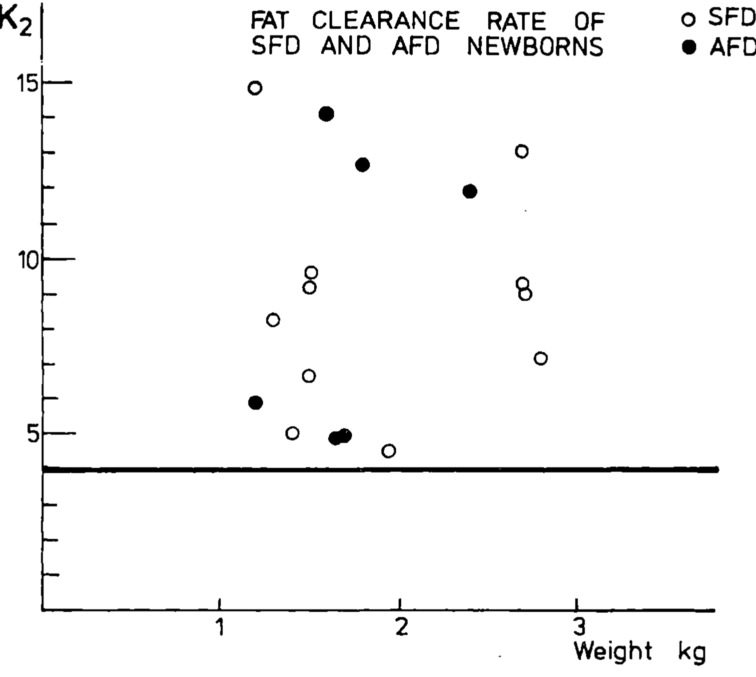

*Abb. 1. Eliminationsgeschwindigkeit von intravenösem Fett bei
neugeborenen Kindern mit verschiedenem Geburtsgewicht (o "small-
for-date" =SFD, ● "appropriate-for-date" =AFD). K₂ = Eliminations-
konstante eines 2-"compartment"-Systems. Normalwert über 4. Kein
Unterschied zwischen den zwei Gruppen*

CARLSSON und RÖSSNER (3) haben einen einfachen Test entwickelt,
um die Fett-Toleranz bei verschiedenen Individuen zu prüfen.
Diesen Test der Fettelimination haben wir bei Frühreifen und
kleinen Kindern angewandt, und kamen dabei zu wertvollen Ergebnissen, da die Fettelimination auch bei Frühreifen von Bedeutung
zu sein scheint.

In den letzten Jahren hat man auch nachgewiesen, daß es essentielle Fettsäuren gibt. Wenn diese in einem Zeitraum von 2-3 Wochen nicht zugeführt werden, entstehen u.a. Hautveränderungen, die
sehr schnell nach Zufuhr essentieller Fettsäuren, z.B. Linolsäure,
verschwinden (COATS u. COLLINS (4)). Man weiß, daß sich das Amino-
säurenangebot bei wachsenden Kindern und Erwachsenen sehr unterscheidet. So fand man, daß Histidin für Säuglinge eine essentielle
Aminosäure ist (HOLT u. SNYDERMAN (9)), und daß es auch wichtig
ist, frühreifen Kindern Cystein/Cystin zu geben (STURMAN et al.
(14)). Bei Erwachsenen hat es sich während der ersten 24 Std nach
einem größeren operativen Trauma als unmöglich bzw. sehr schwierig
erwiesen, trotz Zufuhr großer Mengen Aminosäuren eine positive
Stickstoffbilanz zu erhalten. Bei Säuglingen ist es jedoch mit
diesen und ähnlichen Programmen, bei denen man genügend Calorien

in Form von Fett zuführt, möglich, auch während der ersten 24 Std
unmittelbar nach einem größeren operativen Trauma eine positive
Stickstoffbilanz zu erhalten (BØRRESEN u. KNUTRUD (2), GROTTE et
al. (5)). Hinsichtlich der Zusammensetzung der Aminosäurenlösungen
ist man heute bestrebt, diese der Zusammensetzung der Muttermilch
anzugleichen. Die renalen Verluste der intravenös gegebenen Aminosäuren sind in diesem Programm gering (GROTTE et al. (5)).

Bei Kindern ist besonders wichtig, das Risiko der Acidose zu vermeiden; eine Anzahl der benutzten intravenösen Lösungen enthalten
einen Anionenüberschuß (WRETLIND (16)). HEIRD et al. (8) haben
kürzlich darauf hingewiesen, daß aus dem Abbau der Aminosäuren
ein "Kationendefizit" resultiert: Die Aminosäuren können während
des Metabolismus mehr Anionen abgeben, als man aus der Titration
schließt. Die Osmolalität der Lösungen ist auch von großer Bedeutung. Die normale Plasmaosmolalität ist etwa 3oo mOsm/kg,
während z.B. eine 3o%ige Glucoselösung einen Wert über 2ooo mOsm/
kg hat; auch Aminosäurenlösungen wie Vaminaco haben etwa 1275
mOsm/kg. Diese hohe Osmolalität führt vor allem an der Gefäßwand
zu Risiken; sie ruft oft dort frühzeitig Thrombosen hervor, wo
ein Katheter oder eine Hohlnadel in der Vene liegt.

Mit unserem vollständigen Programm konnten wir bei Neugeborenen
nach einem größeren operativen Eingriff eine gute Gewichtszunahme
registrieren (Abb. 2). Auch bei Frühreifen haben wir dieselben
Erfahrungen gemacht.

Bei einem Kind mit Gastroschisis, das im nördlichen Schweden geboren war und dann mit einem Flugzeug zu uns transportiert wurde,
betrug das Geburtsgewicht 1ooo g. In diesem Fall konnten wir die
Därme in die Bauchhöhle replazieren und die Bauchwand schließen.
Bei folgendem Fall (Abb. 3) hat man anfangs nur 4o Calorien/kg
Körpergewicht/Tag gegeben; nach 3 Tagen wurde die Zufuhr auf etwa
6o Calorien/kg Körpergewicht/Tag erhöht. Erst nach 3 Wochen betrug
die Calorienzufuhr etwa 7o Calorien/kg Körpergewicht/Tag; man
stellte jedoch auch hier eine langsame, aber konstante Gewichts-
vermehrung fest.

Frühreife Kinder weisen oft erhebliche Störungen in der Blutgerinnung, in der Thrombocytenfunktion und auch in den Coagulations-
faktoren auf, was mit einer Blutungsgefährdung verbunden ist.
Besonders die "Oslo-Gruppe" hat die Thrombocyten eingehend studiert; man fand, daß Thrombocyten Intralipid absorbieren und somit
auch Fett umsetzen und abbauen können (HOVIG u. GRØTTUM (1o)). Wie
diese Autoren haben auch wir im allgemeinen mit unserem intravenösen Programm keine ernst zu nehmende Abnahme der Thrombocytenzahl gefunden. Es kann wohl eine Reduktion der Thrombocytenzahl
um etwa 2o% eintreten; wenn man aber niedrigere Werte findet,
sollte man immer an eine Sepsis denken, die in der Kinderchirurgie
das große Risiko darstellt.

Abb. 4 zeigt die Untersuchungsergebnisse bei einem Kind mit einer
Occlusion der Arteria mesenterica cranialis. Hierdurch war ein
Totalgangrän des ganzen Dünndarms hervorgerufen mit fulminanter
Peritonitis und Sepsis. Wir haben es als sehr beachtlich ange-
sehen, daß ein solches Kind trotzdem 4 Monate überleben konnte,
wenn es nur die erforderlichen Calorien erhielt.

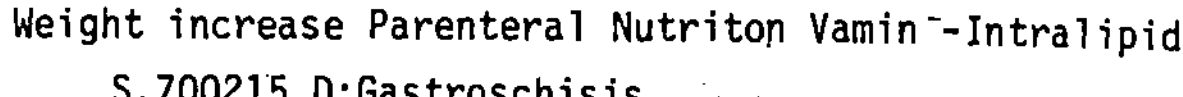
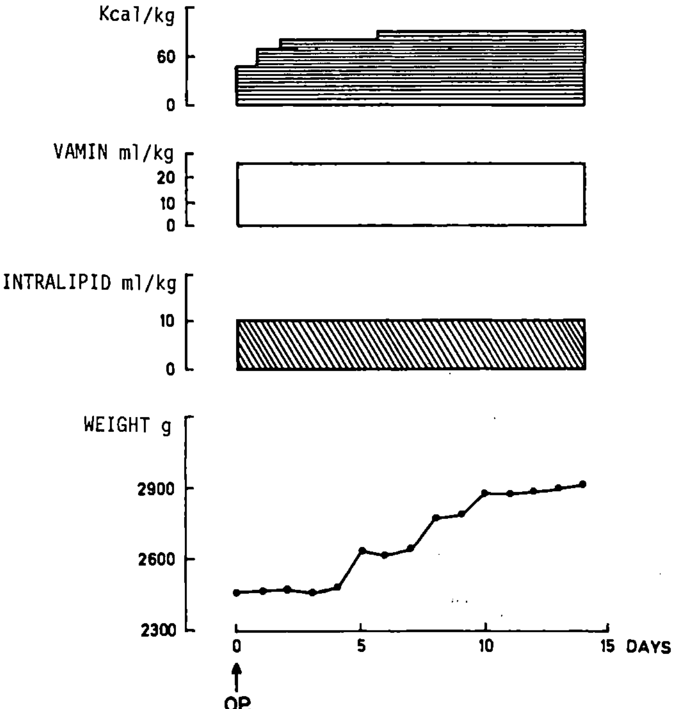

Abb. 2. S. 7oo215: Neugeborener Knabe mit Gastroschisis; post-operative Gewichtszunahme mit totalem parenteralen Ernährungs-programm. Intravenöse Zufuhr von Calorien, Aminosäuren (Vaminaco) und Fett (Intralipid)

Wir haben noch einen anderen hochinteressanten Fall einer Occlu-sion der Arteria mesenterica cranalis; hier war die Ursache eine Malrotation (Abb. 5). Dieses Mädchen wurde am zweiten Lebenstag operiert. Man konnte nur 13,5 cm Jejunum und 4 cm Ileum übrig behalten, und diese beiden Darmabschnitte wurden anastomosiert.

In diesen Fällen ist die parenterale Zufuhr von Nährstoffen die einzige Möglichkeit, den Calorienbedarf zu decken; die Schwierig-keiten in einem solchen Fall sind auch von DUDRICK et al. be-schrieben worden. In unserem Fall wurde das parenterale Programm intermittierend während 1o Wochen in den ersten 2o Wochen gegeben, und nach 5 Monaten konnte das Kind "Normaldiät" mit Zufuhr von Flexical (Mead Johnson) aufnehmen. Entwicklung von Länge und Gewicht sind in Abb. 5 gezeigt. Man kann die rasche Normalisierung, besonders des Gewichts, sehen, und das Kind befindet sich heute in ausgezeichneter Kondition und Entwicklung. Dies scheint das erste Kind zu sein, das nach Malrotation mit subtotaler Resektion des Dünndarmes nach einigen Monaten vollständiger parenteraler Er-nährung wieder oral ernährt werden konnte und wahrscheinlich normale Entwicklung zeigt.

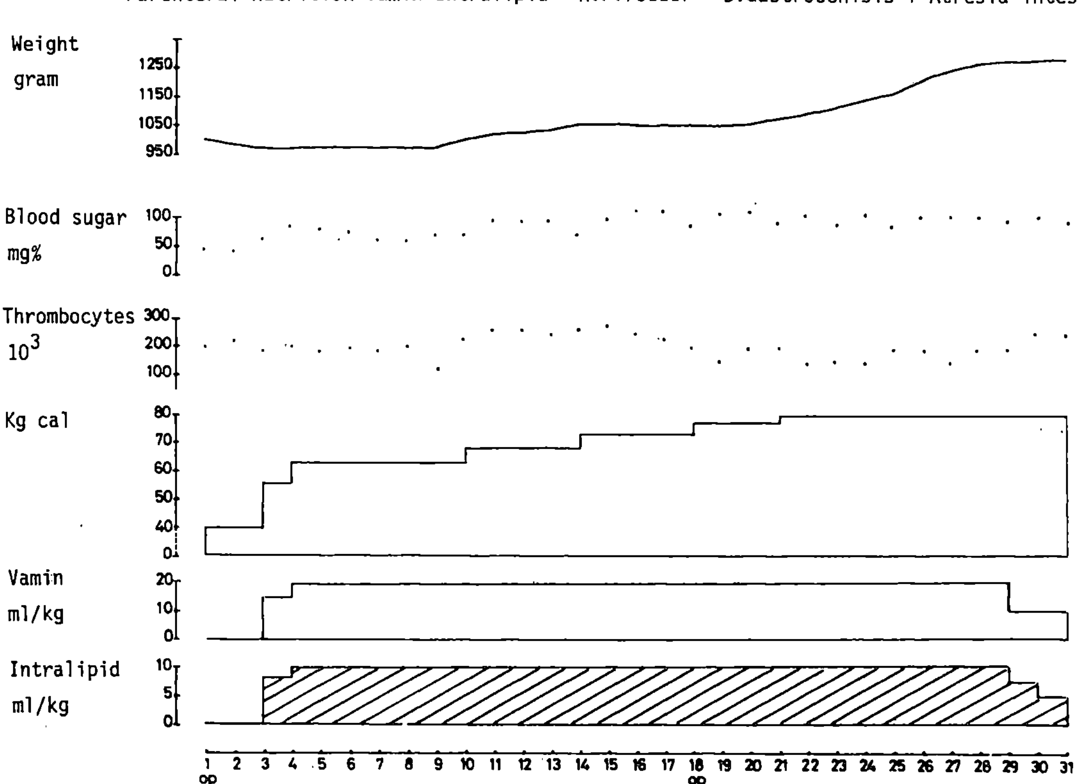

Abb. 3. N.R. 731117: Neugeborenes Mädchen; Geburtsgewicht 1ooo g; Gewichtszunahme mit totalem parenteralen Ernährungsprogramm. Intravenöse Zufuhr von Calorien, Aminosäuren (Vaminaco) und Fett (Intralipid) wird langsam vermehrt

Schon lange wird die Frage diskutiert, ob man mit fetthaltigen Programmen Heparin geben soll oder nicht. Man weiß, daß Heparin Lipoproteinlipasen freisetzt und daß der erste Schritt des Abbaus des Neutralfettes dadurch beschleunigt wird. Man hat jedoch die Frage aufgeworfen, ob dies einen Nettoeffekt auf den Fettabbau habe, weshalb manchenorts das Heparin nicht verwendet wird. Neuere Untersuchungen in Skandinavien (OLEGÅRD et al. (12)) lassen wahrscheinlich darauf schließen, daß der Fettabbau wirklich beschleunigt wird und daß man kaum mit mehr Risiken rechnen muß, wenn man Heparin in niedrigen Dosen gibt. Wir werden deshalb zu unserem früheren Programm zurückkehren und Heparin in einer Dosis von 5o I.E./kg Körpergewicht/Tag zuführen, was ohnehin eine homöopathische Dosis ist und keine Blutungsrisiken zur Folge hat. Man hat auch Grund zu vermuten, daß mit diesen niedrigen Heparindosen eine intravenöse Kanüle länger offen steht, ehe die kleine Vene thrombosiert wird.

Die Art und Weise, in der man diese Lösungen zuführt, ist wichtig. Wir haben anfangs nur den hydrostatischen Druck genutzt, indem

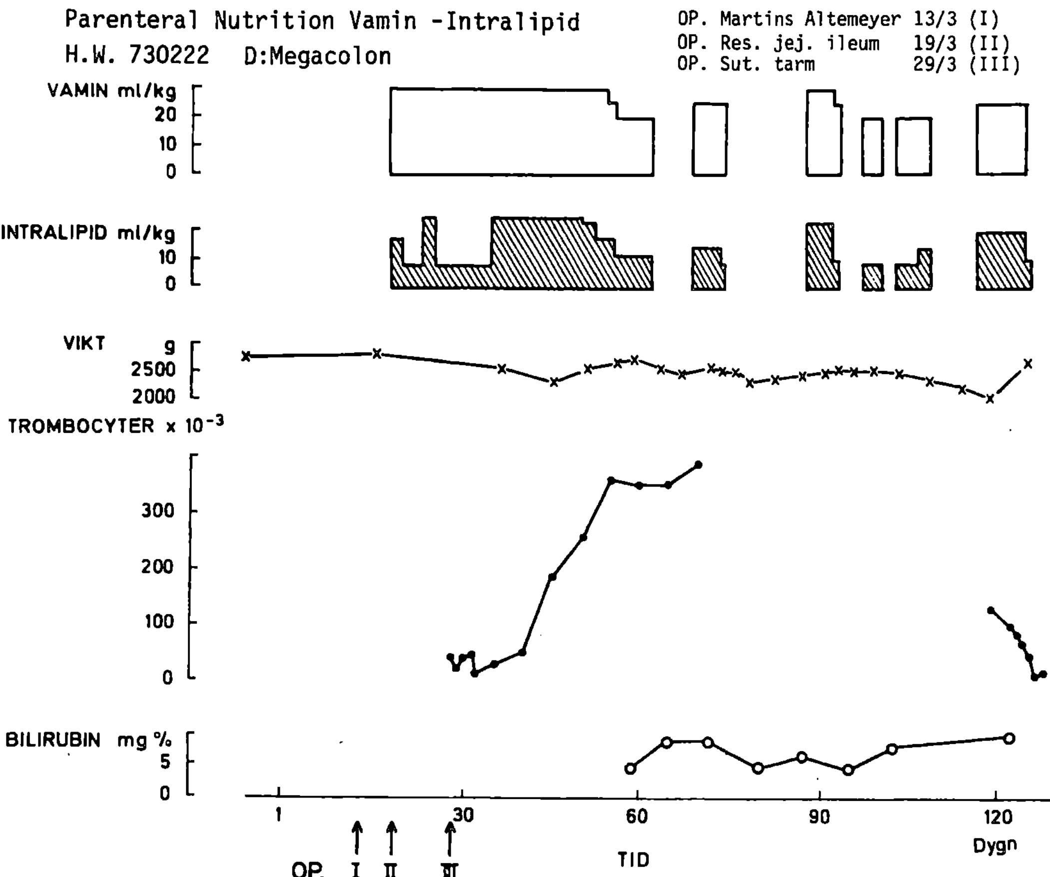

Abb. 4. H.W. 730222: Knabe mit Megacolon; Operation im Alter von 6 Monaten. Occlusion (Thrombosis?) der Art. mes. cran. mit großer Resektion des Dünndarmes. Fulminante Peritonitis mit Sepsis. Leberinsuffizienz und Thrombocytopenie. Intermittierende intravenöse Zufuhr von Intralipid und Vaminaco

man mit einer Zwei- oder Dreiwegkanüle die Lösungen nach unserem Muster in die Vene aus den Flaschen infundierte. Wir haben dann auch in der Regel Fettemulsionen und Aminosäurenlösungen am Tag gegeben und nur Glucoselösungen in der Nacht, wo uns weniger. geübte Krankenschwestern zur Verfügung standen. Jetzt haben wir eine Technik entwickelt, mit der man mit drei Pumpen alle drei Lösungen gleichzeitig und kontinuierlich infundiert. Die drei Lösungen werden also in einer Dreiwegkanüle gemischt, die in eine Vene mündet, z.B. oben am Schädel des Kindes. Mit Hilfe einer kontinuierlichen Infusion erhält man nie höhere Konzentrationsmaxima, besonders inbezug auf das Fett, was für die frühreifen Kinder von Bedeutung sein mag. Dies garantiert auch einen kontinuierlichen Fluß, um Thrombosen in der Vene vorzubeugen. Während der gleichen Zeit wird Intralipid infundiert, das auch die Eigenschaft hat, eine Schutzfunktion auf die Vene, z.B. gegenüber Aminosäurenlösungen, auszuüben. Über die Mischbarkeit dieser

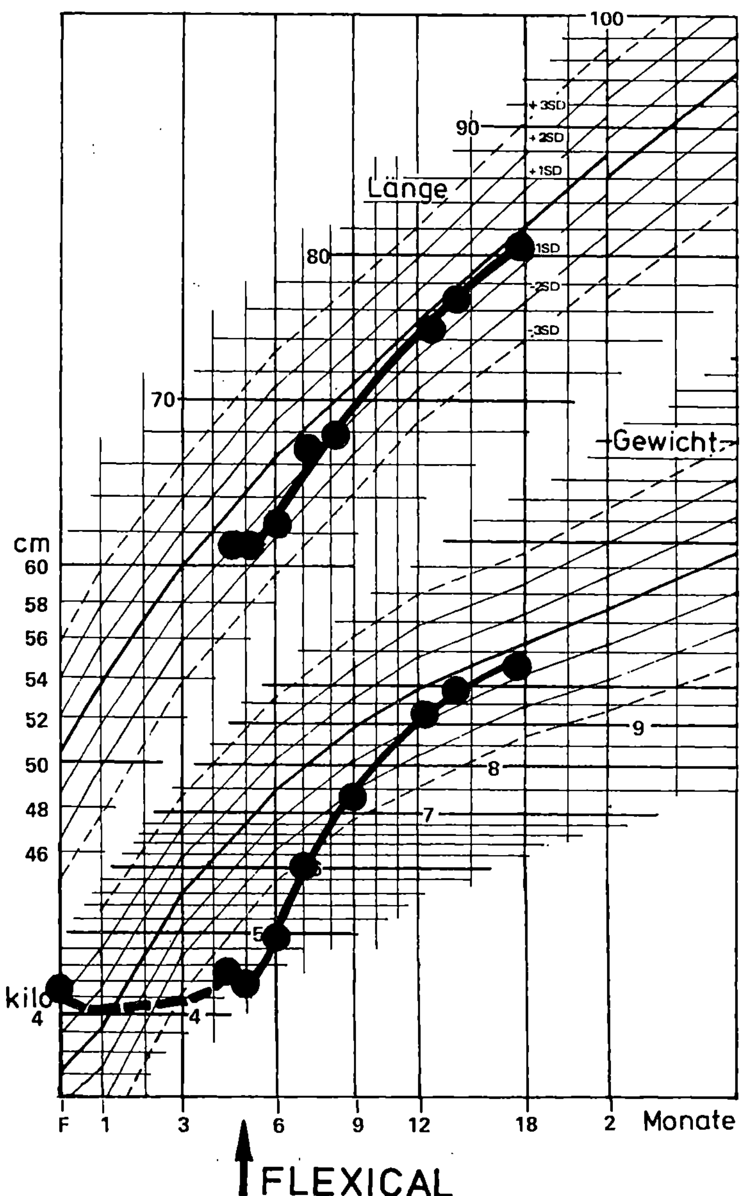

Abb. 5. M.S. 740916: Neugeborenes Mädchen; Geburtsgewicht 425o g. Im Alter von 2 Tagen Malrotation mit subtotaler Nekrose des Dünndarmes. Resektion und Anastomose des Jejunums (Länge 13,5 cm) mit dem Ileum (Länge 4 cm). Parenterales Programm intermittierend etwa 1o Wochen in den ersten 2o Wochen. Nach 5 Monaten normale orale Zufuhr mit Zusatz von Flexical (Mead Johnson). Drastische Normalisierung des Gewichtes zwischen 5 und 18 Monaten, als der Status ausgezeichnet ist

Lösungen mit anderen Stoffen, wie z.B. Antibiotica, sind sorg-
fältige Informationen vom Hersteller zu erhalten.

Bei der Indikationsstellung zur Anwendung unseres Infusionspro-
grammes bei Kindern gehen wir gewöhnlich davon aus, daß wir
dieses Programm bei einem Kind sofort anwenden, wenn wir schon
während der Operation vermuten können, daß der Darmtrakt innerhalb von 3 Tagen nicht funktionieren wird. Außerdem gibt es die
üblichen Indikationen (ALLEN u. LEE (1)). Vor allem bei Darmfisteln hat es sich herausgestellt, daß die Anwendung dieses
Programmes die Behandlung revolutioniert hat. Wir behandelten
in unserer Klinik mehrere Darmfisteln bei Kindern, die nach nur
5-7 Tagen vollständiger parenteraler Ernährung geheilt wurden.
Man kann also hier höchst riskante Operationen vermeiden. Andere
wichtige Indikationsgebiete sind auch größere Traumen und Verbrennungen. Mit großem Erfolg haben wir in der kinderchirurgischen
Klinik in Uppsala während der Jahre 1969-76 unser Ernährungsprogramm bei über 1oo Fällen angewandt. Die Hauptdiagnosen bei einem
solchen Patientengut, das vor allem aus Neugeborenen besteht,
waren in unserer Klinik Gastroschisis, nekrotisierende Enteroco-
litis, Peritonitis, Darmfisteln, Malrotation mit Darmgangrän,
Meconiumileus, Darmatresien und Megacolon.

Die Verwendung unseres fetthaltigen parenteralen Ernährungsprogrammes, bei dem Fett, Eiweiß und Kohlenhydrate in der, wie wir
meinen, normalen Zusammensetzung zugeführt werden, ist für die
Erfolge innerhalb der Kinderchirurgie von größter Bedeutung.
Wir haben noch nicht die Zeit vergessen, wo man nur 5%ige Glucoselösung mit einigen Elektrolyten zuführte, und wo die Kinder nach
den Operationen gewöhnlich unaufhörlich schrien. Heute liegen sie
ruhig und still ohne dieses Hungergefühl, und es ist ganz erstaun-
lich, nach drei Bauchoperationen im Verlauf einiger Wochen immer
noch ein Kind zu sehen, das einen ausgezeichneten Ernährungszustand aufweist und gut ernährt ist.

Die Vorteile dieses gegenwärtigen Programmes für die vollständige
parenterale Ernährung sind:

1. Man vermeidet vor allem das große Risiko einer Sepsis und einer
Thrombose in der Vena cava, das durch einen zentralen Venenkatheter gegeben ist.
2. Man vermeidet das Risiko einer osmotischen Diurese, das zugleich vermehrten Calorienverlust bedeutet. Man kann adäquate
Flüssigkeitsmengen geben und braucht aufgrund des Fettes die
Infusion der Flüssigkeit nicht zu forcieren, um dem Patienten die
notwendigen Calorien zuzuführen.
3. Man gibt essentielle Fettsäuren im Programm, die man schwerlich
z.B. mit Plasmatransfusionen zuführen kann.
4. Man führt Eiweiß, Fett und Kohlenhydrate in Mengenrelationen
zu, die sich der Zusammensetzung der Muttermilch annähern.

Zusammenfassung

Seit dem Jahre 1969 wurde ein Programm der totalen parenteralen
Ernährung für Kinder in jedem Alter, die sich einem chirurgischen
Eingriff in der Abteilung der pädiatrischen Chirurgie in Uppsala

unterzogen, in Zusammenarbeit mit Professor A. Wretlind, Stockholm, ausgearbeitet. Dieses Programm enthält folgende Hauptkomponenten:

1. Intralipid 2o% (Vitrum AB) in einer Dosis von 2o ml/kg Körpergewicht/Tag
2. Vaminaco (Aminosäurenlösung, Vitrum AB) 3o ml/kg Körpergewicht/Tag
3. Pädiatrische Elektrolytlösung, Spurenelemente und Elektrolyte enthaltend
4. Na, K, Ca in einer Speziallösung zur Flexibilität bei Patienten mit größeren Verlusten
5. Vitamex und Lipovit (wasserlösliche und fettlösliche Vitamine)
6. Heparin in einer Dosis von 5o I.E./kg Körpergewicht/Tag in einigen Fällen

Dieses Programm wurde in etwa 1oo Fällen bei Kindern jeden Alters, einschließlich unreifen Babies, getestet. Es wurde betont, daß Fettinfusionen bei unreifen Babies gut kontrolliert und überwacht werden müssen. Bei etwa 35 Fällen wurde die Elimination und Toleranz von Intralipid in mehreren Details studiert. Fünf von diesen zeigten eine Eliminationsgeschwindigkeit des Fettes unter derjenigen, die man soweit als "normal" bezeichnen kann. Alle diese fünf Kinder hatten außer der Unreife noch andere Probleme.

Wir möchten die Wichtigkeit der Verabreichung eines <u>kompletten</u> Programmes der parenteralen Ernährung unterstreichen. Durch das Hinzufügen von Fett in dieses Programm werden hochkonzentrierte Zuckerlösungen vermieden und alle Komponenten in die periphere Vene gegeben. Die große Gefahr der Sepsis und Thrombosen des zentralen Venenkatheters, besonders bei kleineren Kindern, wird hervorgehoben. Um größere Veränderungen der Plasmakonzentration der infundierten Substanzen zu vermeiden, wurden die Infusionen kontinuierlich in der gleichen Geschwindigkeit während 24 Std gegeben.

Die Hauptindikationen für die Anwendung dieses Programmes in der pädiatrischen Chirurgie sind Omphalocele und Gastroschisis. Weitere häufige Indikationen sind Verbrennungen, Trauma, Darmatresie und Fisteln, sowie Fälle von Peritonitis und Sepsis, und allgemein, wenn der Verdacht besteht, daß sich nach einem chirurgischen Eingriff eine normale Darmfunktion innerhalb von 3 Tagen nicht einstellen wird. Irgendwelche Komplikationen aufgrund der Komponenten in diesem Programm sind nicht vorgekommen.

Die Vorteile dieses Programmes sind:
1. Kein zentraler Venenkatheter
2. Kein Risiko osmotischer Diurese
3. Eine adäquate Flüssigkeitsmenge kann gegeben werden, wenn hochcalorisches Fett eingeschlossen ist
4. Essentielle Fettsäuren sind enthalten
5. Die relative Menge von Protein, Fett und Kohlenhydraten ist gleich der der Muttermilch

<u>Literatur</u>

1. ALLEN, P.C., LEE, H.A.: Clinical Guide to Intravenous Nutrition.
   Oxford: Blackwell 1969.
2. BØRRESEN, H.C., KNUTRUD, O.: Parenteral feeding of neonates
   undergoing major surgery. Acta paediat. scand. $\underline{58}$, 42o (1969).
3. CARLSON, L.A., RÖSSNER, S.A.: A methodological study of an
   intravenous fat tolerance test with Intralipid emulsion. Scand.
   J. clin. Lab. Invest. $\underline{29}$, 243 (1972).
4. COATS, D.A., COLLINS, F.D.: Complete parenteral nutrition. A
   deficiency of essential fatty acids in man. Data presented at
   the Symposium on Intravenous Therapy and Parenteral Nutrition.
   Melbourne 1969.
5. GROTTE, G., ESSCHER, T., HAMBRAEUS, L., MEURLING, S.: Total
   parenteral nutrition in pediatric surgery. Proceedings meeting
   Vancouver, BC, Canada, Jan, 1974: The role of fat in intravenous feeding of the newborn, S. 14o-153. Publ. by Pharmacia
   Ltd. Dorval, Quebec, Canada.
6. HALLBERG, D.: Studies on the elimination of exogenous lipids
   from the blood stream. The kinetics for the elimination of a
   fat emulsion studied by single injection technique in man.
   Acta physiol. scand. $\underline{64}$, 3o6 (1965).
7. HALLBERG, D., SCHUBERTH, O., WRETLIND, A.: Fat emulsion for
   complete intravenous nutrition. Nutr. et Dieta (Basel), $\underline{8}$,
   245 (1966).
8. HEIRD, W.C., DELL, R.B., DRISCOLL, J.M.Jr., GREBIN, B., WINTERS
   R.W.: Metabolic acidosis resulting from intravenous alimentation mixtures containing synthetic amino acids. New Engl. J.
   Med. $\underline{287}$, 943 (1972).
9. HOLT, L.E.Jr., SNYDERMAN, S.E.: The amino acid requirements
   of infants. J. Amer. med. Ass. $\underline{175}$, 1oo (1961).
1o. HOVIG, T., GRÖTTUM, K.A.: Lipid infusions in man. Ultrastruc-
   tural studies on blood platelet uptake of fat particles.
   Thrombos. Diathes. haemorrh. (Stuttg.) $\underline{29}$, 45o (1973).
11. KAPP, J.P., DUCKERT, F., HARTMANN, G.: Platelet adhesivness
   and serum lipids during and after Intralipid infusions. Nutr.
   Metabol. $\underline{13}$, 92-99 (1971).
12. OLEGÅRD, R., GUSTAFSSON, A., KJELLMER, I., VICTORIN, I.: Nutrition in low-birth-weight infants. Acta pädiat. scand. $\underline{64}$,
   745-751 (1975).
13. RICKHAM, P.P.: Massive small intestine resection in newborn
   infants. Hunterian lecture delivered at the Royal College of
   Surgeons of England. Dun. Roy. Coll. Surg. $\underline{41}$, 48o (1967).
14. STURMAN, J.A., GAULL, G., RAHIA, N.C.R.: Absence of Cystathio-
   nase in human fetal liver: Is Cystine essential? Science $\underline{169}$,
   74 (197o).
15. WILMORE, D.W., DUDRICK, S.J.: Growth and developement of an
   infant receiving all nutrients by vein. J. Amer. med. Ass.
   $\underline{2o3}$, 86o (1968).
16. WRETLIND, A.: Complete intravenous nutrition. Nutr. Metabol. $\underline{14}$
   (Suppl.), 1-57 (1972).

Grundprinzip für den Einsatz und die klinische Anwendung einer Fettemulsion ("Intralipid")

Von H.A. Lee

Der Wert einer vollständigen parenteralen Ernährung in der Behandlung von postoperativen Patienten, die oral Nahrung nicht aufnehmen können, ist unbestritten. Die metabolische Reaktion auf Traumen ist genau definiert (14, 31, 32, 47) und führt beim unbehandelten Patienten zu einer negativen Stickstoffbilanz mit der damit verbundenen Gefahr einer erhöhten Infektionsanfälligkeit infolge verminderter Immunabwehr (33, 4), Verlust von Körpergewicht durch Abbau von Muskelgewebe, Hypoproteinämie und verminderter Wundheilung (52), Apathie und gesteigerter Morbidität und Mortalität. Jede Erwägung einer parenteralen Ernährung sollte die normale Substratanpassung und -veränderung im Hormonprofil, die mit der metabolischen Reaktion auf Traumen einhergehen, berücksichtigen.

Die metabolische Reaktion auf Traumen wird von einen Nettoumsatz in Richtung Katabolismus begleitet. Folglich überwiegen die sogenannten katabolen Hormone - Adrenalin (die Catecholamine), Glucagon und Cortisol - gegenüber den Wirkungen des wichtigsten anabolen Hormons - Insulin (12). Die daraus resultierenden Substratveränderungen gewährleisten die Aufrechterhaltung eines Nettoenergievorrates für die grundlegenden vitalen metabolischen Vorgänge im Körper (Abb. 1). Folglich werden begrenzte Kohlenhydratvorräte hauptsächlich als Glykogen in Leber und Muskel für die Bildung von Glucose rasch verstoffwechselt, während zur gleichen Zeit die Mobilisierung von Muskelprotein einsetzt, um Kohlenstoffreste für die Kohlenhydratsynthese via Leber freizusetzen. Auf diese Weise werden Aminosäuren im Muskel desaminiert, und der Kohlenstoffrest wird über den Alanin-Transportmechanismus zur Leber transportiert. Hier wird der Kohlenstoffrest über Lactat und Pyruvat zu Glucose resynthetisiert.

Die weitaus größten Vorräte an Energiereserven im Körper findet man in den Triglyceriddepots. Lipoproteinlipasen werden durch Catecholamine aktiviert; daraus resultiert in der Lipolyse der Triglyceride eine Freisetzung von freien Fettsäuren und Glycerin in den Blutstrom. Die Glycerinhälfte wird zur Leber transportiert, wo sie am gluconeogenetischen Vorgang teilnimmt. Die freien Fettsäuren können entweder direkt im peripheren Gewebe verbrannt oder in der Leber in Ketonkörper, β-Hydroxybutyrat und Acetat umgewandelt werden. Diese freigesetzten Ketonkörper stellen ein Energiesubstrat für viele Gewebe einschließlich des Gehirns dar (12, 28).

Die metabolische Reaktion auf Traumen ist auf diese Weise mit einer Induktion des gluconeogenetischen Prozesses, mit einer Lipolyse und mit einem Aminosäurenabbau besonders im Muskelprotein eng verbunden (Tabelle 1). Die Oxidation von peripheren Fettvorräten kann zwischen 7o und 8o% der in der postoperativen Phase

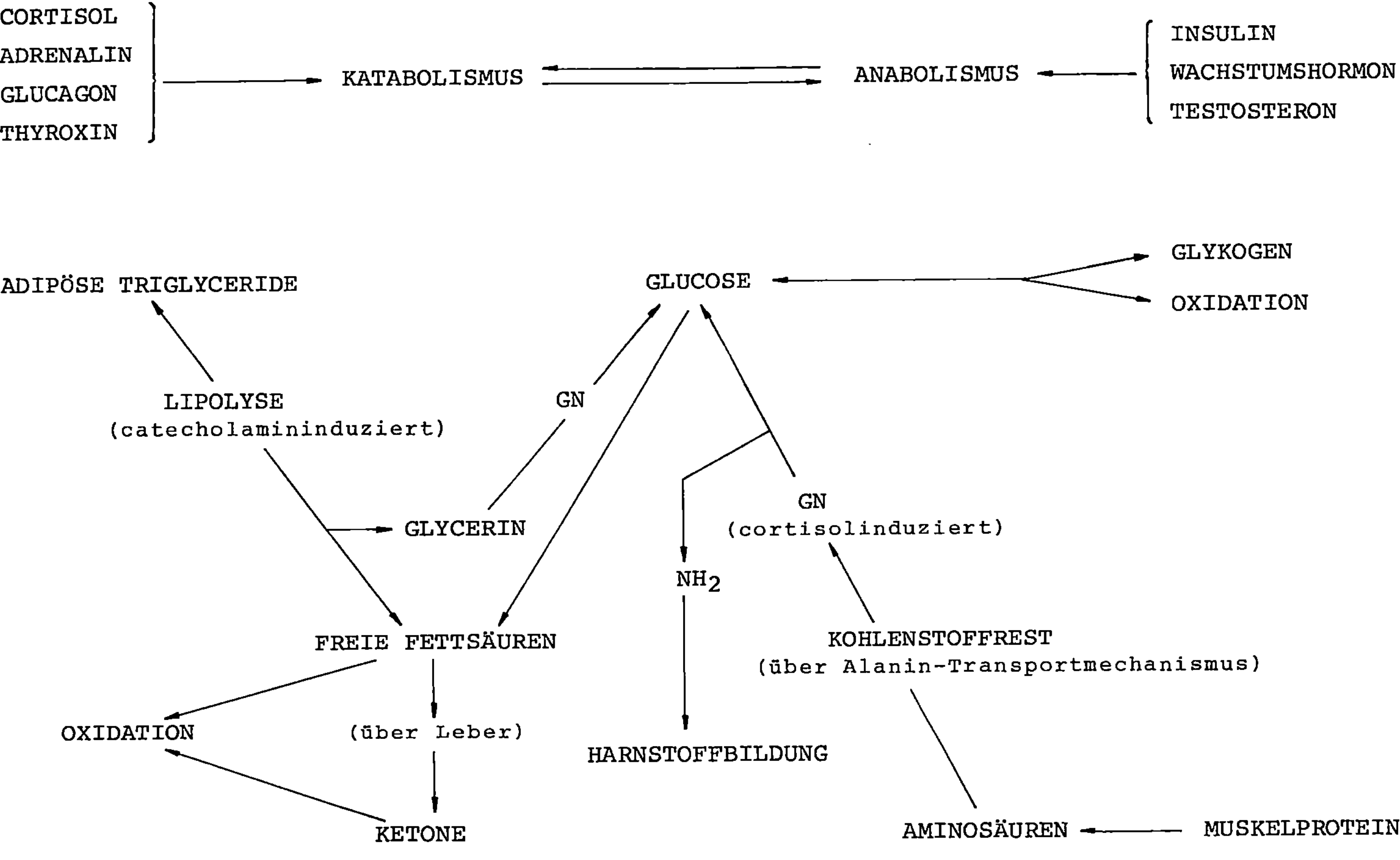

Abb. 1. Metabolische Reaktion auf Traumen (GN = Gluconeogenese)

geforderten Energie liefern (<u>56</u>). Einige Fachleute waren der
Meinung, daß Glucose eine eingeschränkte Bedeutung als Energiequelle in der unmittelbaren postoperativen Phase besitzt (<u>11</u>, <u>34</u>).
Wahrscheinlich werden beim fastenden Menschen, was nicht mit den
metabolischen Prozessen in der posttraumatischen Phase zu ver-
wechseln ist, täglich nur 1oo g Glucose benötigt, um den gluconeogenetischen Prozeß einzuschränken. Obwohl beträchtliche Energiemengen von der Fettoxidation herrühren, unterscheiden sich trotzdem die Patienten in ihrer Fähigkeit, Ketonkörper während dieser
Phase zu produzieren (<u>51</u>).

Tabelle 1. Veränderungen in der Utilisation des Energiesubstrates
in der posttraumatischen Periode

---

1. Gluconeogenese

2. Lipolyse: Bereitstellung von 7o-8o% des Energiebedarfes durch
   Fett

3. Ketogenese

      (I) Adaption des Gehirnmetabolismus
      (II) Verbesserte Stickstofferhaltung mit Ketonämie
      (III) Begrenzte Oxidation von Muskelaminosäuren
      (IV) Aufrechterhaltung der Muskelproteinsynthese

4. Insulinresistenz, durch Kohlenhydrate induziert

5. Hemmung der Lipolyse und Ketogenese durch Kohlenhydrate

Neue Arbeiten machten aufmerksam auf die Verabreichung isotonischer
Aminosäurenlösungen über periphere Venen als wichtiges Mittel, die
metabolische Reaktion auf Traumen durch Stimulieren der Lipolyse
und Ketogenese einzuengen (<u>5</u>). Es ist zweifellos einleuchtend zu
zeigen, daß peripher verabreichte isotonische Aminosäurenlösungen
erheblichen Vorteil gegenüber reinen 5%-Glucoselösungen (<u>6</u>, <u>29</u>),
eine der traditionellen Behandlungsmethoden von Patienten, haben.
In den Fällen jedoch, wo eine vollständige parenterale Ernährung
durchgeführt wird, ist das Ziel, nicht nur jegliche metabolische
Reaktion zu unterdrücken, sondern auch die Resynthese von ganzem
Gewebe zu stimulieren. Die intravenöse Ernährung beinhaltet demnach nicht nur die Versorgung mit Aminosäuren - die Bausteine für
die Proteinsynthese - sondern auch mit Energiesubstraten (<u>45</u>).

Über die Frage nach einer idealen Energiequelle herrschen gegen-
teilige Meinungen. Obwohl viele mögliche Energiequellen in den
letzten Jahren erforscht worden sind, dürfen in der parenteralen
Ernährung heutzutage im Grunde nur zwei in Betracht gezogen werden;
diese sind Glucose (<u>24</u>, <u>38</u>, <u>42</u>) und Fett in Form einer Fettemulsion
(<u>42</u>, <u>59</u>, <u>6o</u>, <u>35</u>). Völlig adäquate Programme für die parenterale
Ernährung, die nur Aminosäuren und hypertonische Glucoselösungen
mit Insulin beinhalten, sind jedoch mit Komplikationen verbunden
(<u>17</u>, <u>1</u>). Mit Programmen, die hauptsächlich Lipide verwenden, können
die Stickstoffbilanzen auch aufrechterhalten werden. Ganz beacht-
liche Vorteile zeigen jedoch jene Programme, deren Energie sich
zu je 5o% von einer Fettemulsion wie z.B. "Intralipid" und Glucose
mit oder ohne Insulin ableitet. Die Vorteile eines solchen gemisch-
ten Programmes sind sowohl metabolischer als auch mechanischer
Natur (Tabelle 2).

Tabelle 2. Einige Vorteile beim Gebrauch von "Intralipid" in einem intravenösen Ernährungsprogramm

1. Große Energiemengen in einem kleinem Volumen
2. Große Energiemengen in praktisch isotonischer Lösung
3. Quelle essentieller Fettsäuren
4. Minimale Venenreizung, deshalb periphere Applikation
5. Gute Langzeittoleranz
6. Metabolisierung wie natürlich vorkommendes Substrat (z.B. Chylomikronen)
7. Keine Verluste in Urin oder Faeces
8. Keine Beeinflussung des Immunreaktionsmechanismus
9. Keine Wirkung auf Coagulationsmechanismus
1o. Sehr gute Toleranz in der Pädiatrie

Obwohl einige Autoren darauf hinweisen, daß eine Fettemulsion als Calorienquelle in der posttraumatischen Phase (22) ungeeignet sei, wird in vielen Arbeiten diese Behauptung widerlegt. So haben z.B. hypocalorische Regime gezeigt, daß isocalorische Mengen von Glucose und einer Fettemulsion ("Intralipid") in Programmen mit gleichem Stickstoffgehalt die Stickstoffbilanz gleichermaßen beeinflussen (25). Diese Studien haben bewiesen, daß Aminosäuren mit Fett bzw. Glucose zwar nicht besser als isotonische Aminosäuren allein, jedoch besser als reine 5%-Glucoselösung sind. Mit Programmen,bei denen optimale Energiemengen zusammen mit intravenösen Aminosäurenlösungen gegeben wurden, konnten in der unmittelbar postoperativen Phase gleiche Stickstoffbilanzen erreicht werden, ungeachtet der Haupt-Nicht-Proteinquelle, in Form einer hypotonischen Kohlenhydratlösung oder einer Fettemulsion (2, 61). In einigen Studien sind Zweifel über die metabolische Ausnützung von Fettemulsionen als Energiequelle geäußert worden. Hier muß klargestellt werden, daß diese Experimente beim gesunden Menschen durchgeführt worden sind (8). Man sollte sich immer klarmachen, daß die metabolischen Voraussetzungen bei postoperativen oder posttraumatischen Patienten grundsätzlich andere sind, als bei Individuen, die über einen längeren Zeitraum hungern bzw. bei normalen, gesunden Menschen.

In zahlreichen Untersuchungen über die Fettemulsion "Intralipid" während der letzten 15 Jahre, wurde die klinische Sicherheit und metabolische Effizienz bewiesen. Die physikalisch-chemischen Charakteristika der Intralipidpartikeln sind denen der natürlich vorkommenden Chylomikronen sehr ähnlich (59). Es ist wichtig zu betonen, daß 5o% des Fettsäurengehaltes von "Intralipid" aus der Linolsäure, einer essentiellen Fettsäure stammen (6o). Die Utilisation ist auf verschiedene Weise untersucht worden (Tabelle 3). Als erstes wird dort gezeigt, daß die Kinetik der Intralipidklärung nach Infusion der Kinetik der Chylomikronen nach einer fettreichen Mahlzeit sehr ähnlich ist (27). Weiter wird gezeigt, daß die fraktionierte Eliminationsrate von Intralipidpartikeln nach Infusion in der unmittelbaren postoperativen Phase vergrößert ist. Hieraus schließen einige Autoren, daß ein weitaus größerer

Energieprozentsatz bei postoperativen Patienten durch eine Fettemulsion abgedeckt werden sollte (34, 2o, 21). Andere Untersucher
haben anhand von Stickstoffbilanzen bei Patienten die Effizienz
von Energie in Form zugeführter Fettemulsion bewiesen (59, 6o,
35, 61). Zwar weisen alle Studien auf die metabolische Utilisation
von Fettemulsion hin, doch sind dies keine direkten Beweise.

Tabelle 3. Untersuchungsmethoden der Utilisation von Sojabohnenölemulsion ("Intralipid")

---

1. Ähnlichkeit mit der Kinetik von Chylomikronen

2. Vergrößerte fraktionierte Eliminationsrate (K_2) in der
   postoperativen Periode

3. Stickstoffbilanzstudien

4. Wirkung auf den respiratorischen Quotienten

5. ^{14}C-markierte CO_2-Eliminationsuntersuchungen

Ein direkterer Nachweis konnte durch die Untersuchung des respiratorischen Quotienten bei Patienten, die Fettemulsionen erhielten,
erbracht werden. Es wurde gezeigt, daß der Quotient sich dem Wert
o,7 näherte; dies spricht sehr für eine Oxidation von Fett (48).
Der letzte Beweis dafür, daß infundierte Fettemulsionen für die
Energiebereitstellung oxidiert werden, wurde durch den Einsatz
von ^{14}C-markierten Fettsäuren in Fettemulsionen und die anschlie-
ßende Untersuchung der $^{14}CO_2$-Elimination erbracht. Diese bei
Tieren (2o, 54) und Menschen durchgeführten Studien haben endgül-
tig bewiesen, daß Fettemulsionen oxidiert werden (19).

Da in vielen Untersuchungen nachgewiesen wurde, daß man eine
effektive parenterale Ernährung mit Aminosäuren- und hypertonischen Glucoselösungen durchführen kann (18), müssen noch die
besonderen Vorteile des Einsatzes von Fettemulsionen herausgestellt werden. Hypertonische Glucoselösungen müssen aufgrund
ihrer Hyperosmolarität über eine zentrale Vene infundiert werden.
Solche Lösungen erfordern auch den Einsatz von exogenem Insulin;
dies kann wiederum zu anderweitigen Komplikationen führen. Außerdem besteht das Risiko eines hyperosmolaren Dehydratationssyndroms,
sofern man nicht die Infusionsgeschwindigkeit besonders beachtet
(17). Auch kann bei Langzeitprogrammen das Risiko eines Mangels
an essentiellen Fettsäuren auftreten (35, 46, 49). Eine Reihe der
Komplikationen der intravenösen Ernährung (Tabelle 4) hängt tatsächlich vom verwendeten Energiesubstrat ab (42, 36, 37). Bei
Verwendung eines Energiesubstratprogrammes mit 5o% Kohlenhydraten
in Form von Glucose und 5o% Fett in Form von "Intralipid" können
die angeführten Komplikationen vermieden werden (42, 3o). Ferner
ist es mit einem sog. "Lipid-System" möglich, über periphere Venen intravenös zu ernähren (15).

Jedem Patienten, bei dem eine intravenöse Ernährung erforderlich
ist, kann das folgende Energieregime verabreicht werden. Wie man
in der Tabelle 5 sieht, bietet dieses Regime mit 3.ooo kcal/Tag
für einen 7o kg schweren Menschen die Gewähr, daß die physiologischen Toleranzgrenzen sowohl für Glucose als auch für Fett nicht

Tabelle 4. Intravenöse Energieträger : einige Komplikationen

Störung	Energieträger
Metabolische Acidose: Lactat-acidose	Fructose; Sorbit; Äthanol-Kohlenhydrat-Kombination
Hyperosmolares Dehydratations-syndrom	Hypertonische Glucose
Hyperuricämie	Sorbit, Fructose; Xylit
Oxalämie und Oxalurie	Xylit
Hyperbilirubinämie	Xylit; Sorbit
Triglyceridämie	Xylit; Fructose; Sorbit
Hyperlipidämie	Fettemulsion
Mangel an essentiellen Fettsäuren	Fettfreies intravenöses Regime
Hyperphosphatämie	Fettfreies intravenöses Regime mit phosphorarmer Aminosäuren-lösung
Abnormalitäten im Folsäure-metabolismus	Äthanol
Komplikationen bei Venenzugängen	Hypertonische Kohlenhydrat-lösungen

überschritten werden, die osmotische Belastung auf ein Mindest-
maß zurückgeführt wird und falls erforderlich, ein relativ ge-
ringes Flüssigkeitsvolumen eingesetzt werden kann. Selbstverständlich ist eine Flexibilität hinsichtlich des Flüssigkeits-
volumens entweder durch Verwendung der niedrigeren Konzentration
der Fettemulsion oder der niedrigeren Konzentration der Glucoselösung möglich.

Eine Anzahl spezifischer klinischer Zustandsbilder profitierten
besonders aus der Einführung von Fettemulsionen. Wahrscheinlich
ist die schwere Verbrennung eines der Zustandsbilder, das am
meisten eine Energieversorgung benötigt (58). In solchen Fällen
hat sich gezeigt, daß die Verabreichung von"Intralipid"als Hauptenergiequelle sowohl in der Kurzzeit- als auch in der Langzeit-
behandlung am wirksamsten ist (43, 57). Bei diesem Falltyp wurde
außerdem gezeigt, daß ein Mangel an essentiellen Fettsäuren bereits 1o Tage nach dem Unfall auftreten kann, wie man aus einer
Veränderung in den Erythrocytenmembranen schließen kann (58). Da
der Mangel an essentiellen Fettsäuren keine leicht zu stellende
Labordiagnose ist (Tabelle 6) (35, 46) und durch Applikation einer
Fettemulsion als anteilige Energiequelle so leicht vermeidbar ist,
ist es klinisch gesehen sinnvoll, eine Fettemulsion dafür einzusetzen.

Hyperkatabole Patienten mit akutem Nierenversagen gehören zu
einer anderen Gruppe, für die die Applikation von Fettemulsion
nützlich ist. Wenn auch solche Patienten Abnormalitäten sowohl
im Glucose- als auch im Fettmetabolismus aufweisen, wird der

Tabelle 5. Energieregime: Kohlenhydrat- (5o kcal-%) und fettent-
haltendes (5o kcal-%) intravenöses Programm zur Bereitstellung
von 3ooo kcal/Tag/7o kg Körpergewicht

Glucose	- 5o% Lösung + Kalium $\pm$ Insulin
	- 75o ml = 375 g Glucose (15oo kcal)/24 Std
	- 5,36 g/kg Körpergewicht/Tag - o,223 g/kg Körpergewicht/Std
Fett	- 2o% Sojabohnenölemulsion ("Intralipid")
	- 75o ml = 15o g Fett (15oo kcal)/24 Std
	- 2,14 g/kg Körpergewicht/Tag - o,o89 g/kg Körpergewicht/Std
Calorienhaltiges Volumen, gesamt	- 15oo ml
Osmotische Belastung	- 129 mOsm/Std
Prozentualer Verlust der täglichen Calo- rienmenge	- weniger als 5%

Tabelle 6. Mangel an essentiellen Fettsäuren

1. Biochemische Anzeichen
   Abfallen der Linolsäure
   Auftreten der 5, 8, 11 - Eikosatriensäure (2o:3 ω 9)
   Späteres Abfallen der Arachidonsäure (2o:4 ω 6)
   Ansteigen des Quotienten $\dfrac{\text{Trien (2o:3)}}{\text{Tetraen (2o:4)}}$ über o,4

2. Klinische Anzeichen
   Hautveränderungen - Abschuppen, Desquamation, Exsudation
   Hepatomegalie
   Gastrointestinale Mucosaschäden
   Mangelhafte Immunreaktionen
   Prostaglandinmangel
   Veränderungen der Zellmembranphospholipide

hyperkatabole Patient mit gleichzeitig vorhandenen gastrointestinalen Störungen bei ausreichender Dialyse effizient Glucose und
Fett verstoffwechseln (4o, 39). Oft benötigen diese Patienten
außerdem Insulin für eine ausreichende Utilisation der verabreichten Glucose, wobei die Triglyceridklärung und Utilisation
sich über einen etwas längeren Zeitraum erstrecken. Es konnte
gezeigt werden, daß "Intralipid"-Infusionen während der Dialyse
nicht die Dialysance- und Klärungseigenschaften künstlicher
Nierenmembranen beeinflussen (41). So kann dieser Energieträger
in der Tat während der Dialyse eingesetzt werden, ohne daß Verluste jenseits der Nierenmembran auftreten. Er kann auch zur
supplementären Energieversorgung bei regulären Dialysepatienten
empfohlen werden, die eine intermittierende Krankheit haben und

anorexisch werden. So kann man Patienten, die sich 3mal wöchentlich einer Hämodialyse unterziehen, neben jeder Dialyse 1 l
"Intralipid" verabreichen. Dies bedeutet eine zusätzliche Versorgung mit 6.ooo Calorien/Woche und somit eine grundlegende
Verbesserung der Genesungsrate und Endprognose. Bei Patienten
mit akutem Nierenversagen wird durch häufiges Dialysieren eine
fast normale Utilisation von Glucose und Fett erreicht.

Obwohl früher die Empfehlung, Fettemulsionen als anteilige Energiequelle bei Patienten mit Lebererkrankungen einzusetzen, noch umstritten war, haben neuere Untersuchungen gezeigt, daß dies durchaus möglich ist (63). Bei vielen Formen von Lebererkrankungen
konnte gezeigt werden, daß die Applikation von 1,5 g Fett/kg
Körpergewicht/Tag den Verlauf dieser Erkrankungen nicht nachteilig
beeinflußt, was klinisch, biochemisch oder durch fortlaufende
Leberbiopsien nachgewiesen wurde (62). Gleichermaßen herrschte
Unklarheit darüber, ob man Fettemulsionen für eine intravenöse
Ernährung bei Patienten mit akuter Pankreatitis einsetzen kann.
Ich setze Fettemulsionen in diesen Fällen ein; auch andere
Untersuchungen haben den Wert und die Sicherheit der Fettemulsion
"Intralipid" unter solchen klinischen Bedingungen bewiesen (16,
44).

Eine wichtige Anwendung von Fettemulsionen als Hauptquelle für
die Energieversorgung stellt das "künstliche Darmsystem" dar,
mit dem Patienten eine parenterale Ernährung zu Hause durchführen
(1o, 5o). Durch den Einsatz einer Fettemulsion ist es möglich,
das tägliche intravenöse Ernährungsprogramm auf eine 8-Stunden-
Periode während der Nacht zu verkürzen, ohne daß dadurch Urin-
verluste entstehen, die bei der Gabe von hypertonischen Glucoselösungen über denselben Zeitraum eintreten. Bei diesen Patienten
ist der Einsatz von Fettemulsionen als Energiesubstrat lebensnotwendig, um die Syndrome eines Mangels an essentiellen Fettsäuren zu vermeiden, die dann auftreten, wenn nicht nur über
Monate, sondern über Jahre mit fettfreien Programmen ernährt wird.
Ein Ernährungsprogramm über lange Zeit zu Hause, das nur Glucose
als einziges Energiesubstrat enthält, hat bis zu einem gewissen
Grade eine Hypertriglyceridämie zur Folge. Zwar wirkt die Applikation einer Fettemulsion als Energiesubstrat dem entgegen, doch
ist dies wiederum mit einer leichten Tendenz zu einer Hypercholesterinämie verbunden (9). Dies kann auf die Tatsache zurückgeführt werden, daß in 1 l "Intralipid" 4oo-45o mg Cholesterin in
den Phospholipidestern enthalten sind. Die Bedeutung dieses
Befundes bei über lange Zeit behandelten Patienten muß noch
geklärt werden, obwohl er für die intravenöse Ernährung von posttraumatischen Patienten eigentlich nicht wichtig ist. Fettemulsionen haben beachtenswerte Bedeutung in der intravenösen Ernährung in der Pädiatrie erlangt. Auch hier wurden übereinstimmende
Erfolge erzielt (7, 13). Intravenöse Ernährungsprogramme in der
Pädiatrie, die nicht eine Fettemulsion als anteiliges Energiesubstrat enthalten, führen besonders dazu, die Syndrome des Mangels an essentiellen Fettsäuren hervorzurufen.

Obwohl die Fettemulsion "Intralipid" in den Phospholipiden, die
diesem Präparat als Emulgator zugesetzt sind, Phosphor enthält,
muß trotzdem die biologische Verfügbarkeit eines solchen Phosphors
in Zweifel gezogen werden (3, 55). Das Auftreten einer Hypophosphatämie bei Programmen, die - nach dem Phosphorgehalt zu schließen -

anscheinend genügend Phosphor enthalten, lassen über die biologische Verfügbarkeit Zweifel aufkommen. Es kann jedoch sein, daß die empfohlenen Phosphormengen für den Phosphatbedarf bei posttraumatischen Patienten unzureichend sind.

Genauso wie einige Patienten sich in ihrer Glucosetoleranz in der posttraumatischen Phase ("traumatischer Diabetes") unterscheiden, findet man auch Unterschiede in der Fettoleranz. Aus diesem Grund sollte während eines jeden 24-Stunden-Programmes 6 Std vor Entnahme der frühmorgendlichen Blutprobe für die Laboruntersuchung keine Fettemulsion infundiert werden. Dadurch wird erreicht:

1. Kontrollmöglichkeit anhand der überstehenden Flüssigkeit der zentrifugierten Blutprobe, ob eine Fettklärung einsetzt
2. Geringere Beeinträchtigung labortechnischer Untersuchungen infolge Abgabe lipämischer Proben an das Labor

Eine intravenöse Ernährung macht bei allen Patienten einige Laboruntersuchungen und Kontrollen erforderlich, von denen in der Tabelle 7 ein Überblick gegeben wird. Tabelle 8 zeigt einige der Indikationen für den Einsatz von Fettemulsionen.

Tabelle 7. Optimale Kontrollen und Vorsichtsmaßnahmen während eines intravenösen Ernährungsprogrammes

1. Strikt aseptische Maßnahmen
2. Volle Aufklärung des Pflegepersonals
3. Konstanthaltung der Infusionsgeschwindigkeit
4. Überprüfung der Klärungskapazität
5. Messung des Flüssigkeitsgleichgewichtes
6. Tägliches Gewicht
7. Messung der Serumelektrolyte
8. Überprüfung der Leberfunktion
9. Serum- und Urinosmolarität
1o. Serumphosphat
11. Blutglucose (Uringlucose nicht ausreichend)
12. Etwaige spezifische Teste aufgrund anderer Bedingungen

Auf Grund der laufenden klinischen Erfahrung sollten wenig Zweifel bestehen, ob eine Fettemulsion wie "Intralipid" als anteiliges Energiesubstrat eingesetzt werden sollte. Die Frage sollte nicht so sehr lauten, wann "Intralipid" als anteiliges Energiesubstrat eingesetzt werden soll, sondern vielmehr, wann es wirklich kontraindiziert ist. Auf die Wichtigkeit, täglich die Fettklärung zu kontrollieren wird in einer Publikation, die auf die sogenannten iatrogenen Lipidosen nach dem Einsatz von "Intralipid" hinweist, aufmerksam gemacht (23). Hätte man diesen Patienten ausreichend überwacht, wäre dieses Problem nie aufgetaucht. Erhebliche Zweifel bestanden auch darüber, ob eine Fettemulsion bei Beatmungspatienten

Tabelle 8. Einige wichtige klinische Anwendungsbeispiele von
"Intralipid" in intravenösen Ernährungsprogrammen

---

1. Postoperative Periode

2. Schweres Trauma

3. Verbrennungen

4. Hyperkataboles, akutes Nierenversagen

5. Gastrointestinale Störungen, z.B. Fisteln, granulomatöse
   Krankheiten

6. Pankreatitis

7. Parenterale Ernährung zu Hause ("künstliches Darmsystem")

8. Pädiatrische Praxis

9. Partielle parenterale Ernährung

---

oder bei Patienten mit irgendeiner Form einer Atmungsinsuffizienz
eingesetzt werden sollte. Es konnte jedoch in einer Anzahl von
Veröffentlichungen nachgewiesen werden, daß irgendwelche Veränderungen des alveolären Gasaustausches in den Capillaren klinisch
kaum signifikant sind ($\underline{58}$, $\underline{53}$, $\underline{26}$).

Zusammenfassung

Es ist klar nachgewiesen worden, daß der Fettmetabolismus ein
integrierender Bestandteil der metabolischen Reaktion auf Traumen
ist. Bei hypocalorischen Programmen ist nachgewiesen worden, daß
die Verabreichung einer Fettemulsion nicht ungünstig die Stickstoffbilanz beeinflußt und sich gegenüber isocalorischen Energiemengen in Form von Kohlenhydraten nicht unterscheidet. Mit vollständigen intravenösen Ernährungsprogrammen ist in der posttraumatischen Phase nachgewiesen worden, daß die Verabreichung einer
Fettemulsion als Energieträger gleichwertig effizient wie die
Verabreichung von Glucose als Energieträger ist. Langzeitstudien
mit einer parenteralen Ernährung zu Hause haben die klinische
Sicherheit über lange Zeit und die Ausnützung von Fettemulsionen
bewiesen. Zahlreiche Untersuchungen haben die sowohl klinische
wie metabolische Effizienz von Fettemulsionen als Teil eines
intravenösen Ernährungsprogrammes nachgewiesen. Hieraus kann geschlossen werden, daß es zweckmäßig ist und sich somit anbietet,
eine solche Fettemulsion, wie "Intralipid", als anteiliges Energiesubstrat in ein intravenöses Ernährungsprogramm miteinzubeziehen.

Literatur

1. ALLISON, S.P.: "Parenteral Nutrition in Acute Metabolic
   Illness" Ed. LEE, H.A., pp 293-3o3 Academic Press Ltd.,
   (1974).
2. BARK, S., HOLM, I., HÅKANSSON, I., WRETLIND A.: Abstr. Xth
   Internal Congress Nutrition Kyoto, Japan p. 247 (1975).
3. BAUM, J.D., AYNSLEY-GREEN, A.: Clin. Trials. J. Suppl. $\underline{1}$, 114.

4. BISTRIAN, B.R., BLACKBURN, G.L., SCRIMSHAW, N.S., FLATT, J.P.:
   Am. J. Clin. Nutr. 28, 1148 (1975).
5. BLACKBURN, G.L., FLATT, J.P., CLOWES, G.H.A., O'DONNELL, T.E.:
   Am. J. Surg. 125, 447 (1973).
6. BLACKBURN, G.L., FLATT, J.P., CLOWES, G.H.A., et al.: Ann.
   Surg. 177, 588 (1973).
7. BØRRESEN, H.C.: "Parenteral Nutrition in Acute Metabolic
   Illness" Ed. LEE, H.A., pp 221-272 Academic Press Ltd., (1974).
8. BRENNAN, M.F., FITZPATRICK, G.F., COHEN, K.H., MOORE, F.D.:
   Ann. Surg. 182, 386 (1975).
9. BROVIAC, J.W., RIELLA, M.C., SCRIBNER, B.H.: Am. J. Clin. Nutr.
   29, 255 (1976).
1o. BROVIAC, J.W., SCRIBNER, B.H.: Surg. Gynaecol. Obstet. 139,
   24 (1974).
11. CAHILL, G.F.: New Engl. J. Med. 282, 668 (197o).
12. CAHILL, G.F., HERRERA, M.G., MORGAN, A.P., SOELDNER, J.S.,
   STEINKE, J., et al.: J. Clin. Invest. 45, 1751 (1966).
13. CORAN, A.G.: Ann. Surg. 179, 445 (1974).
14. CUTHBERTSON, D.P., FELL, G.S., SMITH, C.M., TILSTONE, W.J.:
   Nutr. Metabol. 14 Suppl. 92 (1972).
15. DEITEL, M., KAMINSKY, V.: Can.Med. Ass. J. 3, 1 (1974).
16. DI CONSTANZO, J., FOUILLOUX, C., DUGUE, P., GAUTHIER, A.:
   Abstr. Internat. Congress Parenteral Nutrition, Montpellier,
   France, p. 94 (1974).
17. DUDRICK, S.J., STEIGER, E., LONG, J.M., RUBERG, R.L., ALLEN,
   T.R., VARS, H.M., RHOADS, J.E.: "Parenteral Nutrition" Ed.
   WILKINSON, A.W., pp. 222-233 Churchill Livingstone (1972).
18. DUDRICK, S.J., WILMORE, D.W., VARS, H.M., et al.: Surgery
   64, 134 (1968).
19. ECKART, J., SCHAAF, H., TEMPEL, G., WOLFRAM, G.: Abstr. Internat.
   Symposium, Intensive Therapy, Rome, Italy p. 19 (1975).
2o. FEGETTER, J.G.W., DAVIDSON, H.A., JOHNSON, R., JOHNSTON, I.D.A.:
   Brit. J. Surg. 61, 329 (1974).
21. FEGETTER, J.G.W., DAVIDSON, H.A., JOHNSTON, I.D.A.: Abstr.
   Internat. Congress Parenteral Nutrition Montpellier, France
   p. 44 (1974).
22. FEKL, W., FREY, R.: Z. Ernährungswiss. 14, 145 (1975).
23. FREUND, V., KRAUSZ, Y., LEVIJ, I.S., ELIAKIM, M.: Am. J. Clin.
   Nutr. 28, 1156 (1975).
24. FROESCH, E.R.:"Parenteral Nutrition in Acute Metabolic Illness"
   Ed. LEE, H.A., pp 13-36 Academic Press Ltd. (1974).
25. GREENBERG, G.R., MARLISS, E.B., ANDERSON, G.H., et al.: New
   Engl. J. Med. 294, 1411 (1976).
26. GREENE, H.L., HAZLETT, D., DEMAREE, R.: Am. J. Clin. Nutr.
   29, 127 (1976).
27. HALLBERG, D.: Acta physiol. Scand. 64, 3o6 (1965).
28. HAWKINS, R.A., WILLIAMSON, D.H., KREBS, H.A.: Biochem. J. 122,
   13 (1971).
29. HOOVER, H.C., GRANT, J.P., GORSCHBOTH, C., KETCHUM, A.S.: New
   Engl. J. Med. 293, 172 (1975).
3o. JEEJEEBHOY, K.N., ANDERSON, G.H., SANDERSON, I., BRYAN, M.H.:
   Mod. Med. Canada 29, No. 9, 1 (1974).
31. KINNEY, J.M.: Metabolism, 8, 8o9 (1959).
32. KINNEY, J.M., LONG, C.L., DUKE, J.H.: "Energy Metabolism in
   Trauma" Ed. R. PORTER and J. KNIGHT pp. 1o3-123 Churchill
   London (197o).

33. LAW, D.K., DUDRICK, S.J., ABDOU, N.I.: Ann. Intern. Med. 79, 545 (1973).
34. Leitartikel, Lancet II, 263 (1975).
35. Leitartikel, Lancet I, 1o59 (1976).
36. LEE, H.A.: "Parenteral Nutrition in Acute Metabolic Illness" Ed. LEE, H.A., pp 37-52 Academic Press Ltd., (1974).
37. LEE, H.A.: "Proceedings Internat. Symposium in Parenteral Nutrition" Melbourne, Australia pp.73-78 (1974).
38. LEE, H.A.: Ann. Roy. Coll. Surg. Engl. 56, 59 (1975).
39. LEE, H.A.: Hospital Update 1, 6o1 (1975).
4o. LEE, H.A., HILL, L.F., GINKS, W.R., POHL, J.E.F.: "Nutrition in Renal Disease" Ed. BERLYNE, G.M., pp 216-227 E & S Livingstone (1968).
41. LEE, H.A., SHARPSTONE, P., AMES, A.C.: Postgrad. Med. J. 43, 81 (1967).
42. LEE, H.A., WRETLIND, A.: Acta Scand. Chir. Suppl. (1976) (in Press).
43. LILJEDAHL, S.O., BIRKE, G.: Nutr. Metabol. Suppl. 14, 11o (1972).
44. MIGLIORI, G., MICHELANGELI, F., INGLESAKIS, J.A.: Abstr. Internat. Congress, Parenteral Nutrition, Montpellier, France, p.92 (1974).
45. MOORE, F.D., BRENNAN, M.R.: New Engl. J. Med. 293, 195 (1975).
46. PAULSRUD, J.R., PEMSTER, L., WHITTEN, C.F., STEWART, S., HOLMAN, R.T.: Am. J. Clin. Nutrition 25, 897 (1972).
47. PEASTON, M.J.T.: "Parenteral Nutrition in Acute Metabolic Illness" Ed. LEE, H.A., pp.139-166 Academic Press Ltd. (1974).
48. REID, D.J.: Brit. J. Surg. 54, 2o4 (1967).
49. RIELLA, M.C., BROVIAC, J.W., WELLS, M., SCRIBNER, B.H.: Ann. Intern. Med. 83, 786 (1975).
5o. SHILS, M.E.: Am. J. Clin. Nutr. 28, 1429 (1975).
51. SMITH, R., FULLER, D.J., WEDGE, J.H., WILLIAMSON, P.H., ALBERTI, K.G.M.M.: Lancet I, 1 (1975).
52. STEIGER, E., DAZY, J.M., ALLEN, T.R., et al.: Surgery 73, 686 (1973).
53. SUNDSTROM, G., ZAUNER, C.W., ARBORELIUS, M.: J. Appl. Physiol. 34, 816 (1973).
54. SUYAMA, T., YOKOYAMA, K., OKAMOTO, H., MATSUMOTO, T.: Abstr. Xth Internat. Congress Nutrition, Kyoto, Japan p. 246 (1975).
55. TOVEY, S., BENTON, K.G.F., LEE, H.A., (in Press).
56. TWEEDLE, D., JOHNSTON, I.D.A.: Brit. J. Surg. 58, 771 (1971).
57. WILMORE, D.W.: "Parenteral Nutrition:Premises and Promises" Ed. GHADMINI, H., pp. 483-5o5 (1975).
58. WILMORE, D.W., MOYLAN, J.A., HELMKAMP, G.M., PRUITT, B.A.: Ann. Surg. 178, 5o3 (1973).
59. WRETLIND, A.: "Parenteral Nutrition in Acute Metabolic Illness" Ed. LEE, H.A., pp. 77-96 Academic Press Ltd. (1974).
6o. WRETLIND, A.: "Parenteral Nutrition: Premises and Promises" Ed. GHADIMI, H., pp. 23-46 J. Wiley & Sons (1975).
61. YEO, M.T., GAZZANIGA, A.B., BARTLETT, R.H. SHOBE, J.B.: Arch. Surg. 1o6, 792 (1973).
62. ZUMTOBEL, V., HOFFMANN, K.: Abstr. Internat. Congress Parenteral Nutrition, Montpellier, France p. 1oo (1975).
63. ZUMTOBEL, V., ZEHLE, A.: Langenbecks Arch. f. klinische Chirurgie Suppl. I, 179.

ZUSAMMENFASSUNG

Von A. Wretlind

Herr HEUCKENKAMP gab eine Übersicht von dem "Stellenwert der
Kohlenhydrate im Rahmen der parenteralen Ernährung". Glucose
scheint der Zucker der Wahl für die größte Zahl von Krankheiten,
die eine intravenöse Ernährung erforderlich machen, zu sein.
Situationen mit herabgesetzter Glucosetoleranz, wie z.B. nach
einem Trauma, postoperativ oder beim Diabetiker, erfordern
gelegentlich zusätzlich Insulin. Bei Verwendung von Fructose
muß berücksichtigt werden, daß mehr als die Hälfte der infundierten Fructose in Glucose umgewandelt wird. In manchen Ländern
stehen Polyalkohole für Infusionszwecke zur Verfügung. Sie bieten
jedoch gegenüber den genannten Monosacchariden keinen Vorteil.

Herr JÜRGENS sprach über "Aminosäuren in der parenteralen Ernährung". Aus dieser eleganten Übersicht wurde ganz klar, daß
Aminosäurenlösungen für intravenöse Ernährung die acht klassischen essentiellen Aminosäuren, die drei von ihm sog. "neuen"
essentiellen Aminosäuren L-Arginin, L-Histidin und L-Prolin sowie
mindestens drei nicht-essentielle Aminosäuren unter Einschluß
von L-Glutaminsäure und L-Alanin in bestimmten Mengen enthalten.
Für die parenterale Ernährung von Kleinkindern ist außerdem eine
adäquate Zufuhr von L-Tyrosin und L-Cystin erforderlich.

Herr HALLBERG berichtete über "Die Anwendung von Fettemulsionen
in der intravenösen Ernährung". Mit der Zufuhr von Fett läßt sich
die Lipidzusammensetzung des Organismus aufrechterhalten. In
diesem Zusammenhang sind die lipidhaltigen Membranen, die Phospholipide und Cholesterinester von speziellem Interesse.

Herr HOLM berichtete über "Vollständige parenterale Ernährung
in der Gastroenterologie unter besonderer Berücksichtigung der
Asepsis". Vieles weist darauf hin, daß der Morbus Crohn und die
Colitis ulcerosa in vielen Fällen durch eine Behandlung in Form
von parenteraler Ernährung allein zur Remission gebracht werden
können. Zur Zeit wissen wir aber noch nicht, wie lange die Patienten insgesamt behandelt werden müssen und ob eine Dauerheilung erreicht werden kann.

"Die Bedeutung der essentiellen Fettsäuren" ist ein wichtiges
Thema, worüber Herr WOLFRAM gesprochen hat. Außer den Linolsäure-
mangelsituationen nach chronischen Fehlernährungen wurden in
letzter Zeit auch bei akuten schweren Krankheiten, wie Schädel-
Hirn-Trauma, Tetanus, Peritonitis und anderen, ein Abfall des
Linolsäurespiegels im Serum beobachtet.

Herr ECKART und Mitarbeiter berichteten über Untersuchungen von
unterernährten, frischoperierten und polytraumatisierten Patienten. Sie beobachteten, daß die negative Stickstoffbilanz und die

massive Kohlenhydratausscheidung mit einem deutlichen Abfall der
Linolsäure in den Lipidfraktionen des Serums verbunden waren.

Herr TEMPEL sprach über "Untersuchungen über Polyensäureveränder-
ungen bei polytraumatisierten Patienten". Das wichtigste Ergebnis
dieser Untersuchungen war eine Verminderung der Polyensäuren in
den Phospholipidfraktionen bei diesen Patienten. Ein Abfall der
Polyensäuren konnte durch Fettinfusion verhindert werden.

Herr HUTH beschrieb "Experimentelle Untersuchungen zur Wirkung
parenteraler Fettgabe". Wenn man die Präparate auf Baumwollsaatölbasis mit solchen auf Sojabohnenölbasis vergleicht, so sind
die Gerinnungsstörungen und die disseminierte intravasale Gerinnung nach Gabe von Fettinfusionen auf Sojabohnenölbasis weniger
ausgeprägt.

Über wertvolle Untersuchungen betreffend die "Bedeutung des
Wachstumshormons bei parenteraler Ernährung mit Aminosäuren"
hat Herr JÜRGENS berichtet. Nach Zufuhr von Wachstumshormon wurde
eine Steigerung der Stickstoffretention gemessen. Die Medikation
von Wachstumshormon in bedrohlichen hyperkatabolen Situationen
Erwachsener sollte therapeutisch erwogen werden.

"Die intravenöse Ernährung bei Verbrennungen" ist ein sehr effek-
tiver und wichtiger Teil der Therapie. Ein Pionier dieser Therapie,
Herr LILJEDAHL, hat uns z.B. erzählt, wie vier Patienten mit
8o-85%igen Verbrennungsschäden 5o-7o l 2o%iges Intralipid erhielten, ohne daß Anzeichen von Leberschädigungen auftraten. Der Gewichtsverlust betrug nach 4monatiger Behandlung nicht mehr als
4-5 kg.

Herr BARK hat gezeigt, daß es möglich war, ein Stickstoffgleich-
gewicht während des frühen postoperativen Verlaufes zu erreichen.
Es bestand kein Unterschied in der Stickstoffbilanz, wenn die
Energiequelle aus Fett mit wenig Kohlenhydraten oder nur aus
Kohlenhydraten bestand. Fünf Patienten erhielten den Hauptteil
der Energiemenge (6o kcal%) in Form von Fettemulsion und vier
Patienten die entsprechende Menge von hypertonischen Glucoselö-
sungen. Total wurden 5o kcal/kg Körpergewicht/Tag gegeben.

Über die Verwendung "Totale parenterale Ernährung in der Inneren
Medizin" hat Herr HARTMANN sehr elegant vorgelesen. Wir haben
viel von seinen langjährigen Erfahrungen mit der parenteralen
Infusionstherapie gelernt. Von speziellem Interesse für uns waren
die Erfolgsmöglichkeiten und Probleme des geschilderten 2jährigen
Einzelfalles mit totaler parenteraler Ernährung.

Eine immer aktuelle therapeutische Frage ist die "Anwendung von
Fett als Energiequelle bei Lebergeschädigten". Herr ZUMTOBEL hat
dieses Thema, ausgehend von eigenen Untersuchungen, behandelt.
Patienten in reduziertem Ernährungszustand mit Leberschäden
unterschiedlichen Ursprungs wurden postoperativ über einen Zeitraum zwischen 1o und 3o Tagen vollständig parenteral ernährt,
wobei sie 5oo ml 2o%iges Intralipid täglich erhielten. Nach den
erhobenen Befunden scheint die postoperative parenterale Zufuhr
von Fettemulsionen als Energiequelle keine wesentliche Belastung
für die vorgeschädigte Leber darzustellen, sondern eher den
physiologischen Stoffwechselbedürfnissen zu entsprechen.

Herr POHLANDT und Mitarbeiter berichteten "Über die Verträglichkeit von Fett als Energiedonator in der parenteralen Ernährung
bei Säuglingen und Frühgeborenen". In drei Versuchsserien wurde
die Dosis Neutralfett stufenweise von 2 über 3 bis 4 g Fett/kg
Körpergewicht/Tag gesteigert. Klinisch wurde die Infusion von
Intralipid in allen Fällen ohne erkennbare unerwünschte Nebenwirkung vertragen. Einzelbeobachtungen deuten darauf hin, daß
bei Hypoxie, Acidose und schweren Infektionen die Verwertung von
infundiertem Fett eingeschränkt ist. Bei verstorbenen Neugeborenen
ergab die histologische Untersuchung der Leber keinen Anhalt für
eine Verfettung durch die vorangegangene Infusion von Intralipid.

Herr GROTTE gab eine gute Übersicht seiner Erfahrungen mit der
parenteralen Ernährung in der pädiatrischen Chirurgie. Die Resultate zeigten, daß eine vollständige intravenöse Ernährung mit
Fett und mit Infusionen in periphere Venen bei Frühgeborenen und
in der postoperativen Phase bei Kindern möglich ist.

Herr LEE sprach über die Verwendung von Fett bei der vollständigen
intravenösen Ernährung. Er hat immer Fett mit Kohlenhydraten gegeben. Beide Energiesubstrate wurden in derselben Energiemenge
zugeführt. Herr LEE hat uns auch darauf aufmerksam gemacht, daß
im Hungerzustand und in der postoperativen Periode 7o-8o% der
verbrauchten Energie aus Fett stammen.

Mit diesem schönen Vortrag von Herrn LEE endete eine lange Reihe
von Vorträgen mit sehr wertvollen Untersuchungen, Erfahrungen und
Empfehlungen. Alle die hier referierten Arbeiten sowie eine Reihe
von anderen Untersuchungen haben noch einmal ganz klar bewiesen,
daß supplementäre oder vollständige intravenöse Ernährung im
Ernährungsprogramm des Kranken mitberücksichtigt werden müssen.
In dieser Weise kann gewährleistet werden, daß die Patienten
- ungeachtet ihres Krankheitszustandes - eine ausreichende tägliche Nährstoffmenge erhalten.

SUMMARY

By A. Wretlind

Dr. HEUCKENKAMP surveyed "The Position of the Carbohydrates in
the Field of Parenteral Nutrition". Glucose seems to be the
carbohydrate of choice in most conditions requiring intravenous
nutrition. In situations with decreased glucose tolerance, such
as for instance after trauma, postoperatively or in diabetics,
a temporary addition of insulin is needed. If fructose is administered it must be remembered that more than 5o% of the in-
fused amount is converted into glucose. Polyalcohols for infusion
are available in many countries. They seem not to have, however,
any advantage over the above-mentioned monosaccharides.

Dr. JÜRGENS spoke on "Amino Acids in Parenteral Nutrition". In
this elegant survey he made it quite clear that amino acid solutions for intravenous nutrition should contain the eight classic
essential amino acids, the three so-called "new" essential amino
acids L-arginine, L-histidine and L-proline as well as, at least,
three non-essential amino acids including fixed amounts of
L-glutamic acid and L-alanine. In addition to this, adequate
supplies of L-tyrosine and L-cystine are necessary for parenteral
nutrition of infants.

Dr. HALLBERG talked about "The Use of Fat in Intravenous Nutrition". The lipid composition of the organism can be maintained
by the administration of fat. The membranes containing the lipids,
the phospholipids and the cholesterol esters are of particular
interest in this connection.

Dr. HOLM reported on "Complete Intravenous Nutrition in Gastroenterology with Special Reference to Asepsis". There are many
indications that Crohn's disease and ulcerative colitis can, in
many cases, be brought to remission by parenteral nutrition as
the only form of therapy. At present, however, we do not know the
required length of the total intravenous infusion period nor
whether a lasting healing can be obtained.

"The Significance of the Essential Fatty Acids" was the subject
of Dr. WOLFRAM's lecture. In addition to linoleic acid deficiency
due to chronic malnutrition a decrease in serum linoleic acid
level has recently been observed also in acute severe diseases
such as skull-brain trauma, tetanus, peritonitis, etc.

Dr. ECKART and co-workers reported on studies in malnourished
postoperative and polytraumatized patients. They have observed
that the negative nitrogen balance and massive excretion of
carbohydrates were combined with a marked decrease in linoleic
acid of the lipid fraction of serum.

Dr. TEMPEL presented a paper on "Studies on Changes in Polyunsaturated Fatty Acids in Patients with Multiple Injuries". The most important finding was a decreased level of polyunsaturated fatty acids in the phospholipid fraction in these patients. It was possible to prevent the decrease in polyunsaturated fatty acid concentration by the infusion of fat.

Dr. HUTH described a series of "Experimental Studies on the Effect of Parenteral Fat". When fat emulsions based upon cotton seed oil were compared with those based upon soy-bean oil coagulation disturbance and disseminated intravasal coagulation were less marked after the infusion of soy-bean oil emulsions.

Dr. JÜRGENS presented important studies on "The Significance of Growth Hormone in Parenteral Nutrition with Amino Acids". The administration of growth hormone resulted in an increased nitrogen retention. Treatment with growth hormone of adults in impending hypercatabolic situations should be considered therapeutically.

"Intravenous Nutrition in Burns" is a very effective and important part of the therapy. Dr. LILJEDAHL, a pioneer of this therapy, told us for instance about 4 patients with 8o-85% burns who received 5o to 7o litres of Intralipid 2o% without any signs of liver damage. The decrease in body weight, after 4 months' treatment, was only 4-5 kilograms.

Dr. BARK showed that nitrogen balance can be achieved in the early postoperative phase. There was no difference in nitrogen balance when the non-protein energy source was derived from fat with a small contribution of carbohydrates or from carbohydrates only. Five patients were given the major part of energy (6o energy%) in the form of fat emulsion and four patients received a corresponding amount in the form of hypertonic glucose solution. The total energy supply was 5o kcal/kg body weight/day.

Dr. HARTMANN gave an elegant lecture on "Complete Parenteral Nutrition in Internal Medicine". We have learnt much from his many years' experience in parenteral infusion therapy. Of particular interest to us was his description of the problems and the possibility of a successful outcome in a case of total parenteral nutrition for two years.

A therapeutic problem is "The Use of Fat as Energy Source in Liver Damage". Dr. ZUMTOBEL dealt with this subject in a paper based upon his own studies. Malnourished patients with liver damage of various aetiology were fed postoperatively by total parenteral nutrition for 1o-3o days, during which time they received 5oo ml Intralipid 2o% daily. According to the results presented, the postoperative parenteral supply of fat emulsion as energy source does not seem to exert a load on the already damaged liver but rather seems to correspond to the physiological metabolic requirements.

Dr. POHLANDT and co-workers reported on "The Tolerance of Fat as Energy Source in the Parenteral Nutrition of Infants and Prematures". In three series of studies they gradually increased the dosage of neutral fat from 2 to 3 to 4 g fat/kg body weight/day.

In all cases the infusion of Intralipid was clinically tolerated
without signs of undesired side-effects. Single observations
indicate that in hypoxia, acidosis and severe infection the
utilization of fat is reduced. Fatty infiltration due to the
infusion of Intralipid was not observed.

In an excellent review, Dr. GROTTE presented his observations
from parenteral nutrition in pediatric surgery. The results show
that it is possible to accomplish total intravenous nutrition
with fat and by infusion into peripheral veins in prematures and
infants in the postoperative period.

Dr. LEE gave a lecture on the use of fat in complete intravenous
nutrition. He always administered fat together with carbohydrates.
The two energy substrates are supplied in isocaloric amounts.
Dr. LEE also drew our attention to the fact that in starvation
and in the postoperative period 7o-8o% of the utilized energy
is derived from fat.

Dr. LEE's excellent lecture was the last one in a long series
of lectures about valuable studies, observations and recommenda-
tions. All the papers summarized here, together with a number of
other studies, have once more clearly proved that supplementary
or total intravenous nutrition must be taken into consideration
in the diet programme of patients. Only in this way can the daily
requirements of nutrients of all patients - irrespective of their
clinical condition - be properly covered.

ZUSAMMENFASSUNG DER DISKUSSIONEN *

Von K. Eyrich und H. Makowski

Diskussion zu den Vorträgen von A. WRETLIND und
P.-U. HEUCKENKAMP

Die Untersuchungsergebnisse an Stoffwechselgesunden sind anders
zu bewerten als die Befunde bei Kranken. Man muß berücksichtigen, daß Störungen der renalen und kardialen Funktion die Werte
modifizieren (SCHMAHL). Das Wasserangebot durch infundierte Vo-
lumina kann ebenfalls Funktionsänderungen induzieren (HEUCKEN-
KAMP). Nach Zufuhr von 200 g Glucose, 100 g Fructose und 125 g
Xylit/24 Std wurden bei 13 Patienten Blutzuckerwerte um 200 mg%
± 30 mg% und Urinausscheidungsquoten von 4 % Glucose, 2 % Fructose und 3 % Xylit gesehen (VOGEL).

Mit Stoffwechselentgleisungen ist nach der Gabe von 100 - 200 g
Kohlenhydrate zu rechnen (HEUCKENKAMP). Erhalten traumatisierte
Patienten reine Glucose, so steigen trotz eventueller Kombination
mit Insulin die Glucosewerte im Serum stark an. Deshalb sollten
bei diesen Patienten die Kohlenhydratkombination Fructose/Glu-
cose/Xylit vorgezogen werden. Bei einer Dosierung von 0,6 g/
kg Körpergewicht/Std der Mischung Fructose/Glucose/Xylit im
Verhältnis 2/1/1 bleiben in 80 % der Fälle die Blutzuckerspiegel
im Normbereich (HALMÁGYI). Die Kombination von Fructose und Glucose mit Sorbit erscheint nicht sinnvoll zu sein, da Sorbit unmittelbar in Fructose umgewandelt wird (HEUCKENKAMP, HALMÁGYI).

Das Problem der renalen Kohlenhydratausscheidung ist vorwiegend
ein Problem der Nierenschwelle. Da Fructose in Bruchteilen von
Sekunden in Metabolite umgesetzt wird (in der Leber 4mal so
rasch wie Glucose) und die Nierenschwelle für Fructose im Serum
bei 10 - 20 mg% anzusetzen ist, erscheint diese Substanz kaum
im Urin (HEUCKENKAMP).

Maltose ist als zusätzliches Kohlenhydrat noch umstritten. Ihr
Vorteil liegt im relativ geringeren osmotischen Druck gegenüber
Glucose. Eine Maillard-Reaktion tritt ebenso wie bei Glucose auf
(WRETLIND).

Neugeborene haben eine sehr geringe Glucosetoleranz. Bereits
bei Zufuhr 10%iger Lösungen treten bei Frühgeburten Blutzuckerwerte über 300 mg% auf. Neugeborene zeigen bei 20%igen Lösungen
schwerste Symptome (SCHREIER). Von verschiedenen Gruppen wird
Fructose für die postnatale Phase völlig abgelehnt, da häufig
eine durch Lactat oder Brenztraubensäure ausgelöste Acidose
beobachtet wird.

----

* Die Diskussionen sind gekürzt nach einer Tonbandaufzeichnung
  wiedergegeben

Diskussion zu den Vorträgen von P. JÜRGENS, D. HALLBERG und
I. HOLM

Die Essentiellität von Arginin und Histidin ist seit 1936 bekannt. Für die essentiellen Aminosäuren Methionin und Cystein
ist die Mindestmenge umstritten, da zwischen beiden Interferen-
zen bestehen (SCHMIDT, JÜRGENS). Für Früh- und Neugeborene ist
Cystein wahrscheinlich eine essentielle Aminosäure, da der
"transsulfuration pathway" noch unzureichend funktioniert
(JÜRGENS).

Glutaminsäure wird im Pfortaderblut als Dipeptid transportiert,
weshalb die Zufuhrrate bei parenteraler Ernährung niedriger
(Grenzwert 3 mg/kg Körpergewicht/min, Schwellenwert 0,5 mg/
kg Körpergewicht/min) als bei enteraler liegen sollte. Der sehr
hohe Prolinbedarf wäre damit erklärbar, daß Prolin Donator für
die Bildung von Glutaminsäure ist (JÜRGENS). Glutaminsäure selbst
sollte nicht zu hoch dosiert werden, da sehr hohe Konzentrationen
aufgrund angeborener Stoffwechselanomalien zu Erbrechen führen
können ("chinese restaurant-Syndrom); im Tierexperiment wurden
außerdem cerebrale Schäden beobachtet (SCHREIER, JÜRGENS).

Für den Entschluß zum frühzeitigen Beginn einer parenteralen Ernährung gibt es eine Reihe von Gesichtspunkten. Schon jedes Fasten
von wenigen Stunden bedingt eine Minderung des zellulären Enzym-
bestandes. Bereits nach 1 - 2 Std verschwindet z. B. die Xanthin-
oxidase in der Leber. Nach einem Tag finden sich deutliche Veränderungen des immunologischen Systems im humoralen und zell-
ständigen Bereich. Tierexperimentell ist bekannt, daß bereits
während eines operativen Stresses aufbauende Prozesse im Organismus möglich sind (JÜRGENS).

Obwohl man in der unmittelbaren Phase nach einem Trauma ("frühe
Schockphase") mit einer hochdosierten Calorienzufuhr (Fett, Kohlenhydrate, Aminosäuren) zurückhaltend sein sollte (SCHMAHL), benötigt gerade der vitalbedrohte Patient so früh und bilanziert
wie möglich eine Ernährung (JÜRGENS).

Bezüglich der Stoffwechselsituation ist zwischen normalem Stoffwechsel und Postaggression zu unterscheiden. Bei letzterem besteht eine hohe, über den Bedarf hinausgehende Lipolyse mit hohen
Fettsäurewerten (GRÜNERT, HALLBERG, STREMMEL), welche Grund für
die peripheren Verwertungsstörungen sind. Man läuft also Gefahr,
daß durch Fettinfusion trotz Insulingaben nichts weiter als eine
zusätzliche Fettsäureerhöhung erreicht wird (GRÜNERT). Damit
könnte aber eine Thrombocytenaggregation eintreten und eventuell
ein vermehrter Sauerstoffverbrauch im Herzen unter ungünstigen
Bedingungen (STREMMEL). Andrerseits ist das Vorhandensein von
Fettsäuren ein physiologischer Zustand (HALLBERG) und es ist überhaupt fraglich, ob eine Erhöhung gefährlich ist. Eine eventuelle
Förderung von Extrasystolien und Rhytmusstörungen wird noch diskutiert (HARTMANN). Die Fettsäurenerhöhung im Streß,bedingt u. a.
durch die vermehrte Aktivität des Wachstumshormons (STREMMEL), ist
ein Erfordernis, mit dem sich der Organismus bei Glucoseverwertungsstörungen behilft.

Für die Zufuhr von Fettemulsionen stellt die Streßphase keine
Kontraindikation dar. Während den ersten 24 Std sollte der Schock
bekämpft werden; unmittelbar danach muß man ein regelmäßiges
Ernährungsprogramm, das auch Fett enthalten kann, durchführen
(HALLBERG).

Das Verschwinden der Chylomikronen aus dem Blut ist ebensowenig
wie die Speicherung im reticulo-endothelialen System kein Grad-
messer für die Metabolisierung von Fett (SCHMIDT). Die Fettpartikel werden in der Peripherie durch Lipoproteinlipasen gespalten
und anschließend in die Leber transportiert (SCHREIER). SCHMIDT
konnte bei Kindern durch Zugabe von Fettemulsionen die Stickstoffverluste im Urin gegenüber fettfreier parenteraler Ernährung auf die Hälfte reduzieren. Verbraucht wird das Fett hauptsächlich im Muskel (SCHMIDT, HALLBERG).

Bei Mangel an hochungesättigten Fettsäuren ist der Nutzwert der
Nahrung reduziert. Im Tierversuch kommt es nach kurzzeitiger
Null-Zufuhr zu einer Verminderung der Effizienz auf 70 % bei
gleicher Calorienzufuhr, wobei also die Gewichtszunahme um 30 %
niedriger ist.

Die Analyse der Gesamtlipide führt zu Fehlschlüssen. Nur die
selektiv bestimmten freien Fettsäuren sind repräsentativ und
lassen die Aussage darüber zu, ob die festgestellten Fettsäuren
endogen aus Lipolyse oder aus exogener Zufuhr stammen. Auf diese
Weise konnte eine gleichbleibende endogene Freisetzung der Linolsäure festgestellt werden, wobei die Abfallrate ernährungsbe-
dingte Folge der fehlenden Zufuhr war (GRÜNERT).

<u>Diskussion zu den Vorträgen von G. WOLFRAM, J. ECKART und
G. TEMPEL</u>

Das Ausmaß der Fettverbrennung hängt nicht vom Fettangebot sondern von der Calorienzufuhr insgesamt ab (ECKART). Der Fettbedarf
als solcher ist schwierig festzustellen. Sog. Normalwerte sind
relativ. Sie können spezifisch für Mitteleuropa sein, sich aber
entsprechend den Lebensgewohnheiten ändern (LOHNINGER). Der Normalbereich sollte als der derzeitige Zustand in der Bevölkerung
definiert werden (ZÖLLNER). WOLFRAM fand im Versuchskollektiv in
den Jahren 1963 - 1968 Verschiebungen von Parametern parallel
zum zunehmenden Verbrauch von Margarine gegenüber Butter. Normalwerte können auch nie etwas über den Umsatz, der die entscheidende Größe ist, aussagen. Besser wäre die Beurteilung der Dynamik: Bei Zufuhr essentieller Nahrungsbestandteile steigen die
Spiegel nicht stetig weiter, sondern erreichen ein Plateau, das
die Sicherheit für die vollständige adäquate Versorgung signa-
lisiert (ZÖLLNER). Umgekehrt ist ein Abfall eines Serumwertes
noch kein sicheres Zeichen einer Mangelsituation. So ist z. B.
der Abfall der Linolsäure nicht immer ein Mangelbeweis, dagegen
zeigt der Anstieg der Eikosatriensäure die Umschaltung des Organismus auf die Produktion dieser Ersatzfettsäure und damit den
sicheren Mangelzustand an (WOLFRAM, ZÖLLNER). Interessant für
den Kliniker ist aber der Zwischenbereich des latenten Mangels.

GRÜNERT fordert eine nach strengen Kriterien erstellte Indika-
tionsliste für die Fettzufuhr. Um den Normalbedarf an essentiellen Fettsäuren zu decken, würde eine Fettinfusion 1 - 2mal/Woche
ausreichen (WOLFRAM). Obwohl es prinzipiell möglich ist, auch ohne
Fett genügend Calorien zuzuführen (TEMPEL, HALMÁGYI), wäre es wohl
besser, den normalen Energiebedarf in ungefähr den Prozentsätzen
zu decken, an die der menschliche Organismus gewöhnt bzw. für die
der Stoffwechsel gebaut ist. Die Fettzufuhr darf deshalb nicht
nur unter dem Aspekt des Linolsäureabfalls gesehen werden (ZÖLLNER).
Es ist bis heute noch nicht bewiesen, daß die postoperative
Calorienversorgung allein unter Zuckerlösungen zweckmäßiger ist
und besser wäre als die zusätzliche Versorgung mit Fett (ZÖLLNER).

Im Postaggressionsstoffwechsel bleibt die Fettgabe problematisch.
Hier besteht eine hohe Lipolyse, d.h. die Konzentration der
freien Fettsäuren ist hoch. Diese verursachen die peripheren
Glucoseverwertungsstörungen. Wird im catecholaminbedingten Postaggressionsstoffwechsel mit hoher Lipolyse Fett infundiert, werden die unerwünschten freien Fettsäuren zusätzlich erhöht
(GRÜNERT). Andrerseits konnte gefunden werden, daß trotz hoher
Catecholaminspiegel der Gehalt an freien Fettsäuren absinkt,
auch wenn Fett infundiert wird (ECKART, WRETLIND).

VOGEL warnt vor Fettinfusionen in der frühen Phase des Schocks,
da er eine verstärkte Fetteinschwemmung in die Lunge und damit
eine Perfusions- und Respirationsverschlechterung befürchtet.
Auch ohne klinische Diagnose einer Fettembolie sind bei etwa
46 % verstorbener, polytraumatisierter Patienten morphologisch
massive Fetteinschwemmungen in der Lunge zu finden. Allerdings
ist das klinische Syndrom "Fettembolie" noch nicht ganz definiert. Patienten, die einen Verkehrsunfall nach einem reich-
haltigen Mittagessen erlitten und klinisch eine Chylomikronämie
haben, bekommen keineswegs häufiger eine Fettembolie als andere
Patienten. Polytraumatisierte können vom ersten Tag des Traumas
ab Fett bekommen, und auch Patienten mit klinischer Fettembolie
wurden ohne Nachteile mit Fettemulsionen behandelt (HALLBERG).

Insgesamt sollte die metabolische bzw. die allgemeine Situation
des Patienten berücksichtigt werden und die parenterale Ernährung dem jeweiligen Zustand angepaßt werden. Der theoretisch
errechnete Bedarf an Calorien kann häufig gar nicht verwertet
werden (DÖLP). Bestehen im hyperkatabolen Zustand trotz Gabe von
Insulin hohe Blutzuckerwerte und wird massiv Glucose im Urin ausgeschieden, kann Fett gegeben werden, wenn die frühe Phase des
Schocks vorüber ist (ECKART). Dies klinisch festzustellen, ist
allerdings schwierig, denn der Schock ist heute nicht nach Blut-
druck und Puls zu charakterisieren, sondern besteht, wenn Mikro-
zirkulationsstörungen vorhanden sind (DÖLP). Unter diesen Gesichtspunkten kann eine Dauerbeatmung keinesfalls eine Kontraindikation
für eine Fettzufuhr sein, wobei aber immer der Zustand des Patienten maßgebend ist (DÖLP, ECKART, HALMÁGYI).

<u>Diskussion zu den Vorträgen von S.-O. LILJEDAHL, K. HUTH und
S. BARK</u>

Voraussetzung für eine gute Metabolisierung von Fettemulsionen
ist eine gute periphere Zirkulation, die trotz hoher Catecholaminspiegel (u.a. Noradrenalin) erreicht werden kann (LILJEDAHL).
Unter diesen Umständen findet man während Fettinfusionen keinen
zusätzlichen Anstieg freier Fettsäuren im Serum (ECKART, GRÜNERT).
Im übrigen ist eine Erhöhung der Lipidwerte nicht unbedingt
schlimm. Bei Patienten mit Hyperlipoproteinämie I sind die Lipidwerte bis über 100 % erhöht; sie haben keine Hypercholesterinämie
und keine Störungen im Kohlenhydratstoffwechsel (SCHREIER).

Andrerseits zeigten Untersuchungen, daß bei erhöhten Neutralfet-
ten und erhöhten Chylomikronen mit vermehrter Coagulabilität und
erhöhter Embolierate zu rechnen sei (ZWANG). Das widerspricht Erfahrungen von WRETLIND, der postprandial keine erhöhte Embolierate sah; auch LILJEDAHL verlor keinen Patienten an einer Lungen-
embolie, obwohl er Intralipid vom zweiten Tag an gibt.

Möglicherweise ist dies präparateabhängig. Früher fanden sich
unter Baumwollsaatölinfusionen eindeutige Gerinnungsstörungen und
unter hoher Dosierung läßt sich während der akuten Infusion auch
eine Reduktion der Plättchenadhäsivität finden. Unter akuter und
prolongierter Infusion von Intralipid sind derartige Störungen
nicht zu beobachten (HARTMANN), auch keine Veränderungen der
Lungenfunktion. Offensichtlich bestehen in dieser Hinsicht bei
Intralipid unter Voraussetzung einer guten Zirkulation beim
Patienten und damit einer guten Metabolisierung der zugeführten
Substanz keine Gefahren (LILJEDAHL, HUTH).

Der klinische Eindruck über eine gute Verträglichkeit dürfte
jedoch für eine endgültige Stellungnahme nicht ausreichend sein
(HUTH). Aufgrund der durchgeführten Tierversuche ist es wohl
nicht gerechtfertigt, sofort mit der Fettzufuhr zu beginnen.
Beim Kaninchen entsteht allein durch die Endotoxingabe eine Lipo-
proteinämie. Eine Gerinnselbildung als morphologische Grundlage
ischämischer Infarkte sind am Myokard eine Rarität; am häufigsten
findet man derartiges in Lunge, Milz, Leber, sehr selten im Pankreas und im Herzen ebenfalls verhältnismäßig wenig (HUTH).
Allerdings liegen beim Tierversuch und gerade beim Kaninchen
völlig andere Verhältnisse z.B. bezüglich der RES-Funktion und der
Blutgerinnung vor als bei anderen Tierspecies oder beim Menschen.
Vergleiche sind hier schwer zu ziehen (DÖLP, GLASER, HUTH). Es
spielt hier die Frage Bacteriämie, Endotoxinämie, grampositive
und gramnegative Infektion, akute oder protrahierte Endotoxinämie
eine Rolle. Außerdem fehlen wohl noch Untersuchungen bezüglich
eines Einflusses der Kombination von Fetten und Endotoxin auf
eine Steigerung der intravasalen Gerinnungsprozesse oder eine
Thrombocytenumsatzsteigerung (HUTH).

<u>Diskussion zu den Vorträgen von G. HARTMANN, V. ZUMTOBEL und
P. JÜRGENS</u>

Caseinhydrolysat hat gegenüber den heutigen kristallinen Amino-
säurenpräparaten grundsätzliche Nachteile, zu denen ein Verlust
von ca. 10 % gehört (Peptide, die in der Niere nicht aktiv rück-

resorbiert werden) sowie ein sehr hoher Anteil an Glutaminsäure
(JÜRGENS). Aber auch bestimmte synthetisch zusammengesetzte Aminosäurenlösungen können schlechter sein als Caseinhydrolysat.
Verglichen werden muß immer zwischen optimal zusammengesetzten
kristallinen Aminosäurenlösungen und Caseinhydrolysat. Die Stick-
stoffdifferenz liegt dann bei etwa 1 g/Tag. Außerdem ist sicherlich die Gewebsausstattung entscheidender als z.B. der Muskel-
gewebsverlust (JÜRGENS). Offensichtlich läßt sich in unkomplizierten Fällen trotzdem mit Caseinhydrolysat ein gewisser Erfolg
erzielen (LEE, HARTMANN). Man sollte dennoch die optimale kristallinen Aminosäurenlösungen, die einen genügenden Gehalt an Methionin besitzen, vorziehen (JÜRGENS).

Die von HARTMANN gezeigte Diagnosenliste ist zu erweitern. Eine
Indikation zur kompletten oder komplettierenden parenteralen
Ernährung liegt vor, wenn auf oralem Weg das Ziel nicht erreicht
werden kann. Aus Gründen des Myokardstoffwechsels ist beim Schock
durch Herzinfarkt aber die Kombination Kalium-Glucose-Insulin
vorzuziehen (HARTMANN). Bei Carcinompatienten lassen sich deutliche Unterschiede zwischen den parenteral komplettierten und den
insuffizient ernährten Patienten finden (ZÖLLNER). Außerordentlich dankbar ist eine solche Zufuhr von Energie und Stickstoff
während der cytostatischen Therapie.

Während der Infusion von Intralipid wurden zusätzlich sämtliche
Gerinnungsfaktoren gemessen, ohne daß abnorme Befunde außer der
Erniedrigung der Plättchenadhäsivität festzustellen waren
(HARTMANN). Eine Hypothese für diese Befunde kann nicht gegeben
werden. Bei totalem Fasten werden viel höhere Werte der freien
Fettsäuren gefunden als etwa postoperativ und in diesen Situa-
tionen wurde keine Verminderung gefunden. Die Ursache ist demnach
anderweitig zu suchen (HARTMANN).

Patienten mit Lebercirrhose, die in einem Abmagerungszustand, also
einer Malnutrition, die der primären Cirrhosebildung ein zusätzliches Tempo verleiht, sollten durch zusätzliche parenterale
Ernährung in ein Stickstoff- und Caloriengleichgewicht gebracht
werden (ZÖLLNER). Pathologische Leberverfettungen sind oral durch
Fettsäuren sehr gut therapierbar. Aufgrund von Untersuchungsbe-
funden ist die gleiche Wirkung auch parenteral zu erwarten. Deshalb kann auch bei alkoholischer Fettleber und bei Cirrhose Fett
gegeben werden. Auch die Pankreatitis kann mit Fettemulsionen
behandelt werden, da das infundierte Fett keinen Einfluß auf die
Enzymsekretion hat. Lediglich der schwere Schockzustand ist eine
Ausnahme (ZUMTOBEL) und bei Hyperlipidämien mit Chylomikronen-
vermehrung sollte man vielleicht zurückhaltend sein (HARTMANN).

Die eingeschränkte Leberfunktion ist keine absolute Kontraindikation, es sei denn von seiten der Gerinnungssituation (ZUMTOBEL).
Auch bei Hyperammoniämie hat eine Fettgabe keine negative Wirkung gehabt (ZÖLLNER). Bei der schweren Leberinsuffizienz mit
stark gestörter Syntheseleistung bzw. akuter Dystrophie mit pro-
gressiv zunehmend abfallenden Gerinnungsfaktoren ist wohl Vorsicht
geboten. Hier wäre Glucose als einzig wirksame Substanz für die
Leberzelle vielleicht sicherer (HARTMANN). Es liegen aber Beobachtungen vor, daß auch bei Lebercoma Intralipid gegeben werden kann.

Patienten mit Coma hepaticum erhielten routinemäßig in einer
Mischinfusion 500 ml 40%ige Glucoselösung, 500 ml 8%ige Amino-
säurenlösung und zusätzlich zunächst 80 ml, später bis 200 ml
20%iges Intralipid mittels Perfusor, um den Bedarf an essentiellen
Fettsäuren exogen zu decken. Dies wurde gut toleriert (KLEINBERGER).
Bei versehentlich zu rascher Infusionsgeschwindigkeit (30 min) der
Fettemulsion sind auch bei Leberpatienten keine besonderen Reaktionen gesehen worden, wobei insbesondere die Klärungsgeschwindigkeit bei diesen Patienten nicht unterschiedlich von der anderer
Patienten war (ZUMTOBEL). Ebenfalls keine negative Beeinträchtigung wurde in der Kinderklinik in Helsinki gesehen, wenn Kindern
mit Leberschädigungen Fett intravenös gegeben wurde (SCHMIDT).

Offensichtlich ist noch unklar, wieviel Stickstoff insgesamt in
einen Organismus zusätzlich einzubringen ist (ZÖLLNER, JÜRGENS).
Da eine Umsatzrate der Aminosäuren nicht vorliegt, kann aus einer
veränderten Aminosäurenkonzentration auch nicht auf eine Amino-
säureninbalance geschlossen werden. Erstaunlicherweise ändert
sich bei Gabe von Wachstumshormon weder die Kreatininausschei-
dung noch die Kreatinin-Serumausscheidung. Veränderungen der Transaminasen wurden ebenfalls nicht beobachtet. Die Seumharnstoff-
konzentrationen sind deutlich erniedrigt, wobei dieser Befund
allerdings statistisch nicht zu sichern war. Insgesamt wurden
ungünstige Wirkungen in der 10tägigen Beobachtungsperiode nicht
gesehen (JÜRGENS).

Diskussion zu den Vorträgen von F. POHLANDT und G. GROTTE

Bei der Geburt stehen nur einige g Glycogen zur Verfügung. Der
Säugling muß, um überhaupt am Leben bleiben zu können, Fett metabolisieren. Das kann er viel besser als der Erwachsene. Frühgeburten, die nicht oral ernährt werden können, erhalten zunächst
1 g, dann 2 g/kg Körpergewicht/Tag Intralipid. Ein 600 g schweres Baby konnte so innerhalb von drei Monaten auf 3.600 g Gewicht gebracht werden. Bei klarer Hypoxie ist allerdings von
einer Lipidzufuhr abzuraten (SCHREIER).

Es ist die Frage, ob es bei Überzufuhr von Linolsäure (also z.B.
4 g/kg Körpergewicht/Tag Intralipid und mehr) zu Hypercholesterinämie und Hyperphosphatämie kommen könnte (SCHREIER). Darüber
scheint sehr wenig bekannt zu sein. Bei Erwachsenen tritt auch
nach längerfristiger Applikation von großen Mengen keine Hyperlipidämie auf (HARTMANN). Bei Kindern ist eine Veränderung einiger Substanzen des subcutanen Fettes und im Gehirn bekannt;
Studien über längere Zeit hinsichtlich von Plasmakonzentrationen
gibt es offensichtlich nicht (GROTTE).

Die Ernährung des Neugeborenen sollte differenziert erfolgen. Ein
Neugeborenes ist am ersten Tag nicht mit einem Neugeborenen im
Alter von 14 Tagen metabolisch gleichzusetzen; die Leberreife ist
zusätzlich in die Überlegungen einzubeziehen (SCHMIDT). Bei intra-
venöser Ernährung muß nicht unbedingt der Energiequotient der
oralen Nahrung erreicht werden. Rund 10 % der oral gegebenen
Calorien gehen unverändert wieder mit dem Stuhl ab, wobei Fett als
Schmiermittel für den Darm benötigt wird. In den ersten sechs

Lebenstagen tritt keine nachweisbare Veränderung der Triglyce-
rideliminationsrate auf. Es ist notwendig, bei Neugeborenen von
Beginn an einen hohen Energiequotienten zuzuführen, zumal die
Kinder von Geburt an mechanische Arbeit, eventuell zusätzliche
bei Atemnot, zu leisten haben. Die FINKELSTEIN-Regel, die be-
sagt, daß das Neugeborene am ersten Tag nichts zu essen braucht,
ist deshalb sicher nicht physiologisch (POHLANDT). Soweit es
sich nicht um Kinder im Alter bis zu 10 - 12 Tagen handelt,
können aber sicher mehr als 2,5 g Aminosäuren/Tag gegeben werden (SCHMIDT). Eine zugeführte Menge von 3 - 4 g Aminosäuren/
Tag, gleichmäßig über 24 Std infundiert, ergibt allerdings
exzessive Hyperaminoacidämien; wahrscheinlich kommt man mit etwa
2,2 g/kg Körpergewicht/Tag aus (POHLANDT). In der Muttermilch
sind vergleichsweise niedrigere Werte als 3 g zu finden (Pro-
teinkonzentration der Muttermilch: etwa 1,2 g/100 ml, hochgerech-
net auf 150 g Muttermilch/kg Körpergewicht ergibt weniger als
3 g) (POHLANDT).

In Skandinavien wird ein Programm mit reduzierter Aminosäuren-
dosis angewendet, wobei eine sehr gute Steigerung des Gewichts
erzielt werden kann. Bei höherer Zufuhr besteht immer das Risiko
der Toxicität (GROTTE). Dagegen ist einzuwenden, daß für einen
täglichen Gewichtsgewinn des Neugeborenen von 12 g/Tag die Zufuhr von nur 0,4 g Stickstoff auch bei einer Optimierung der
Stickstoffzufuhr zu wenig ist. Bei einer Stickstoffzufuhr von
0,4 g ist eine maximale Retention von 0,22 g zu erreichen. Das
entspricht einem Gewichtsgewinn von 8 g/Tag und liegt unter dem
physiologischen Wachstumswert (JÜRGENS). Insgesamt ist es schwierig, die optimale Aminosäurenzufuhrrate festzustellen, zumal es
bei der Beurteilung der Gewichtssteigerung schwierig zu sagen
ist, was Fettansatz bzw. Fleischansatz ist (SCHMIDT).

Bei der Zufuhr von Aminosäuren ist zusätzlich zu berücksichtigen,
daß in den ersten Lebensjahren die Gehirnentwicklung und die
Myelinisierung stattfindet. Eine vermehrte Proteinzufuhr kann zu
exzessiven Hyperaminoacidämien führen (POHLANDT). Ob die Erhöhung
einzelner Aminosäuren (z.B. Methionin) gefährlich ist, scheint
noch nicht geklärt zu sein (SCHREIER). Vermutlich ist eine Dosis
bis zu 2,5 g/kg Körpergewicht/Tag tolerabel. Sie sollte aus ver-
schiedensten Gründen nicht erhöht werden, da dadurch der Organismus völlig unnütz belastet wird (SCHREIER).

Diskussion zum Vortrag von H. A. LEE

Die Frage der Insulinzufuhr in der Postaggressionsphase ist noch
ungeklärt. Die endogenen Insulinspiegel sind normal oder sogar
überhöht und es wäre zu fragen, ob exogen zugeführtes Insulin
zusätzlich Nutzen bringt (EYRICH). Geht der Blutzuckerwert über
10mmol/L sollte Insulin eingesetzt werden, um eine bessere Glucoseverwertung zu erzielen. Wird Glucose in Form der von den
Amerikanern geübten Hyperalimentation gegeben, sind etwa 120 IE
Insulin/L 50%iger Glucoselösung notwendig (LEE). Während der ersten 24 Std nach einem Unfalltrauma bzw. Operation sollte zunächst lediglich ein Flüssigkeitsvolumenersatz durchgeführt
werden, bis die periphere Zirkulation normalisiert und die Elek-
trolytbilanz sowie der Säure-Basen-Haushalt korrigiert sind.

Danach können Fettemulsionen benutzt werden (LEE).

Es wäre günstig, das hochkatabolisch wirksame Tyroxin zu blockieren und die Stickstoffbilanz zu verbessern (HARTMANN). Dies ist mit Carbamizol nicht möglich. Auch β-Blocker waren nicht sehr wirksam. Entscheidend für den Katabolismus sind die Hormone, die die Bilanz verschieben (Insulin, Wachstumshormon, Glucagon, Cortisol) (LEE).

Bei der Langzeiternährung ist zusätzlich noch Vitamin D zu beachten. Vitamin D ist sehr notwendig bei der Niereninsuffizienz. Während einer kurzen Ernährungszeit wurden keine besonderen Probleme im Knochenmetabolismus gesehen (LEE).

Schlußdiskussion

Über die Anwendung von Äthanol in der parenteralen Ernährung liegen geteilte Meinungen vor. Wenn bei der oralen Ernährung etwa 8 % des Kalorienbedarfs durch Alkohol gedeckt werden, kann auch bei der parenteralen Ernährung Äthanol verwendet werden (HEUCKENKAMP). Andrerseits kann heute ein Patient mit Fett, Aminosäuren und Kohlenhydraten optimal parenteral ernährt werden; hier sollte kein Platz mehr für Äthanol sein (WRETLIND). Die Äthanolgabe ist im Metabolismus gefährlich, da Enzyminterferenzen mit Fructose bestehen (NAD/NADH$_2$-System). Ganz besonders in der Pädiatrie besteht bei Lebererkrankungen und Urämie das Risiko, eine Lactatacidose zu induzieren. Es gilt vor allem für die Kombination Sorbit, Äthanol und Fructose. In der parenteralen Ernährung sollte deshalb kein Äthanol mehr verwendet werden (LEE).

Mischungen von Lösungen, die alle notwendigen Bestandteile in einer Flasche enthalten würden, wären sehr bequem und ohne Gefahr einer Kontamination (SCHREIER). Derartige Mischungen von allen Nährstoffen herzustellen ist unmöglich, da sie nicht haltbar sind. Außerdem würde dann jede Möglichkeit fehlen, verschiedene Krankheiten individuell zu behandeln. Mischungen von Fett, Aminosäuren und Kohlenhydraten beinhalten ein großes Risiko für eine bakterielle Infektion (WRETLIND).

In der Geriatrie wird oft von einem erhöhten Stickstoffbedarf gesprochen (HARTMANN). Offensichtlich liegen aber noch keine Bedarfszahlen vor, da eher die Gesamteiweißzufuhr als der absolute Aminosäurenbedarf überprüft wurde. Bezogen auf kg Körpergewicht ist der Eiweißbedarf des alternden Menschen unverändert; auf den calorischen Bedarf ist er aber erhöht. Es gibt Hinweise, daß der alte Mensch einen höheren Bedarf an essentiellen gegenüber nichtessentiellen Aminosäuren hat (JÜRGENS).

Bezüglich des Kathetermaterials scheinen ebenfalls noch Fragen offen zu sein. Die Thrombosegefahr hängt sicherlich vom Kathetermaterial mit ab. Es gibt sechs Kunststoffe, die derzeit angeboten werden (PIPPIG). HARTMANN benutzte für 1 1/2 Jahre einen Silastikkatheter mit gutem Erfolg; dieses Material steht aber üblicherweise für einen Subclaviakatheter nicht zur Verfügung. BURRI

stellt Polyäthylen als günstigstes Material heraus und hält
Polyvinylchlorid für ungünstig (DÖLP). Zur Prophylaxe von Pilz-
infektionen scheint die örtliche Abdeckung mit einer Kombination
eines Lokalantibioticums mit einem Mykoticum wirksam zu sein
(PIPPIG). Es sollte nicht übersehen werden, daß mit einem Plas-
tikcontainer ca. 30.000 Plastikpartikeln gegenüber 4.000 - 5.000
Partikeln mit einer Glasflasche mitinfundiert werden.

Anaesthesiology and Resuscitation · Anaesthesiologie und Wiederbelebung
Anesthésiologie et Réanimation